만화

정신건강

만화 정신건강

글 · 그림 정형기 감수 민성길

圖書出版 하나醫學社

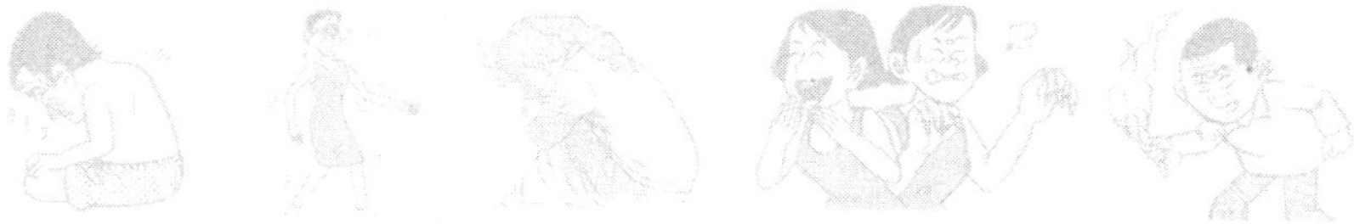

차 례

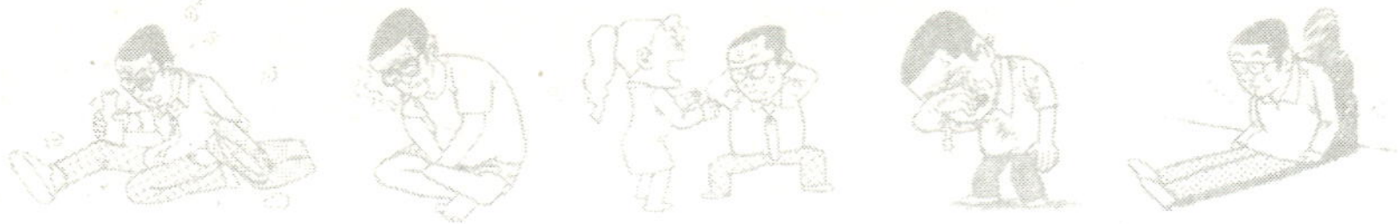

1. 조증

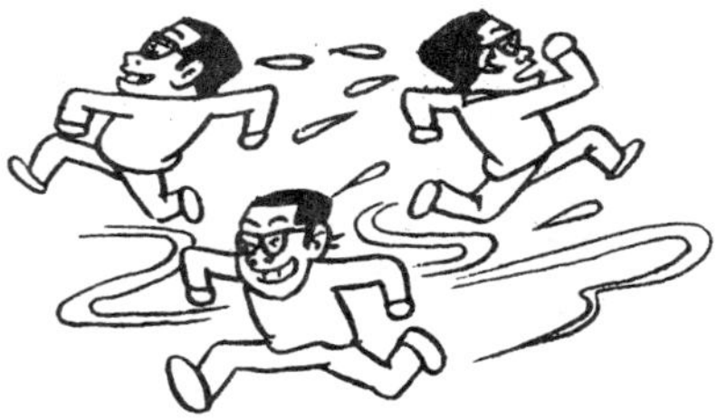

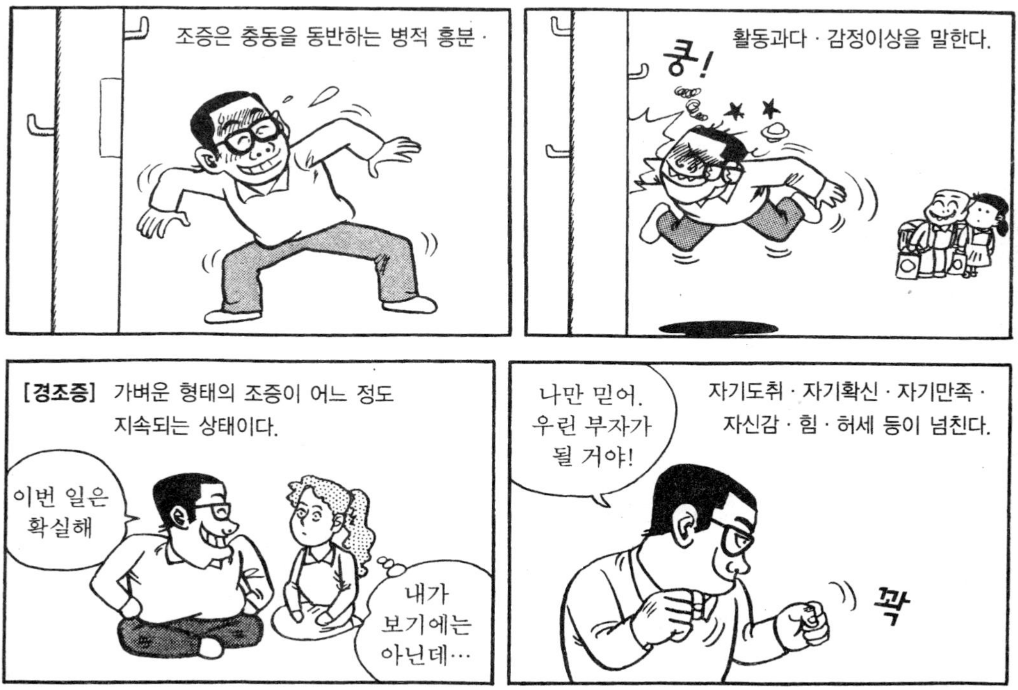
조증은 충동을 동반하는 병적 흥분 ·
활동과다 · 감정이상을 말한다.
쿵!
[경조증] 가벼운 형태의 조증이 어느 정도 지속되는 상태이다.
이번 일은 확실해
내가 보기에는 아닌데…
자기도취 · 자기확신 · 자기만족 · 자신감 · 힘 · 허세 등이 넘친다.
나만 믿어. 우린 부자가 될 거야!
꽉

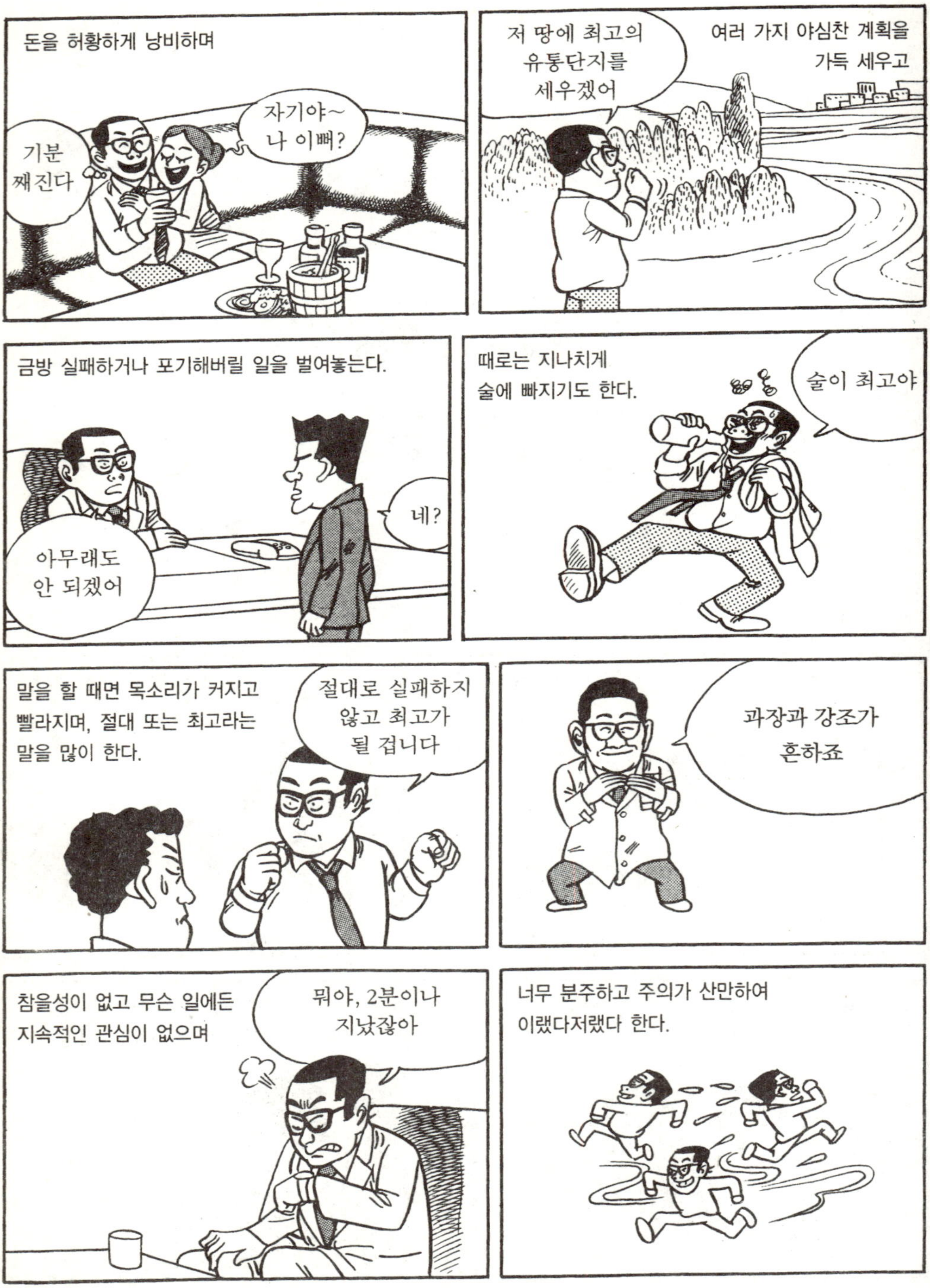
돈을 허황하게 낭비하며
기분 째진다
자기야~ 나 이뻐?
여러 가지 야심찬 계획을 가득 세우고
저 땅에 최고의 유통단지를 세우겠어
금방 실패하거나 포기해버릴 일을 벌여놓는다.
아무래도 안 되겠어
네?
때로는 지나치게 술에 빠지기도 한다.
술이 최고야
말을 할 때면 목소리가 커지고 빨라지며, 절대 또는 최고라는 말을 많이 한다.
절대로 실패하지 않고 최고가 될 겁니다
과장과 강조가 흔하죠
참을성이 없고 무슨 일에든 지속적인 관심이 없으며
뭐야, 2분이나 지났잖아
너무 분주하고 주의가 산만하여 이랬다저랬다 한다.

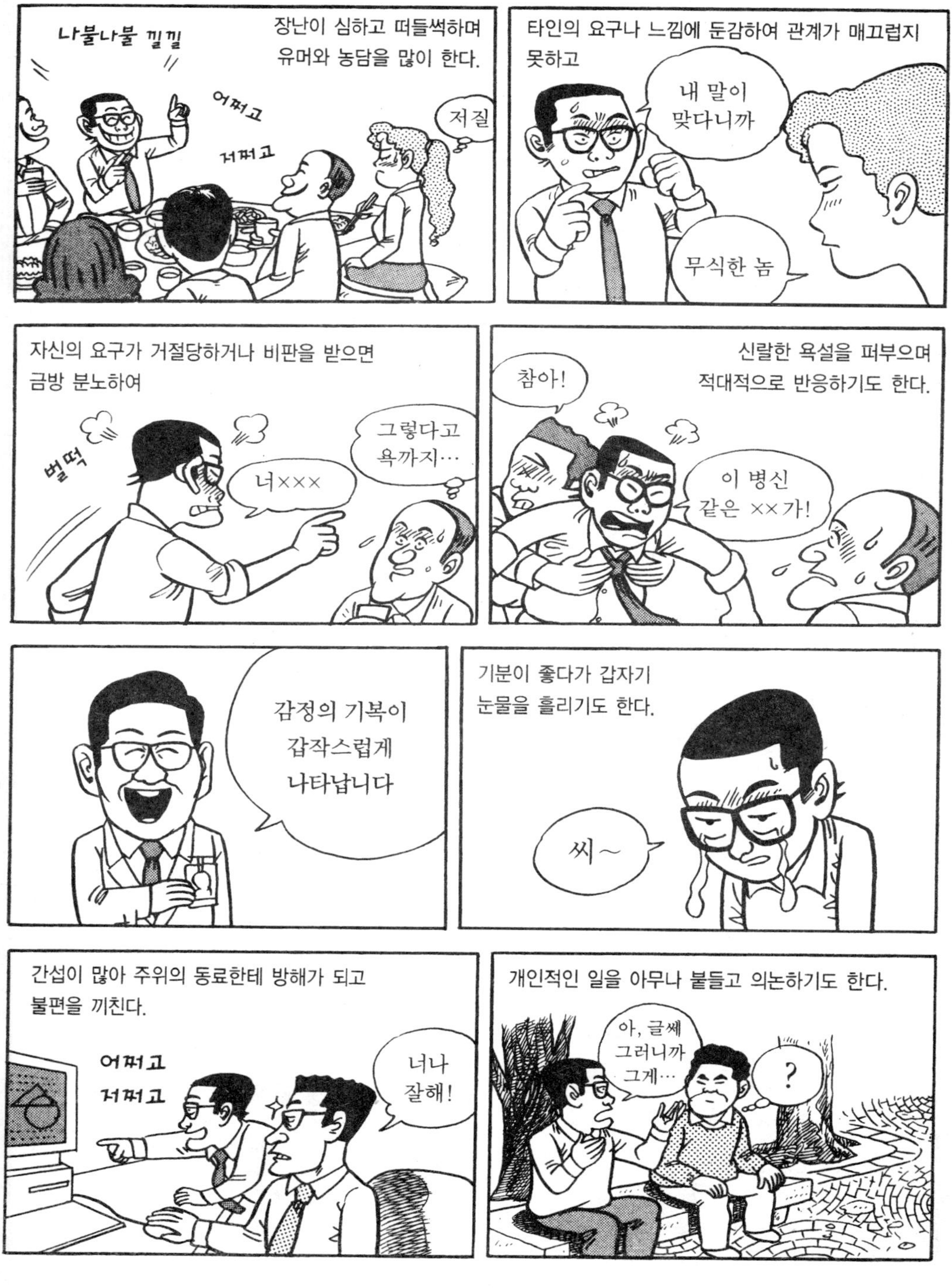
장난이 심하고 떠들썩하며 유머와 농담을 많이 한다.
나불나불 낄낄
어쩌고
저쩌고
저질
타인의 요구나 느낌에 둔감하여 관계가 매끄럽지 못하고
내 말이 맞다니까
무식한 놈
자신의 요구가 거절당하거나 비판을 받으면 금방 분노하여
벌떡
너×××
그렇다고 욕까지…
신랄한 욕설을 퍼부으며 적대적으로 반응하기도 한다.
참아!
이 병신 같은 ××가!
감정의 기복이 갑작스럽게 나타납니다
기분이 좋다가 갑자기 눈물을 흘리기도 한다.
씨~
간섭이 많아 주위의 동료한테 방해가 되고 불편을 끼친다.
어쩌고 저쩌고
너나 잘해!
개인적인 일을 아무나 붙들고 의논하기도 한다.
아, 글쎄 그러니까 그게…
?

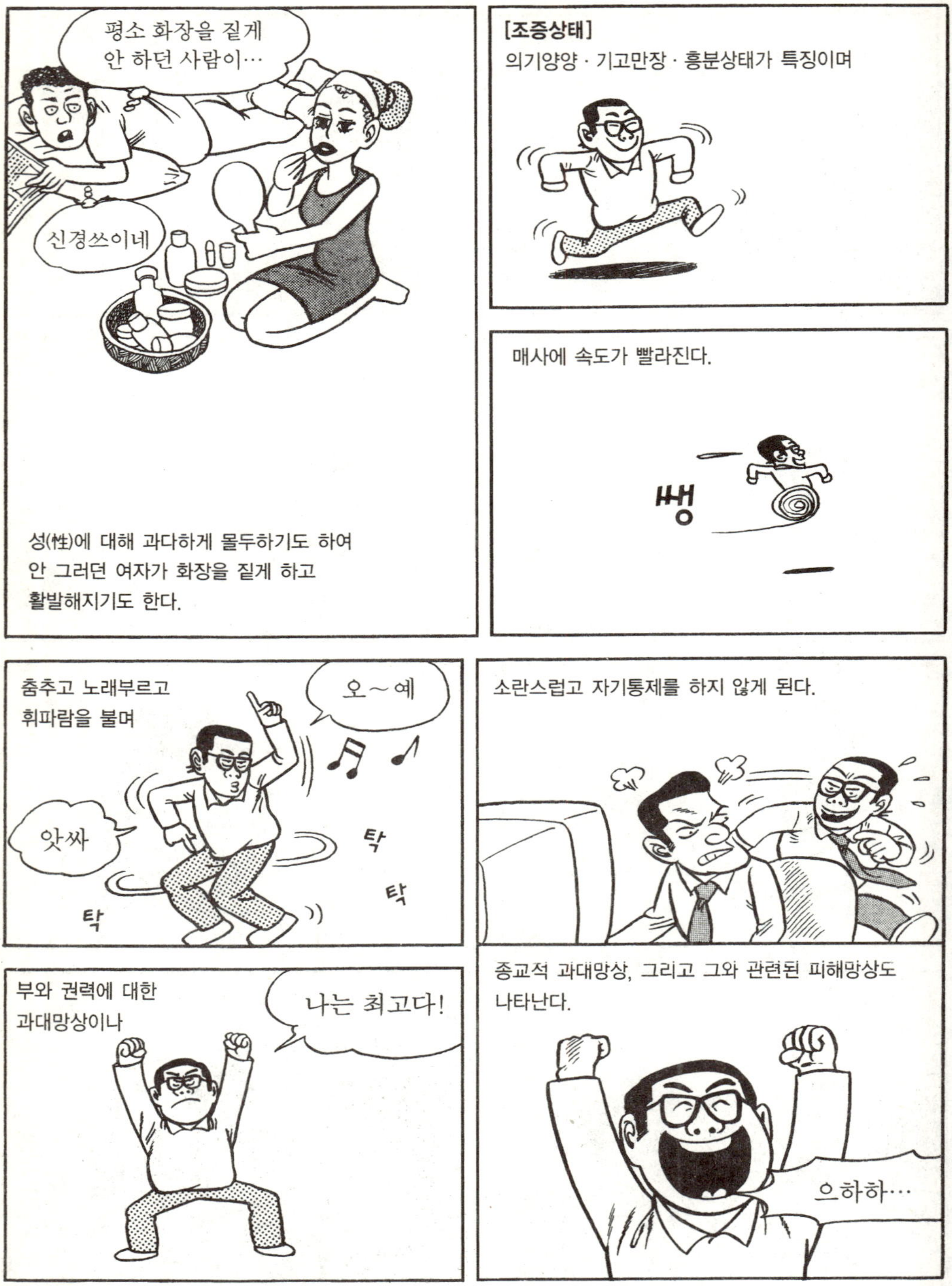
평소 화장을 짙게
안 하던 사람이…
신경쓰이네
성(性)에 대해 과다하게 몰두하기도 하여
안 그러던 여자가 화장을 짙게 하고
활발해지기도 한다.
[조증상태]
의기양양 · 기고만장 · 흥분상태가 특징이며
매사에 속도가 빨라진다.
뻥
춤추고 노래부르고
휘파람을 불며
오~예
앗싸
탁
탁
탁
소란스럽고 자기통제를 하지 않게 된다.
부와 권력에 대한
과대망상이나
나는 최고다!
종교적 과대망상, 그리고 그와 관련된 피해망상도
나타난다.
으하하…

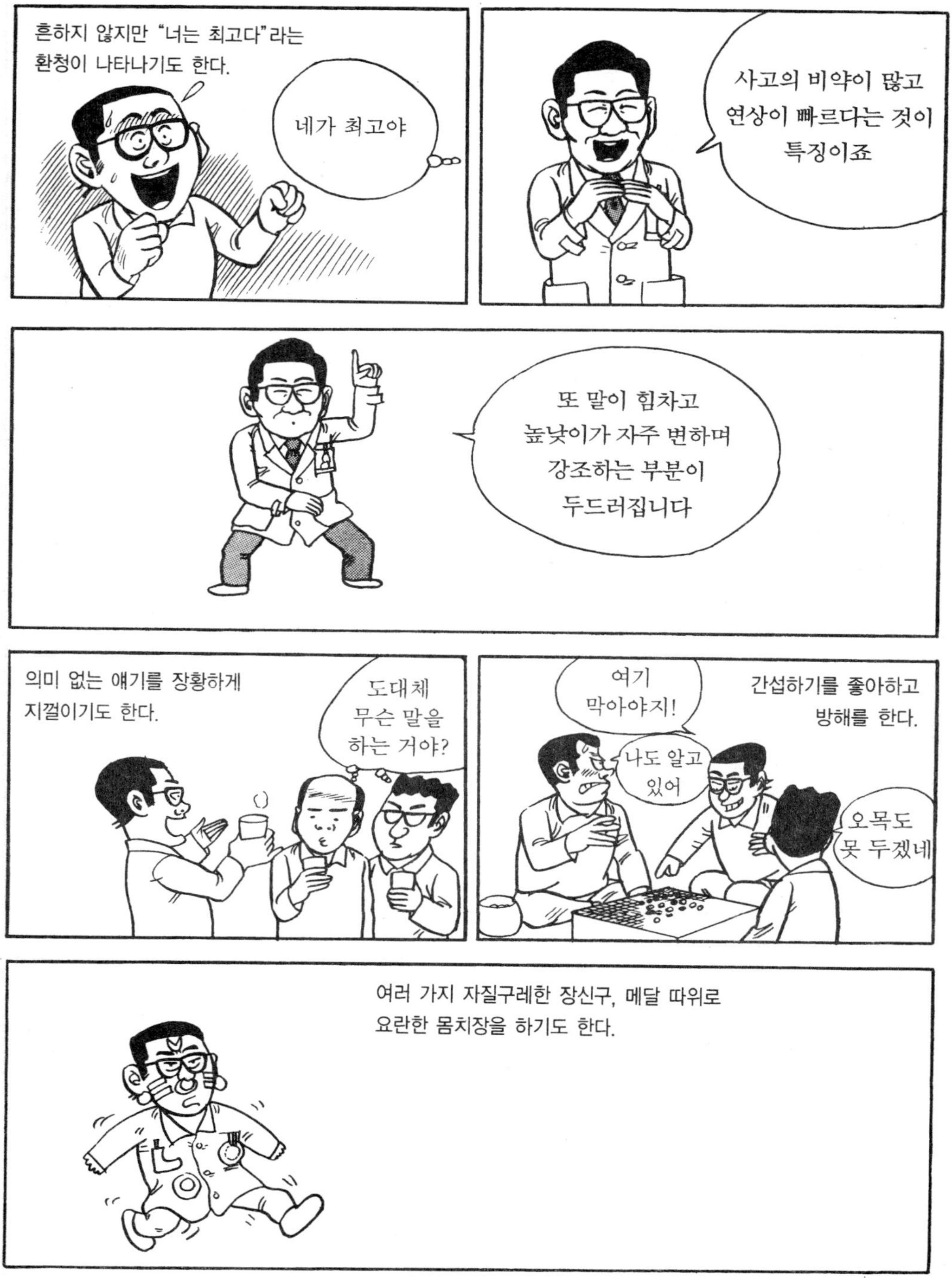
흔하지 않지만 “너는 최고다”라는
환청이 나타나기도 한다.
네가 최고야
사고의 비약이 많고
연상이 빠르다는 것이
특징이죠
또 말이 힘차고
높낮이가 자주 변하며
강조하는 부분이
두드러집니다
의미 없는 얘기를 장황하게
지껄이기도 한다.
도대체
무슨 말을
하는 거야?
간섭하기를 좋아하고
방해를 한다.
여기
막아야지!
나도 알고
있어
오목도
못 두겠네
여러 가지 자질구레한 장신구, 메달 따위로
요란한 몸치장을 하기도 한다.

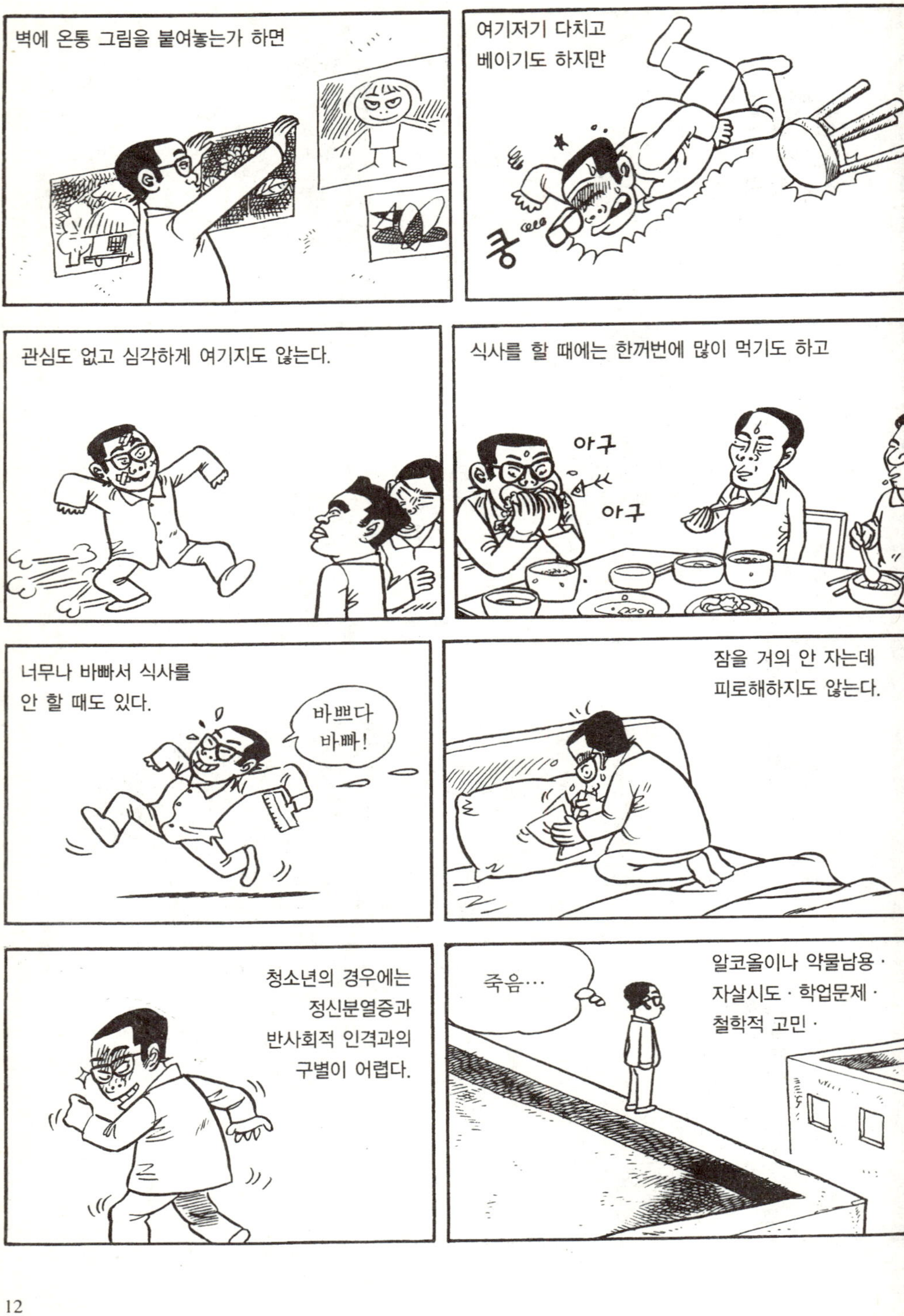
벽에 온통 그림을 붙여놓는가 하면
여기저기 다치고
베이기도 하지만
쿵
관심도 없고 심각하게 여기지도 않는다.
식사를 할 때에는 한꺼번에 많이 먹기도 하고
아구
아구
너무나 바빠서 식사를
안 할 때도 있다.
바쁘다
바빠!
잠을 거의 안 자는데
피로해하지도 않는다.
청소년의 경우에는
정신분열증과
반사회적 인격과의
구별이 어렵다.
죽음…
알코올이나 약물남용·
자살시도·학업문제·
철학적 고민·

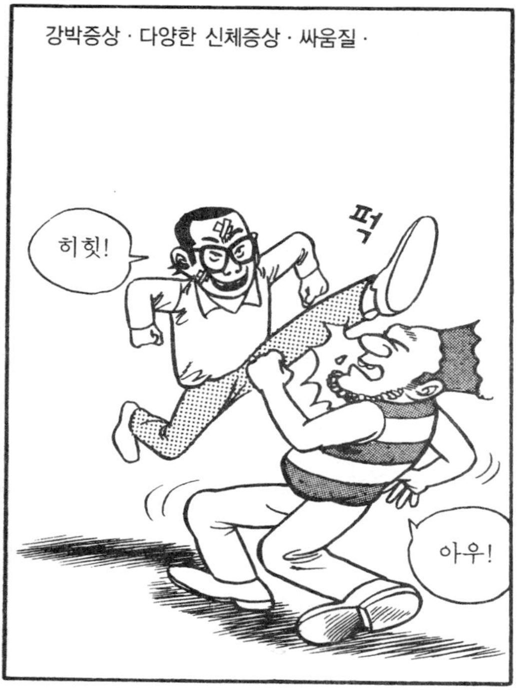
강박증상 · 다양한 신체증상 · 싸움질 ·
히힛!
퍽
아우!

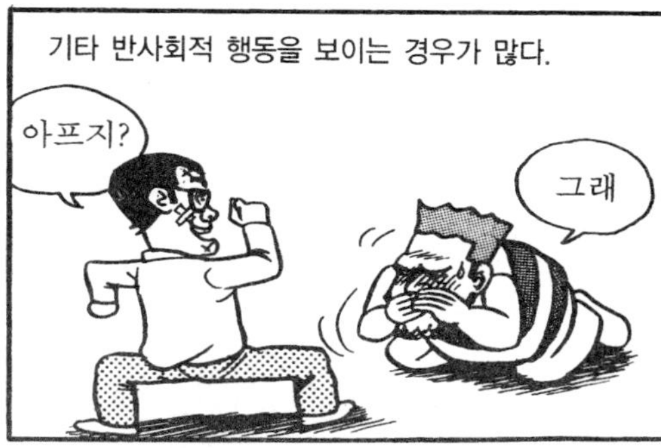
기타 반사회적 행동을 보이는 경우가 많다.
아프지?
그래

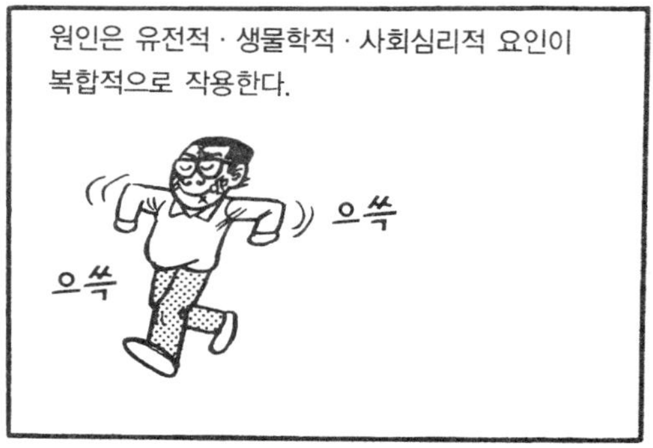
원인은 유전적 · 생물학적 · 사회심리적 요인이
복합적으로 작용한다.
으쓱
으쓱

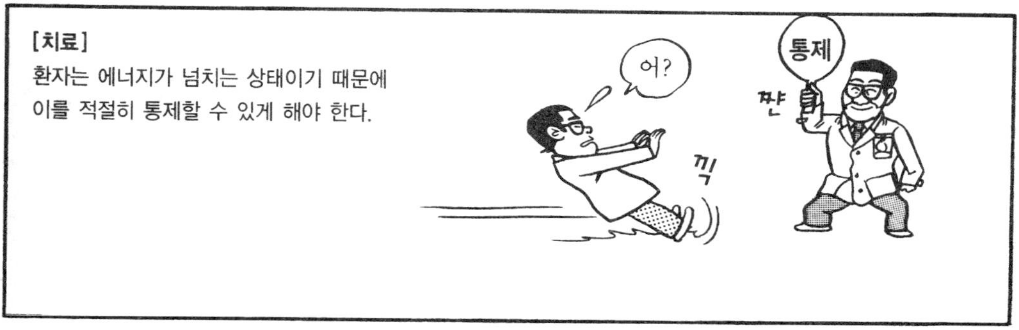
[치료]
환자는 에너지가 넘치는 상태이기 때문에
이를 적절히 통제할 수 있게 해야 한다.
어?
끽
짠
통제

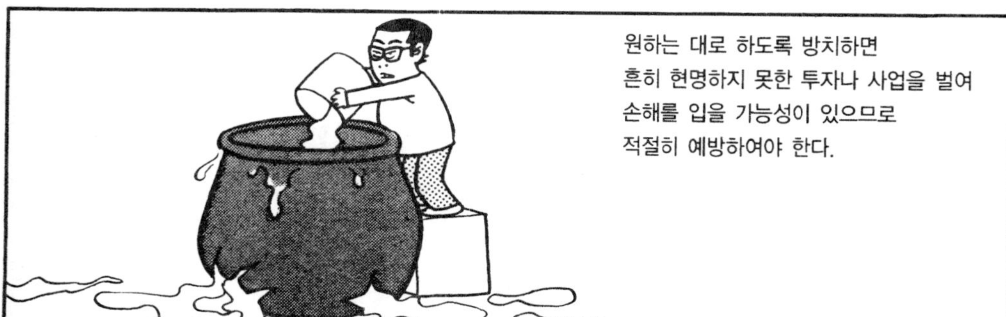
원하는 대로 하도록 방치하면
흔히 현명하지 못한 투자나 사업을 벌여
손해를 입을 가능성이 있으므로
적절히 예방하여야 한다.

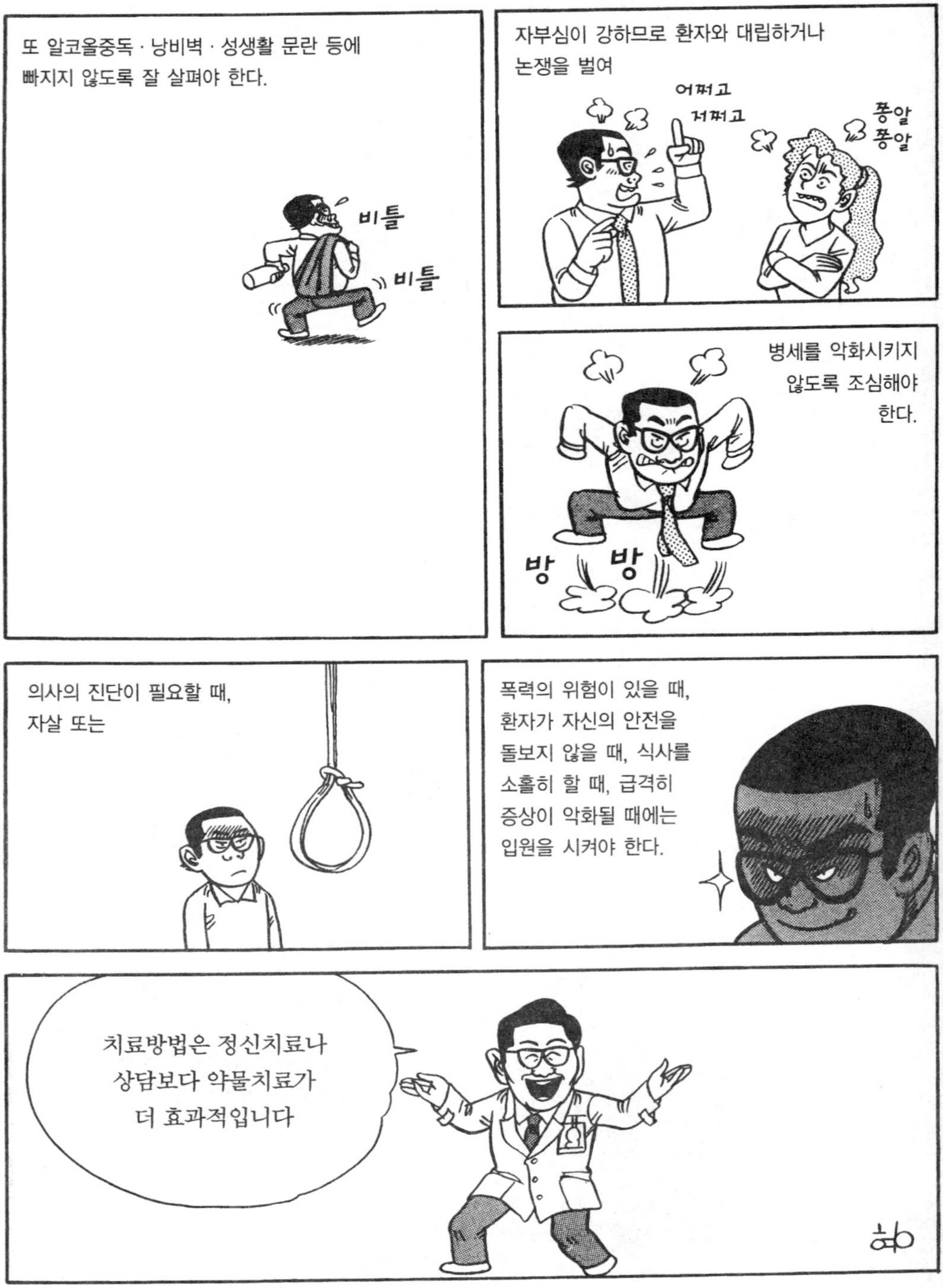
또 알코올중독 · 낭비벽 · 성생활 문란 등에
빠지지 않도록 잘 살펴야 한다.
비틀
비틀
자부심이 강하므로 환자와 대립하거나
논쟁을 벌여
어쩌고
저쩌고
쫑알
쫑알
병세를 악화시키지
않도록 조심해야
한다.
방
방
의사의 진단이 필요할 때,
자살 또는
폭력의 위험이 있을 때,
환자가 자신의 안전을
돌보지 않을 때, 식사를
소홀히 할 때, 급격히
증상이 악화될 때에는
입원을 시켜야 한다.
치료방법은 정신치료나
상담보다 약물치료가
더 효과적입니다

2. 우울증

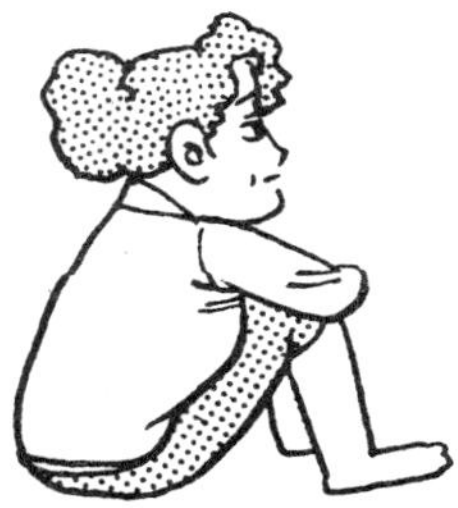

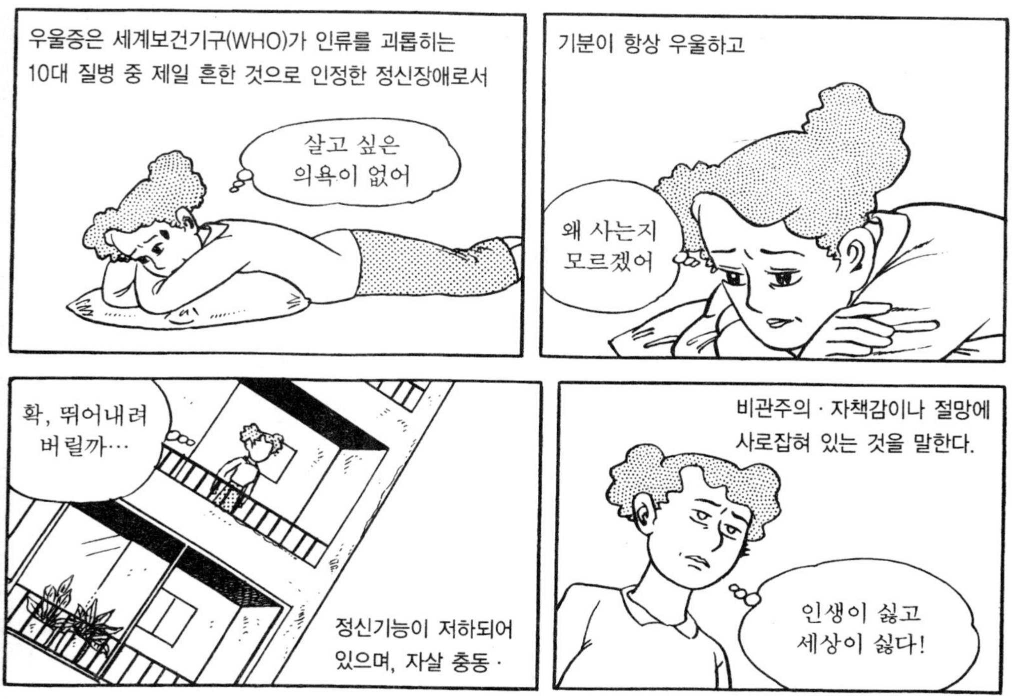
우울증은 세계보건기구(WHO)가 인류를 괴롭히는 10대 질병 중 제일 흔한 것으로 인정한 정신장애로서
살고 싶은 의욕이 없어
기분이 항상 우울하고
왜 사는지 모르겠어
확, 뛰어내려 버릴까…
정신기능이 저하되어 있으며, 자살 충동 ·
비관주의 · 자책감이나 절망에 사로잡혀 있는 것을 말한다.
인생이 싫고 세상이 싫다!

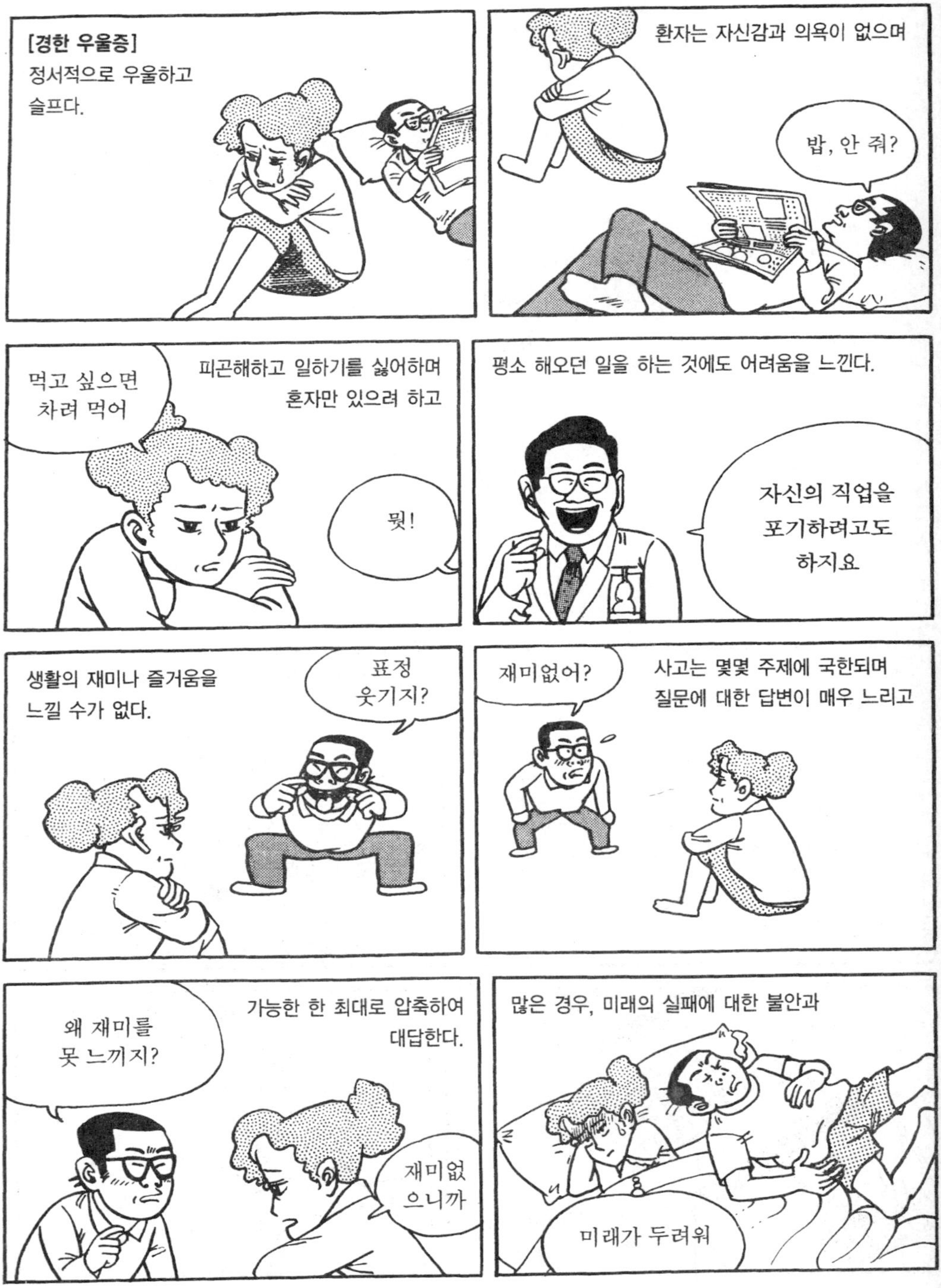
[경한 우울증]
정서적으로 우울하고 슬프다.
환자는 자신감과 의욕이 없으며
밥, 안 줘?
피곤해하고 일하기를 싫어하며 혼자만 있으려 하고
먹고 싶으면 차려 먹어
뭣!
평소 해오던 일을 하는 것에도 어려움을 느낀다.
자신의 직업을 포기하려고도 하지요
생활의 재미나 즐거움을 느낄 수가 없다.
표정 웃기지?
사고는 몇몇 주제에 국한되며 질문에 대한 답변이 매우 느리고
재미없어?
가능한 한 최대로 압축하여 대답한다.
왜 재미를 못 느끼지?
재미없으니까
많은 경우, 미래의 실패에 대한 불안과
미래가 두려워

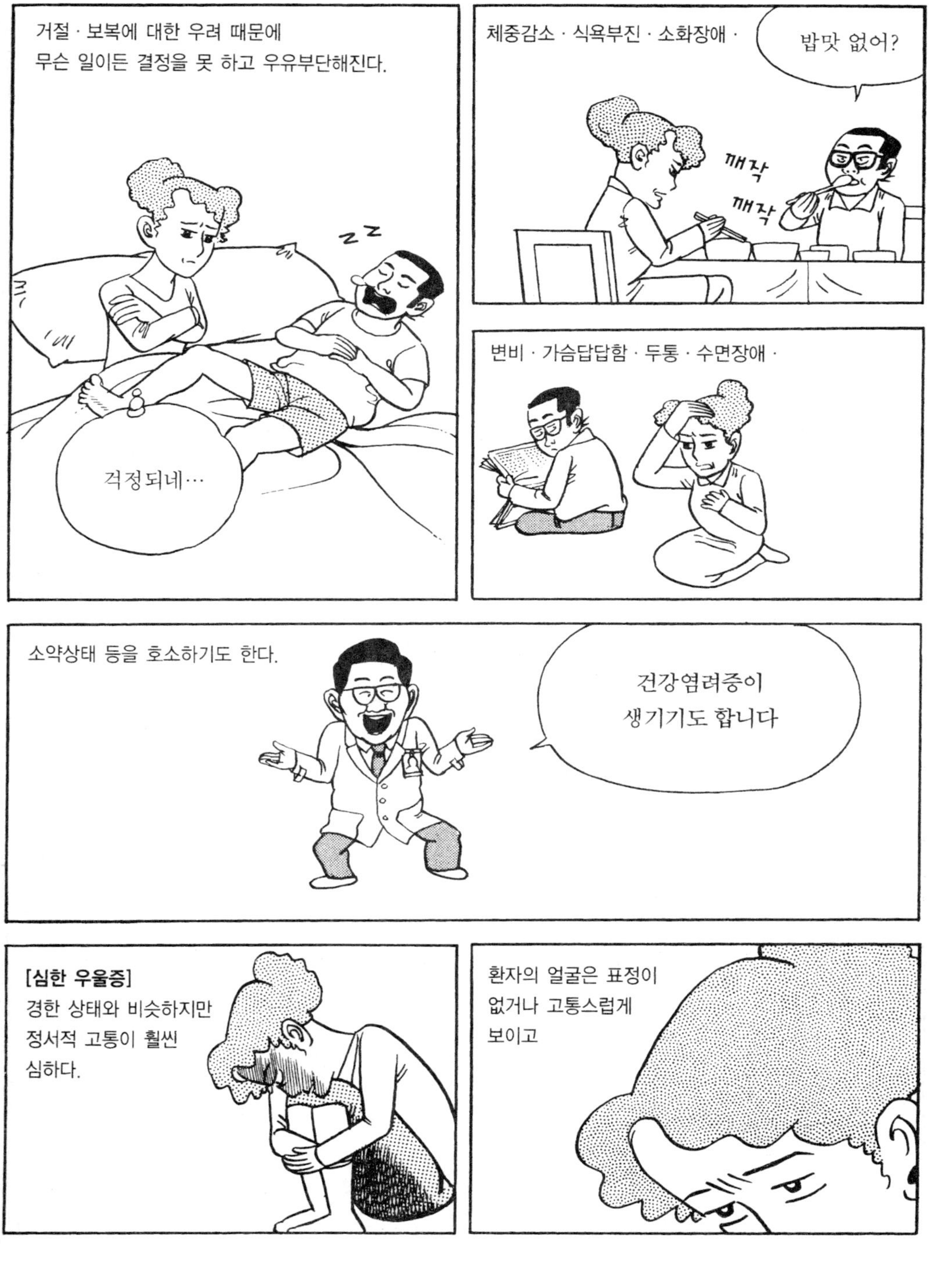
거절 · 보복에 대한 우려 때문에
무슨 일이든 결정을 못 하고 우유부단해진다.
z z
걱정되네…
체중감소 · 식욕부진 · 소화장애 ·
밥맛 없어?
깨작
깨작
변비 · 가슴답답함 · 두통 · 수면장애 ·
소약상태 등을 호소하기도 한다.
건강염려증이
생기기도 합니다
[심한 우울증]
경한 상태와 비슷하지만
정서적 고통이 훨씬
심하다.
환자의 얼굴은 표정이
없거나 고통스럽게
보이고

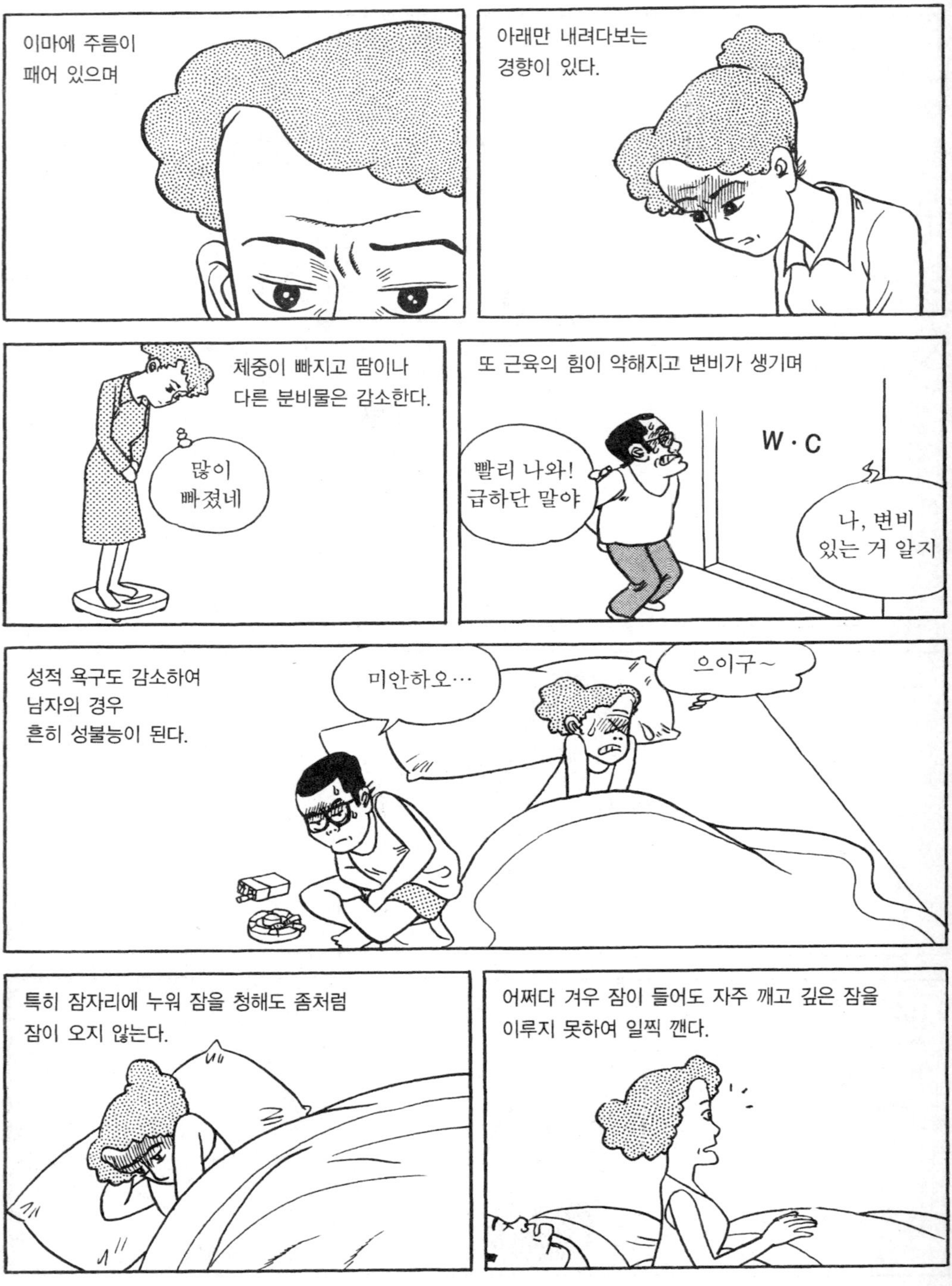
이마에 주름이
패어 있으며
아래만 내려다보는
경향이 있다.
체중이 빠지고 땀이나
다른 분비물은 감소한다.
많이
빠졌네
또 근육의 힘이 약해지고 변비가 생기며
W · C
빨리 나와!
급하단 말야
나, 변비
있는 거 알지
성적 욕구도 감소하여
남자의 경우
흔히 성불능이 된다.
미안하오…
으이구~
특히 잠자리에 누워 잠을 청해도 좀처럼
잠이 오지 않는다.
어쩌다 겨우 잠이 들어도 자주 깨고 깊은 잠을
이루지 못하여 일찍 깬다.

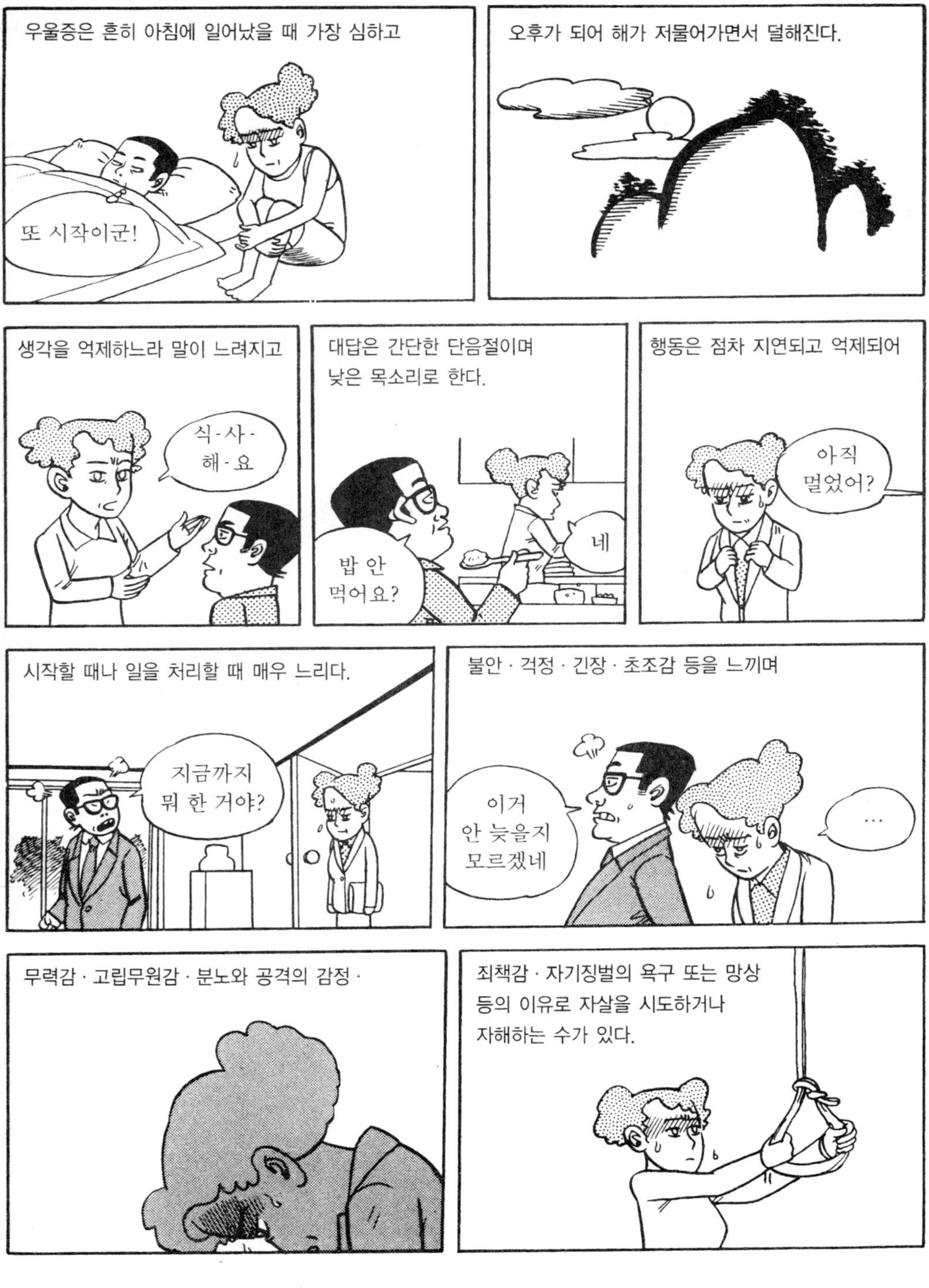
우울증은 흔히 아침에 일어났을 때 가장 심하고
또 시작이군!
오후가 되어 해가 저물어가면서 덜해진다.
생각을 억제하느라 말이 느려지고
식-사-해-요
대답은 간단한 단음절이며 낮은 목소리로 한다.
밥 안 먹어요?
네
행동은 점차 지연되고 억제되어
아직 멀었어?
시작할 때나 일을 처리할 때 매우 느리다.
지금까지 뭐 한 거야?
불안 · 걱정 · 긴장 · 초조감 등을 느끼며
이거 안 늦을지 모르겠네
…
무력감 · 고립무원감 · 분노와 공격의 감정 ·
죄책감 · 자기징벌의 욕구 또는 망상 등의 이유로 자살을 시도하거나 자해하는 수가 있다.

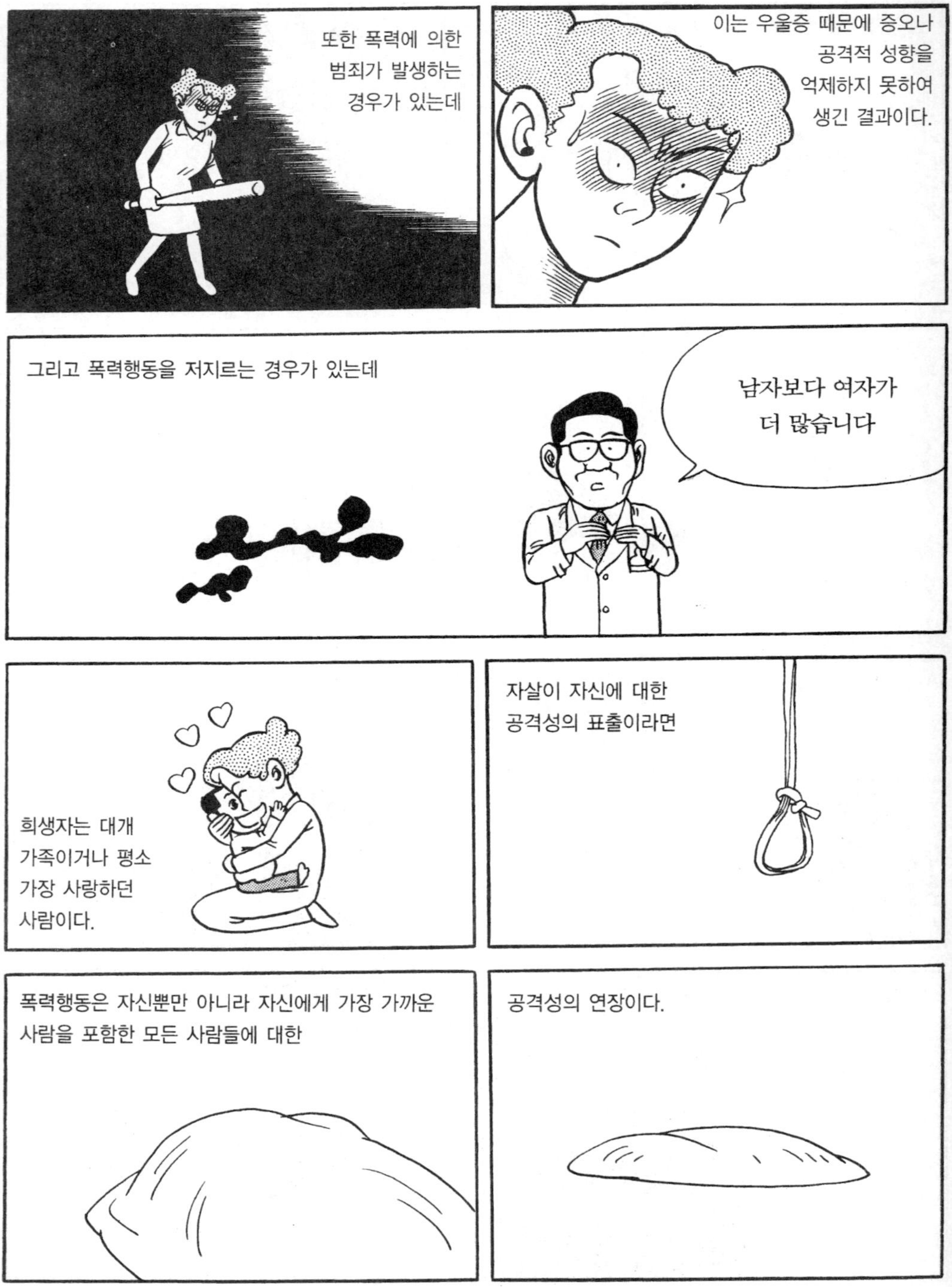
또한 폭력에 의한
범죄가 발생하는
경우가 있는데
이는 우울증 때문에 증오나
공격적 성향을
억제하지 못하여
생긴 결과이다.
그리고 폭력행동을 저지르는 경우가 있는데
남자보다 여자가
더 많습니다
희생자는 대개
가족이거나 평소
가장 사랑하던
사람이다.
자살이 자신에 대한
공격성의 표출이라면
폭력행동은 자신뿐만 아니라 자신에게 가장 가까운
사람을 포함한 모든 사람들에 대한
공격성의 연장이다.

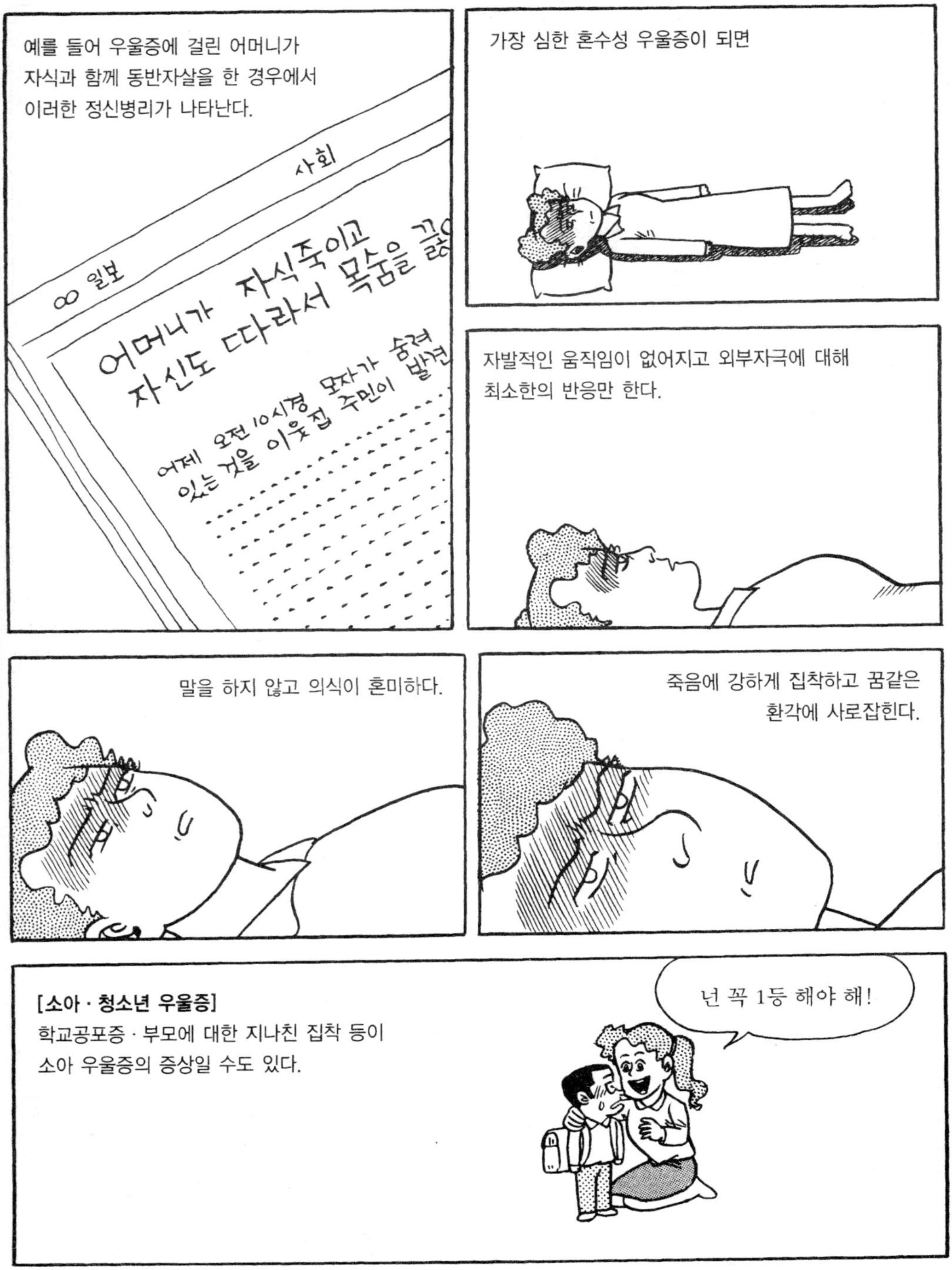

예를 들어 우울증에 걸린 어머니가
자식과 함께 동반자살을 한 경우에서
이러한 정신병리가 나타난다.
사회
어머니가 자식죽이고
자신도 ㄷ다라서
어제 오전 10시경 모자가
있는 것을 이웃집 주민이
가장 심한 혼수성 우울증이 되면
자발적인 움직임이 없어지고 외부자극에 대해
최소한의 반응만 한다.
말을 하지 않고 의식이 혼미하다.
죽음에 강하게 집착하고 꿈같은
환각에 사로잡힌다.
[소아 · 청소년 우울증]
학교공포증 · 부모에 대한 지나친 집착 등이
소아 우울증의 증상일 수도 있다.
넌 꼭 1등 해야 해!

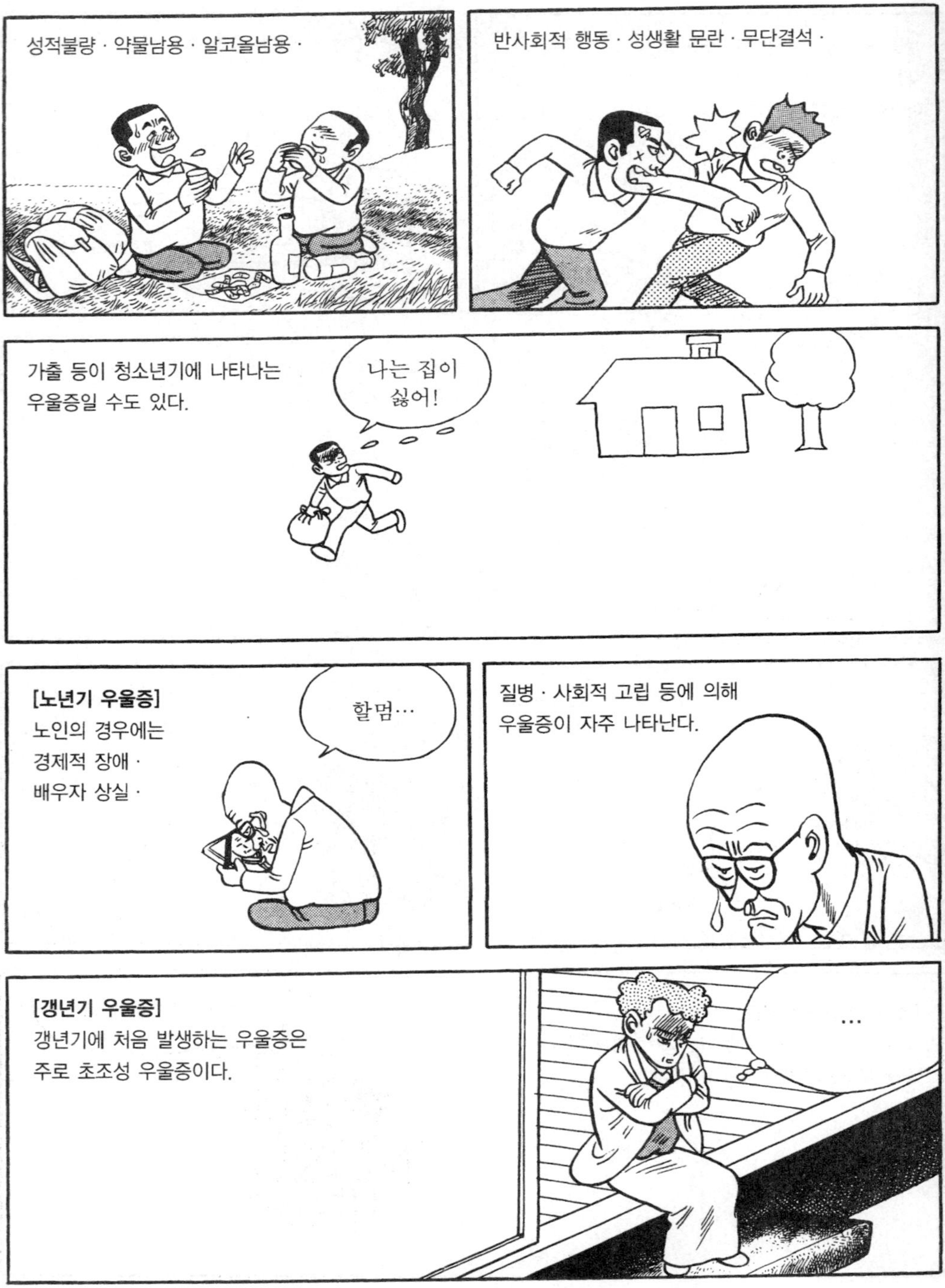
성적불량 · 약물남용 · 알코올남용 ·
반사회적 행동 · 성생활 문란 · 무단결석 ·
가출 등이 청소년기에 나타나는 우울증일 수도 있다.
나는 집이 싫어!
[노년기 우울증]
노인의 경우에는 경제적 장애 · 배우자 상실 ·
할멈…
질병 · 사회적 고립 등에 의해 우울증이 자주 나타난다.
[갱년기 우울증]
갱년기에 처음 발생하는 우울증은 주로 초조성 우울증이다.
…

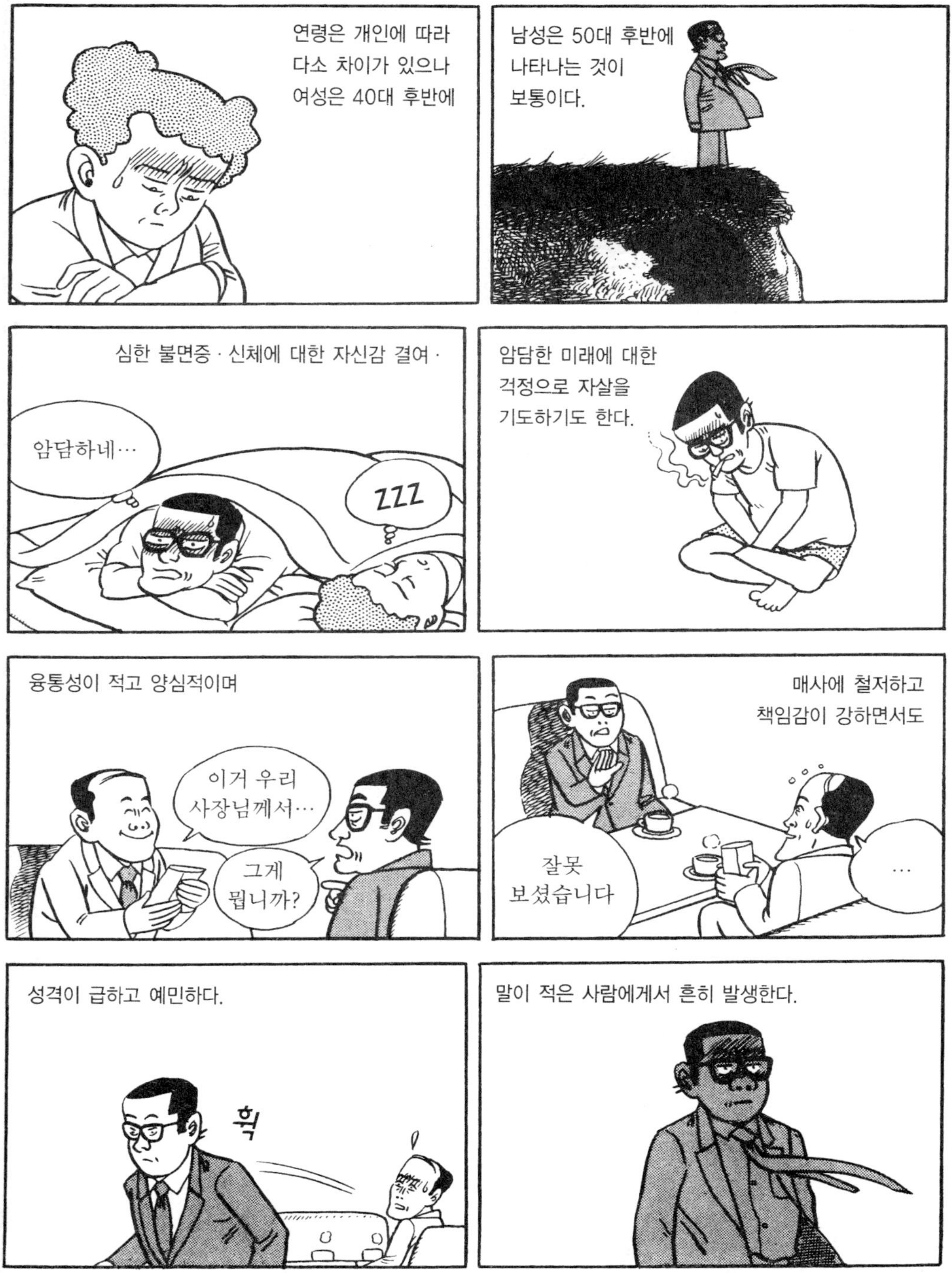
연령은 개인에 따라
다소 차이가 있으나
여성은 40대 후반에
남성은 50대 후반에
나타나는 것이
보통이다.
심한 불면증 · 신체에 대한 자신감 결여 ·
암담하네…
ZZZ
암담한 미래에 대한
걱정으로 자살을
기도하기도 한다.
융통성이 적고 양심적이며
이거 우리
사장님께서…
그게
뭡니까?
매사에 철저하고
책임감이 강하면서도
잘못
보셨습니다
…
성격이 급하고 예민하다.
휙
말이 적은 사람에게서 흔히 발생한다.

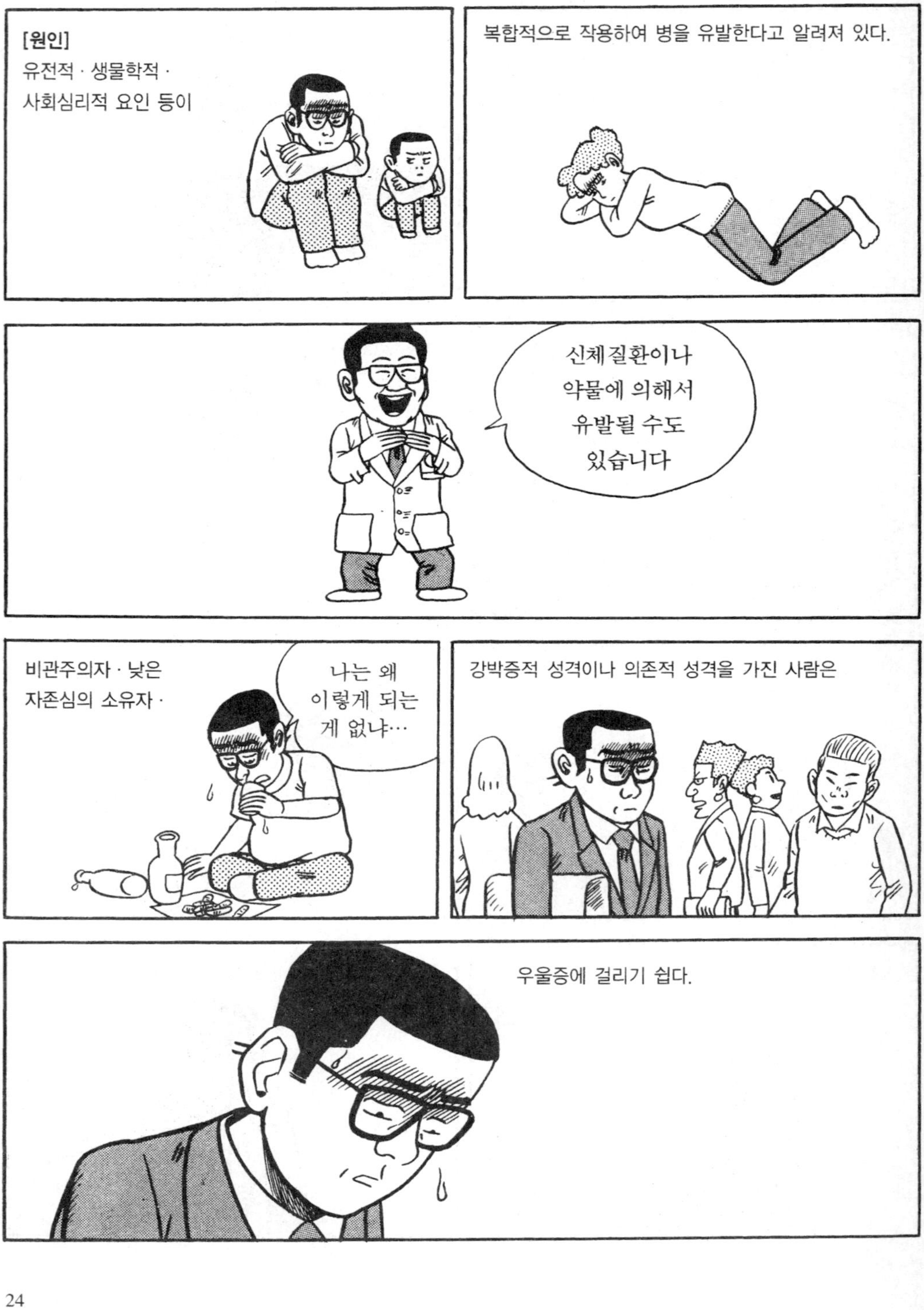
[원인]
유전적 · 생물학적 ·
사회심리적 요인 등이
복합적으로 작용하여 병을 유발한다고 알려져 있다.
신체질환이나 약물에 의해서 유발될 수도 있습니다
비관주의자 · 낮은 자존심의 소유자 ·
나는 왜 이렇게 되는 게 없냐…
강박증적 성격이나 의존적 성격을 가진 사람은
우울증에 걸리기 쉽다.

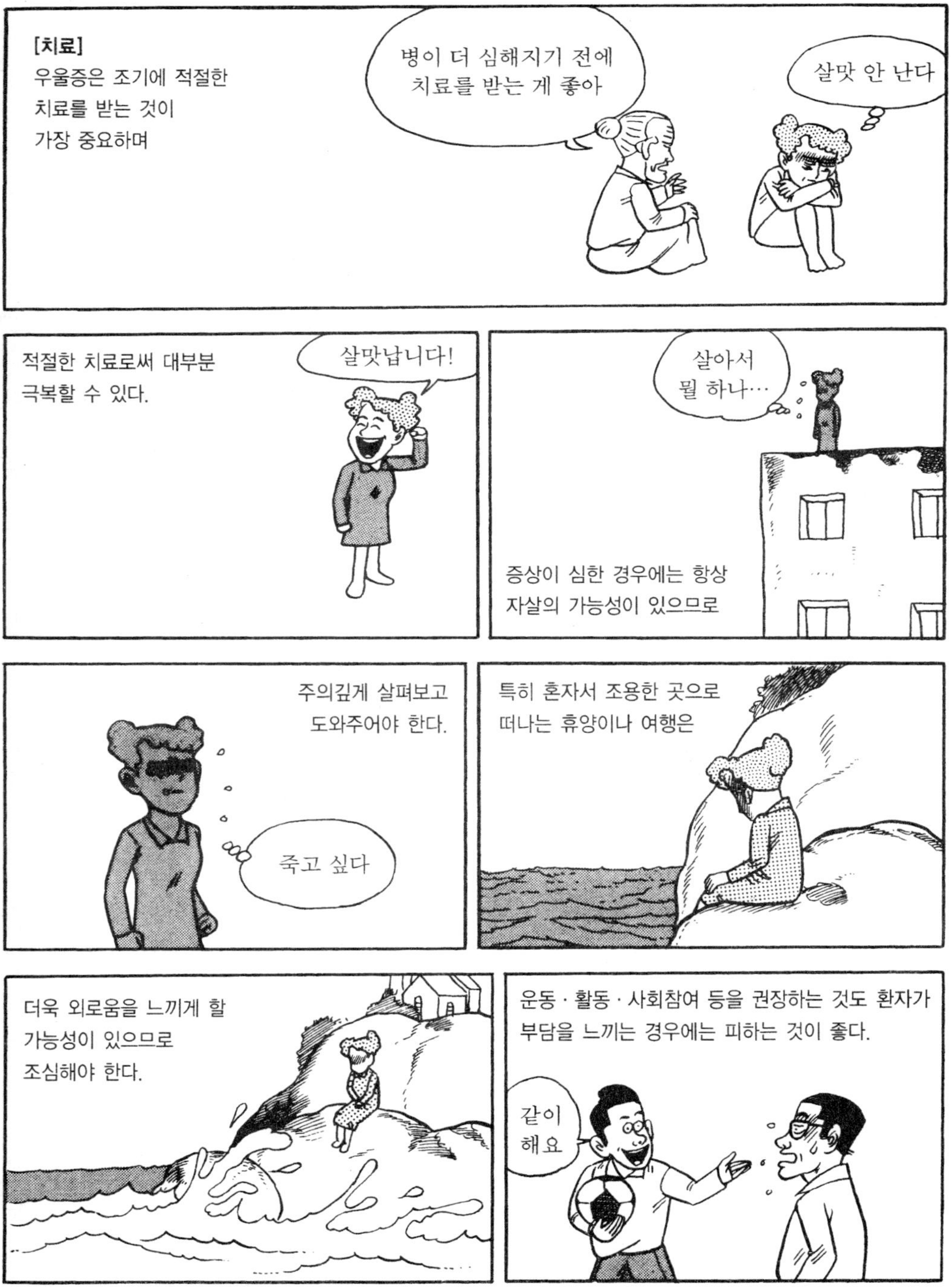
[치료]
우울증은 조기에 적절한
치료를 받는 것이
가장 중요하며
병이 더 심해지기 전에
치료를 받는 게 좋아
살맛 안 난다
적절한 치료로써 대부분
극복할 수 있다.
살맛납니다!
살아서
뭘 하나…
증상이 심한 경우에는 항상
자살의 가능성이 있으므로
주의깊게 살펴보고
도와주어야 한다.
죽고 싶다
특히 혼자서 조용한 곳으로
떠나는 휴양이나 여행은
더욱 외로움을 느끼게 할
가능성이 있으므로
조심해야 한다.
운동 · 활동 · 사회참여 등을 권장하는 것도 환자가
부담을 느끼는 경우에는 피하는 것이 좋다.
같이
해요

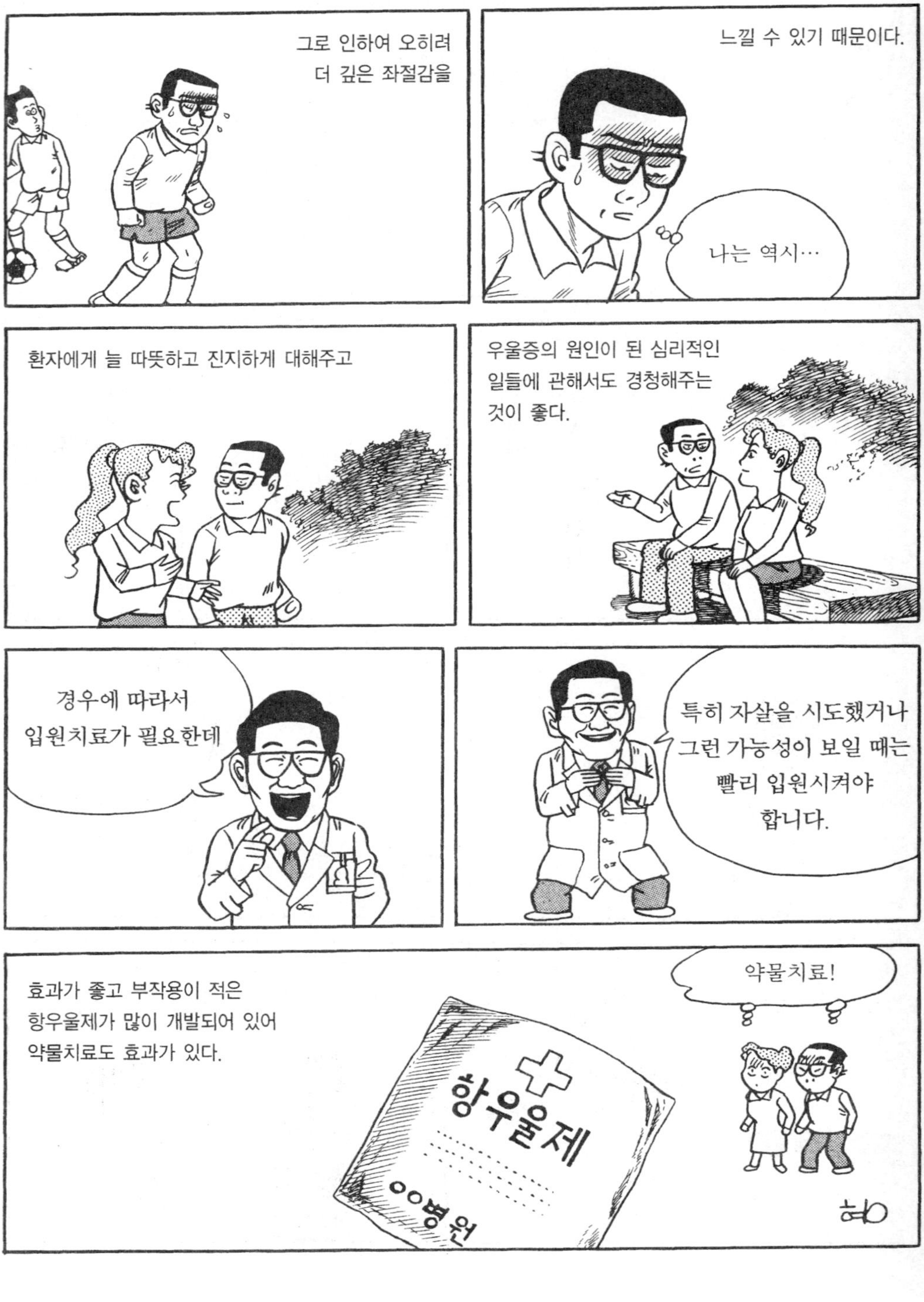
그로 인하여 오히려
더 깊은 좌절감을
느낄 수 있기 때문이다.
나는 역시…
환자에게 늘 따뜻하고 진지하게 대해주고
우울증의 원인이 된 심리적인
일들에 관해서도 경청해주는
것이 좋다.
경우에 따라서
입원치료가 필요한데
특히 자살을 시도했거나
그런 가능성이 보일 때는
빨리 입원시켜야
합니다.
효과가 좋고 부작용이 적은
항우울제가 많이 개발되어 있어
약물치료도 효과가 있다.
약물치료!
항우울제
○○병원

3. 조울증

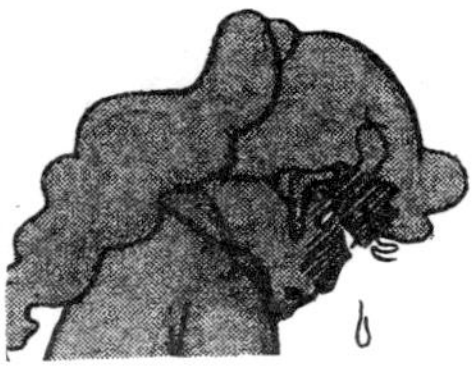

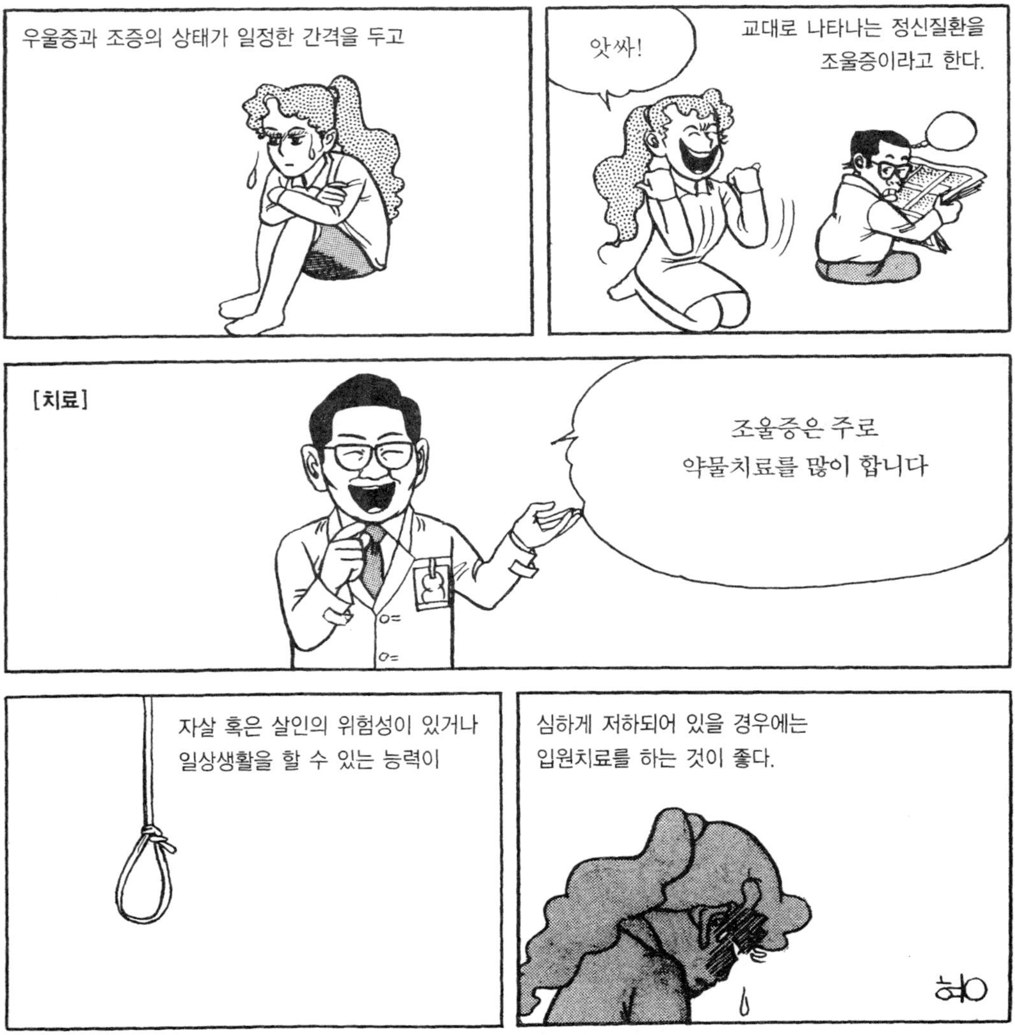

우울증과 조증의 상태가 일정한 간격을 두고
앗싸!
교대로 나타나는 정신질환을 조울증이라고 한다.
[치료]
조울증은 주로 약물치료를 많이 합니다
자살 혹은 살인의 위험성이 있거나 일상생활을 할 수 있는 능력이
심하게 저하되어 있을 경우에는 입원치료를 하는 것이 좋다.

4. 조현병(정신분열증)

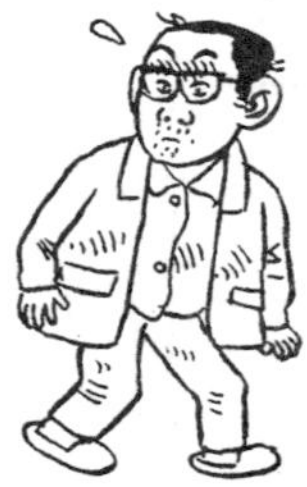

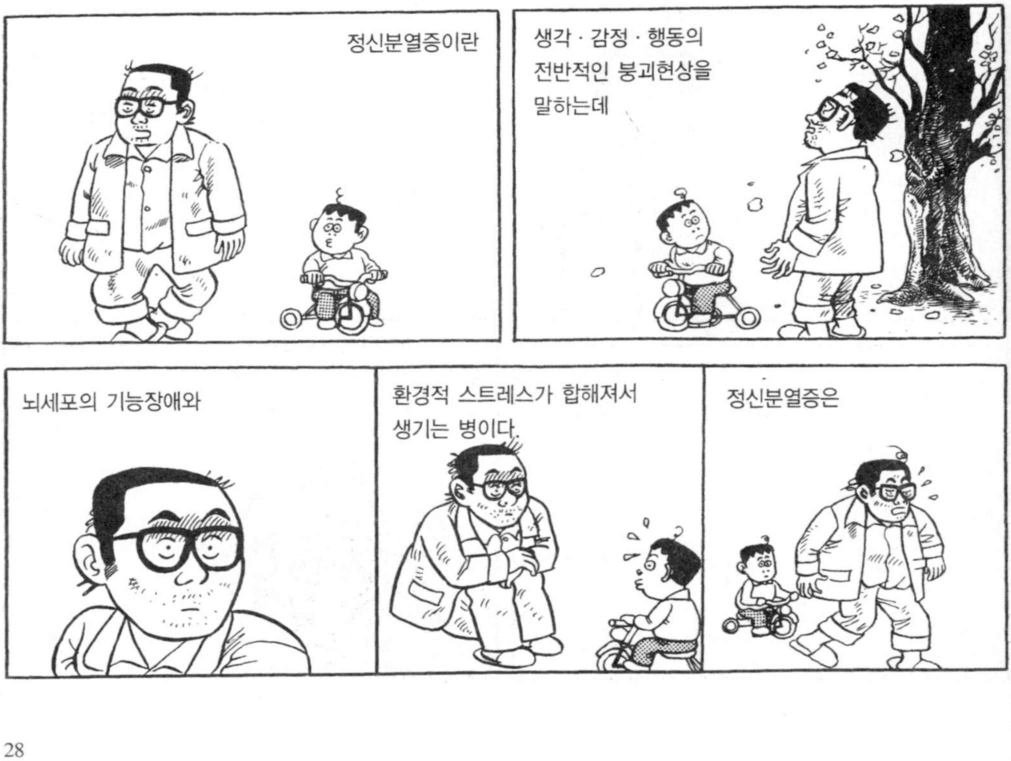
정신분열증이란
생각 · 감정 · 행동의
전반적인 붕괴현상을
말하는데
뇌세포의 기능장애와
환경적 스트레스가 합해져서
생기는 병이다.
정신분열증은

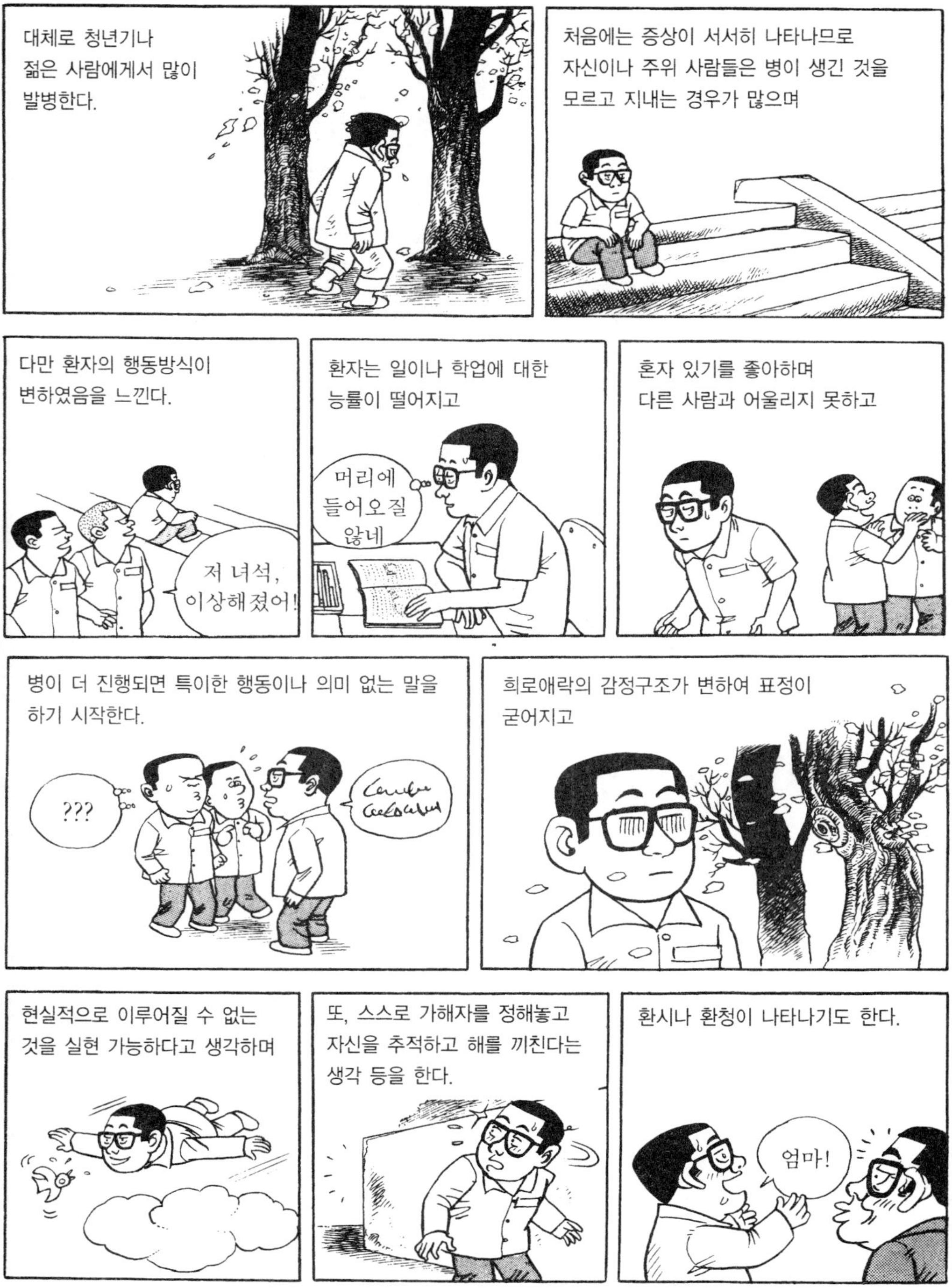
대체로 청년기나 젊은 사람에게서 많이 발병한다.
처음에는 증상이 서서히 나타나므로 자신이나 주위 사람들은 병이 생긴 것을 모르고 지내는 경우가 많으며
다만 환자의 행동방식이 변하였음을 느낀다.
저 녀석, 이상해졌어!
환자는 일이나 학업에 대한 능률이 떨어지고
머리에 들어오질 않네
혼자 있기를 좋아하며 다른 사람과 어울리지 못하고
병이 더 진행되면 특이한 행동이나 의미 없는 말을 하기 시작한다.
???
희로애락의 감정구조가 변하여 표정이 굳어지고
현실적으로 이루어질 수 없는 것을 실현 가능하다고 생각하며
또, 스스로 가해자를 정해놓고 자신을 추적하고 해를 끼친다는 생각 등을 한다.
환시나 환청이 나타나기도 한다.
엄마!

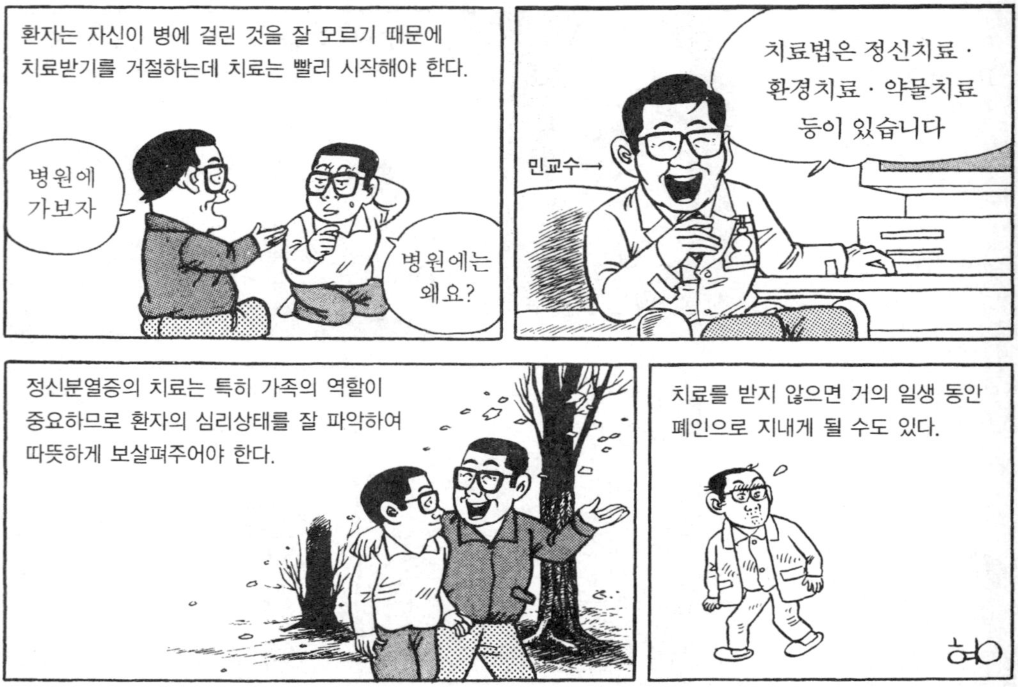
환자는 자신이 병에 걸린 것을 잘 모르기 때문에 치료받기를 거절하는데 치료는 빨리 시작해야 한다.
병원에 가보자
병원에는 왜요?
민교수→
치료법은 정신치료 · 환경치료 · 약물치료 등이 있습니다
정신분열증의 치료는 특히 가족의 역할이 중요하므로 환자의 심리상태를 잘 파악하여 따뜻하게 보살펴주어야 한다.
치료를 받지 않으면 거의 일생 동안 폐인으로 지내게 될 수도 있다.

5. 망상장애(편집장애)

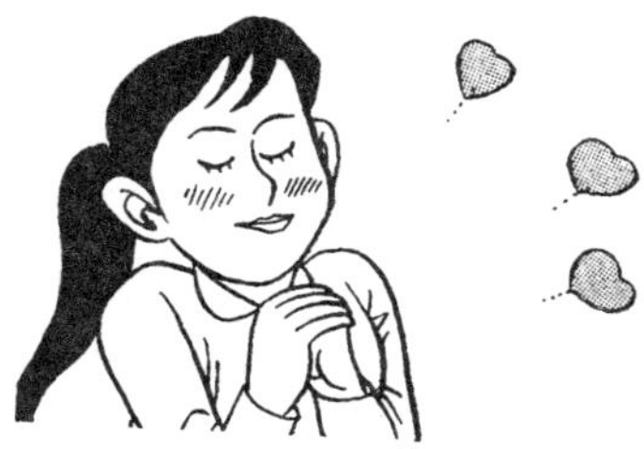

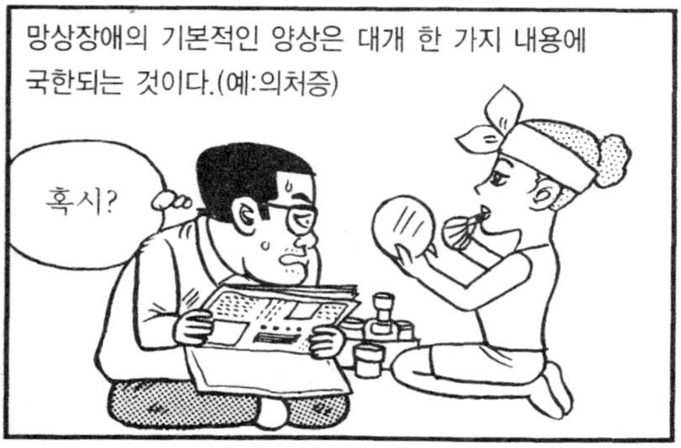
망상장애의 기본적인 양상은 대개 한 가지 내용에 국한되는 것이다.(예:의처증)
혹시?

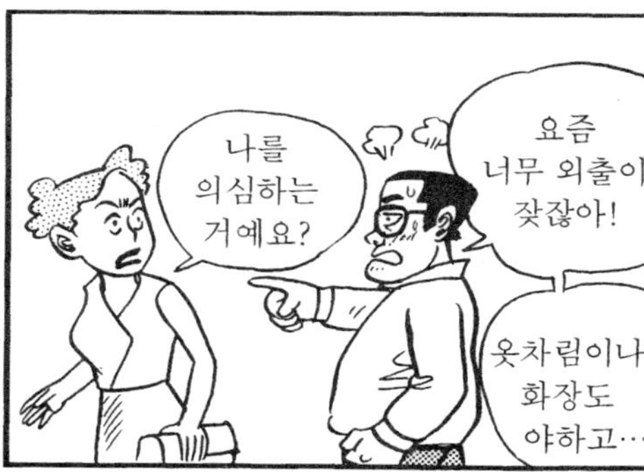
요즘 너무 외출이 잦잖아!
옷차림이나 화장도 야하고…
나를 의심하는 거예요?

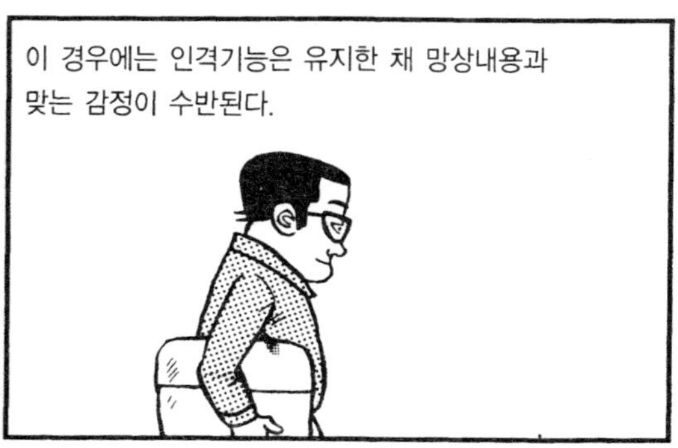
이 경우에는 인격기능은 유지한 채 망상내용과 맞는 감정이 수반된다.

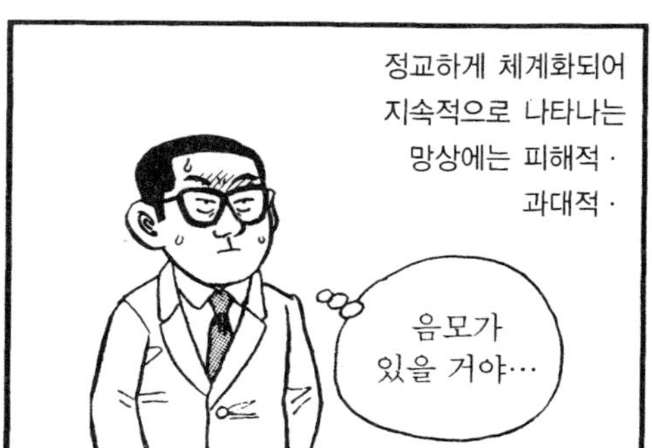
정교하게 체계화되어 지속적으로 나타나는 망상에는 피해적 · 과대적 ·
음모가 있을 거야…

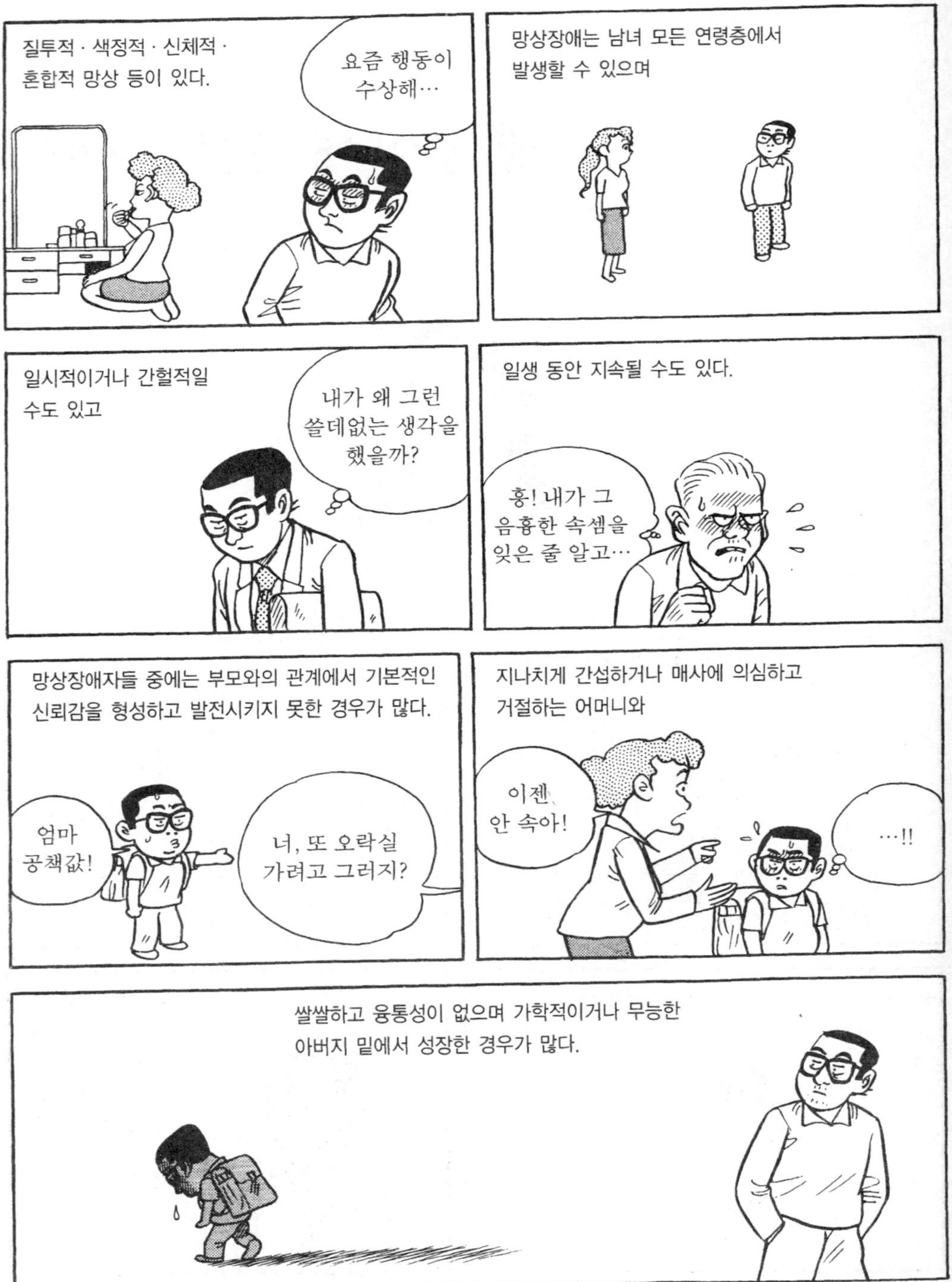
질투적 · 색정적 · 신체적 · 혼합적 망상 등이 있다.
요즘 행동이 수상해…
망상장애는 남녀 모든 연령층에서 발생할 수 있으며
일시적이거나 간헐적일 수도 있고
내가 왜 그런 쓸데없는 생각을 했을까?
일생 동안 지속될 수도 있다.
흥! 내가 그 음흉한 속셈을 잊은 줄 알고…
망상장애자들 중에는 부모와의 관계에서 기본적인 신뢰감을 형성하고 발전시키지 못한 경우가 많다.
엄마 공책값!
너, 또 오락실 가려고 그러지?
지나치게 간섭하거나 매사에 의심하고 거절하는 어머니와
이젠 안 속아!
…!!
쌀쌀하고 융통성이 없으며 가학적이거나 무능한 아버지 밑에서 성장한 경우가 많다.

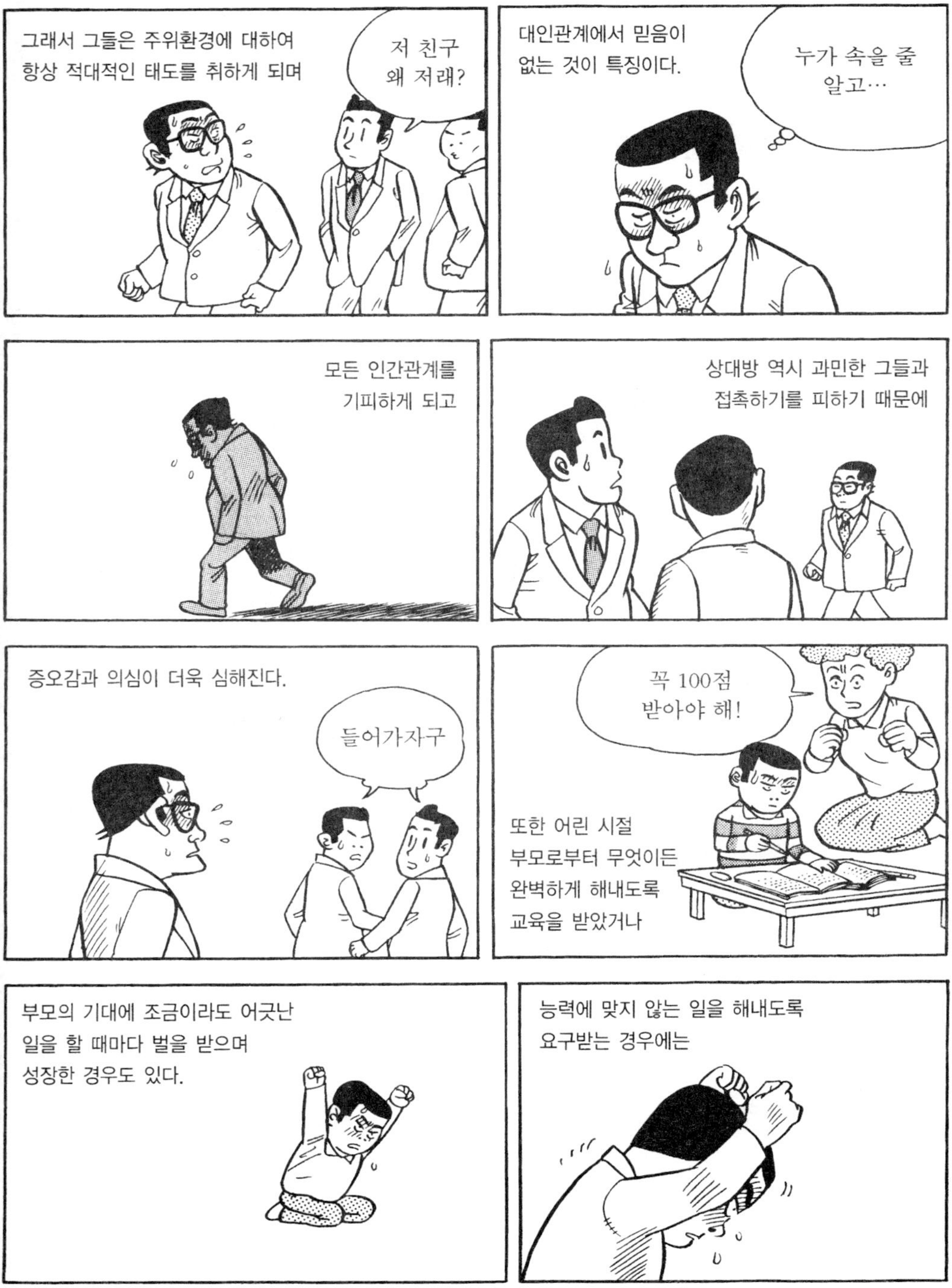
그래서 그들은 주위환경에 대하여
항상 적대적인 태도를 취하게 되며
저 친구
왜 저래?
대인관계에서 믿음이
없는 것이 특징이다.
누가 속을 줄
알고…
모든 인간관계를
기피하게 되고
상대방 역시 과민한 그들과
접촉하기를 피하기 때문에
증오감과 의심이 더욱 심해진다.
들어가자구
꼭 100점
받아야 해!
또한 어린 시절
부모로부터 무엇이든
완벽하게 해내도록
교육을 받았거나
부모의 기대에 조금이라도 어긋난
일을 할 때마다 벌을 받으며
성장한 경우도 있다.
능력에 맞지 않는 일을 해내도록
요구받는 경우에는

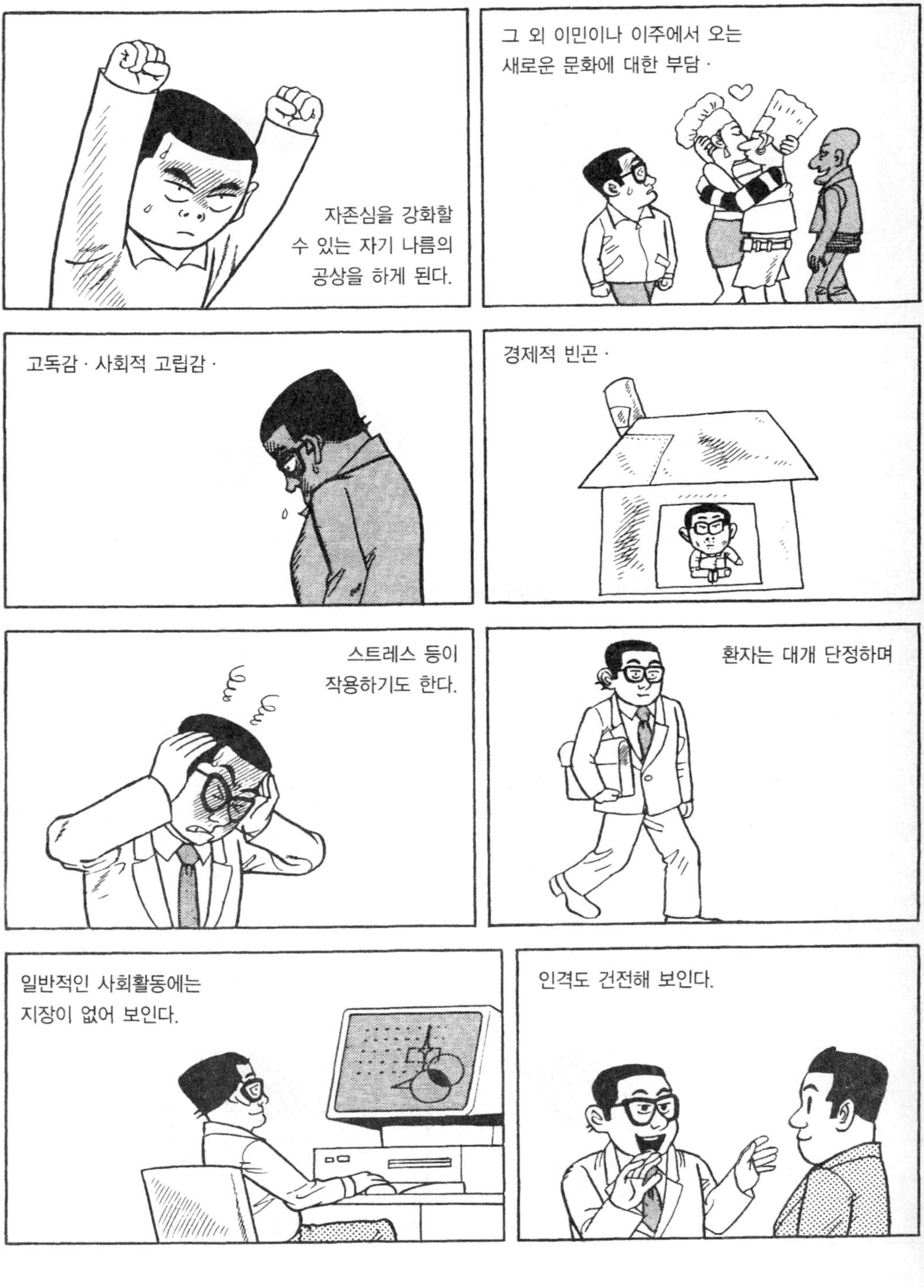

자존심을 강화할
수 있는 자기 나름의
공상을 하게 된다.
그 외 이민이나 이주에서 오는
새로운 문화에 대한 부담 ·
고독감 · 사회적 고립감 ·
경제적 빈곤 ·
스트레스 등이
작용하기도 한다.
환자는 대개 단정하며
일반적인 사회활동에는
지장이 없어 보인다.
인격도 건전해 보인다.

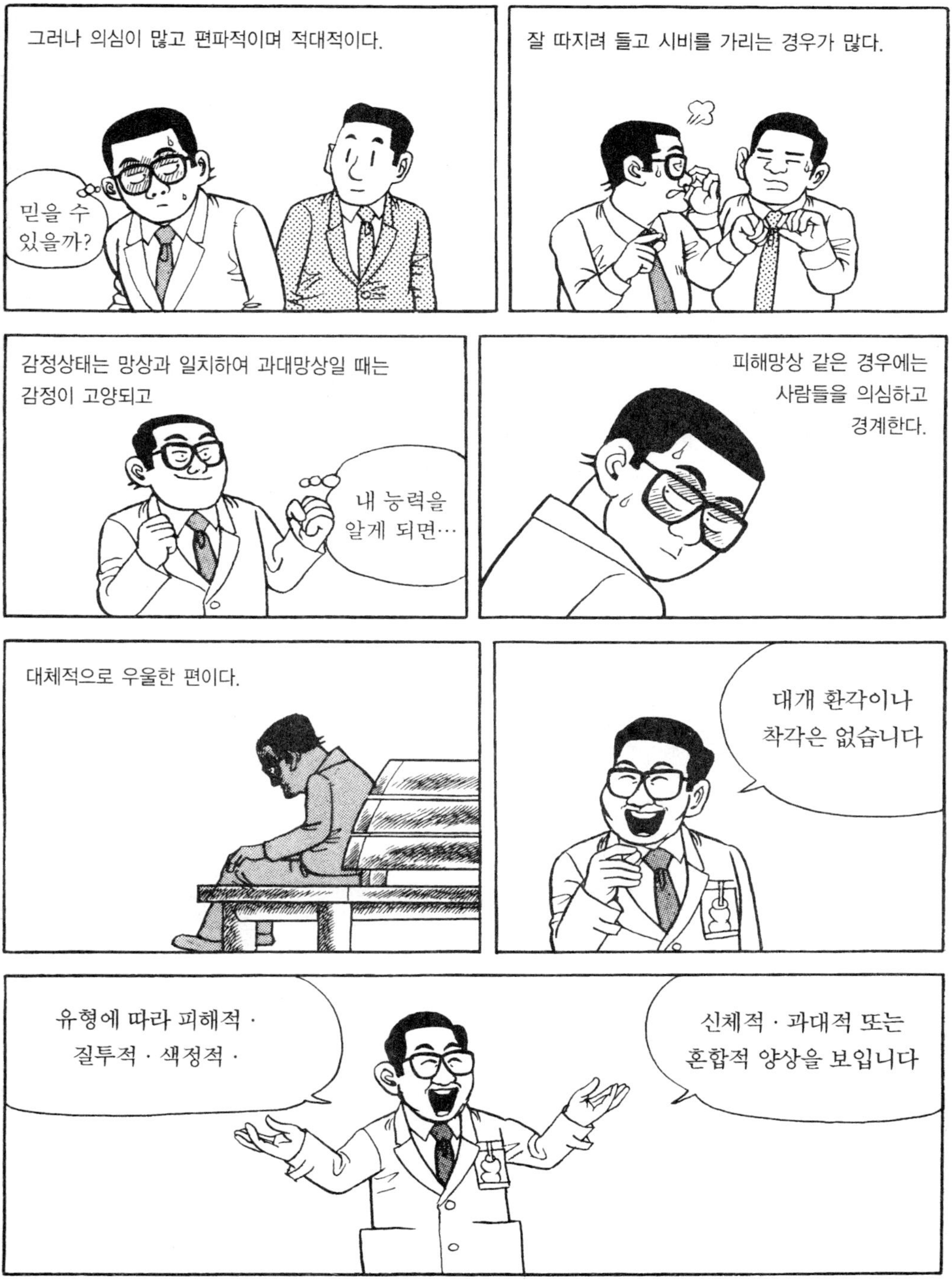
그러나 의심이 많고 편파적이며 적대적이다.
믿을 수 있을까?
잘 따지려 들고 시비를 가리는 경우가 많다.
감정상태는 망상과 일치하여 과대망상일 때는 감정이 고양되고
내 능력을 알게 되면…
피해망상 같은 경우에는 사람들을 의심하고 경계한다.
대체적으로 우울한 편이다.
대개 환각이나 착각은 없습니다
유형에 따라 피해적 · 질투적 · 색정적 ·
신체적 · 과대적 또는 혼합적 양상을 보입니다

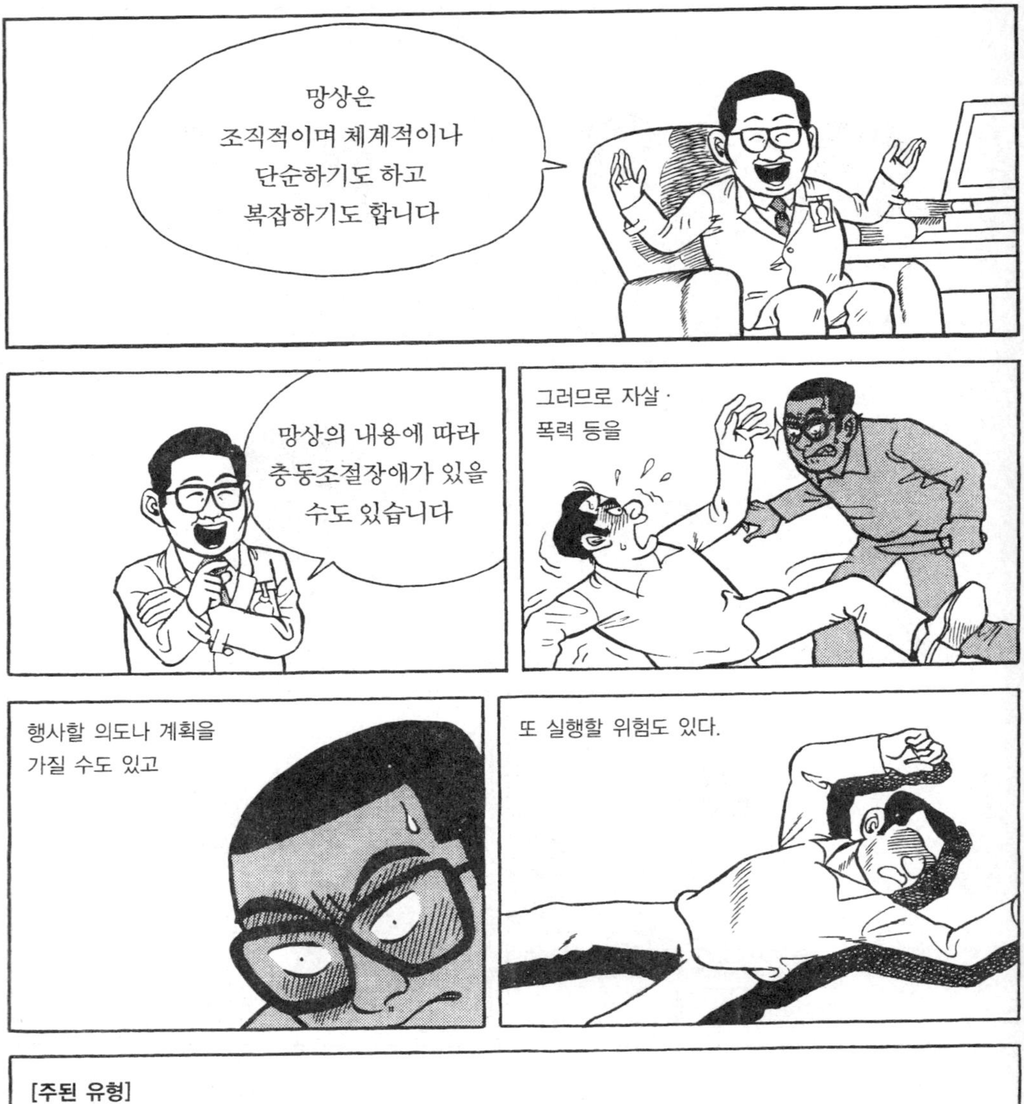

망상은
조직적이며 체계적이나
단순하기도 하고
복잡하기도 합니다
망상의 내용에 따라
충동조절장애가 있을
수도 있습니다
그러므로 자살 ·
폭력 등을
행사할 의도나 계획을
가질 수도 있고
또 실행할 위험도 있다.
[주된 유형]
(1) 색정형
누군가 자신을 사랑하고 있으나
신분상의 문제 같은 것 때문에 아직
사실을 숨기고 있다고 상상한다.

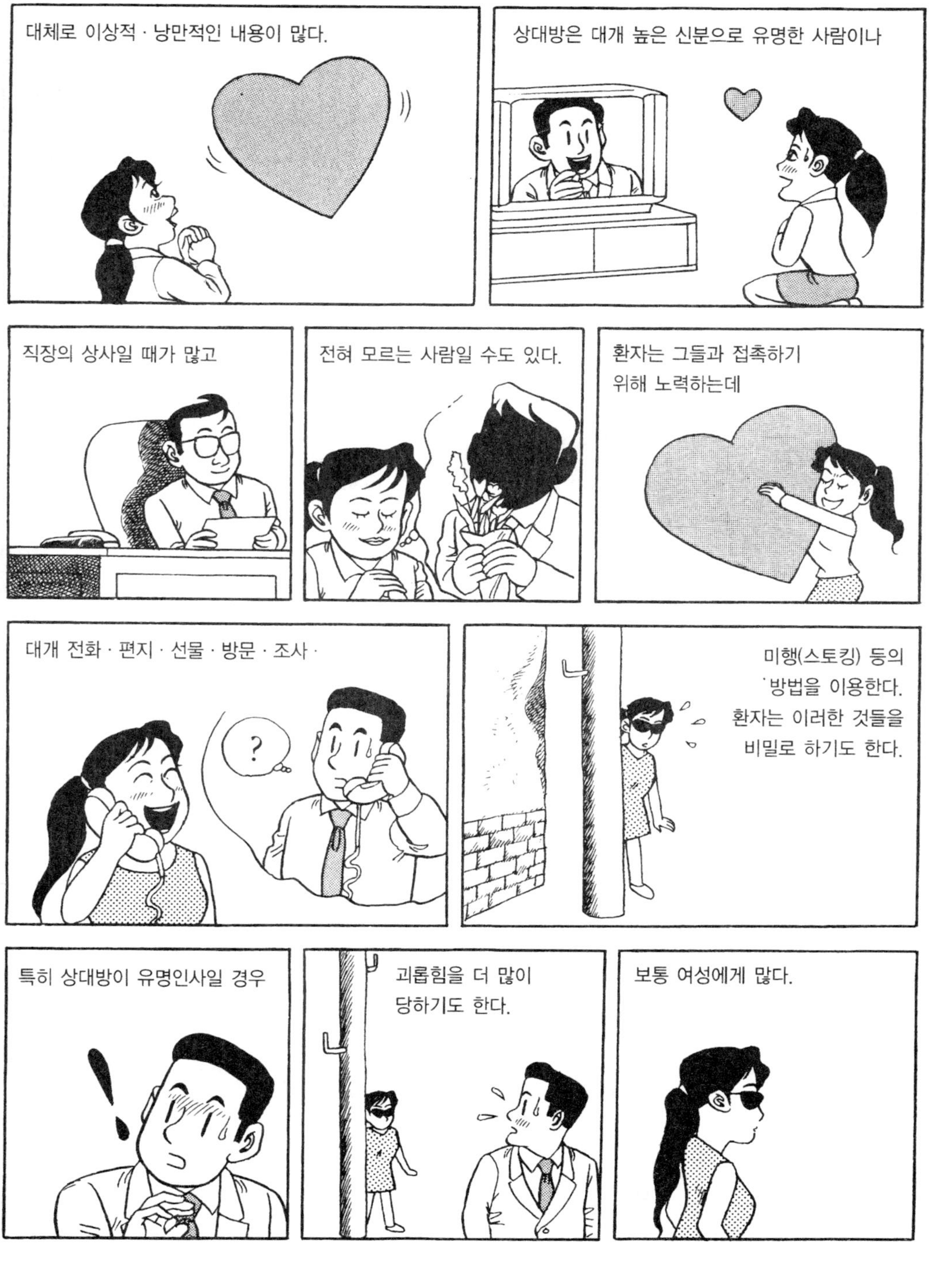
대체로 이상적 · 낭만적인 내용이 많다.
상대방은 대개 높은 신분으로 유명한 사람이나
직장의 상사일 때가 많고
전혀 모르는 사람일 수도 있다.
환자는 그들과 접촉하기 위해 노력하는데
대개 전화 · 편지 · 선물 · 방문 · 조사 ·
?
미행(스토킹) 등의 방법을 이용한다. 환자는 이러한 것들을 비밀로 하기도 한다.
특히 상대방이 유명인사일 경우
괴롭힘을 더 많이 당하기도 한다.
보통 여성에게 많다.

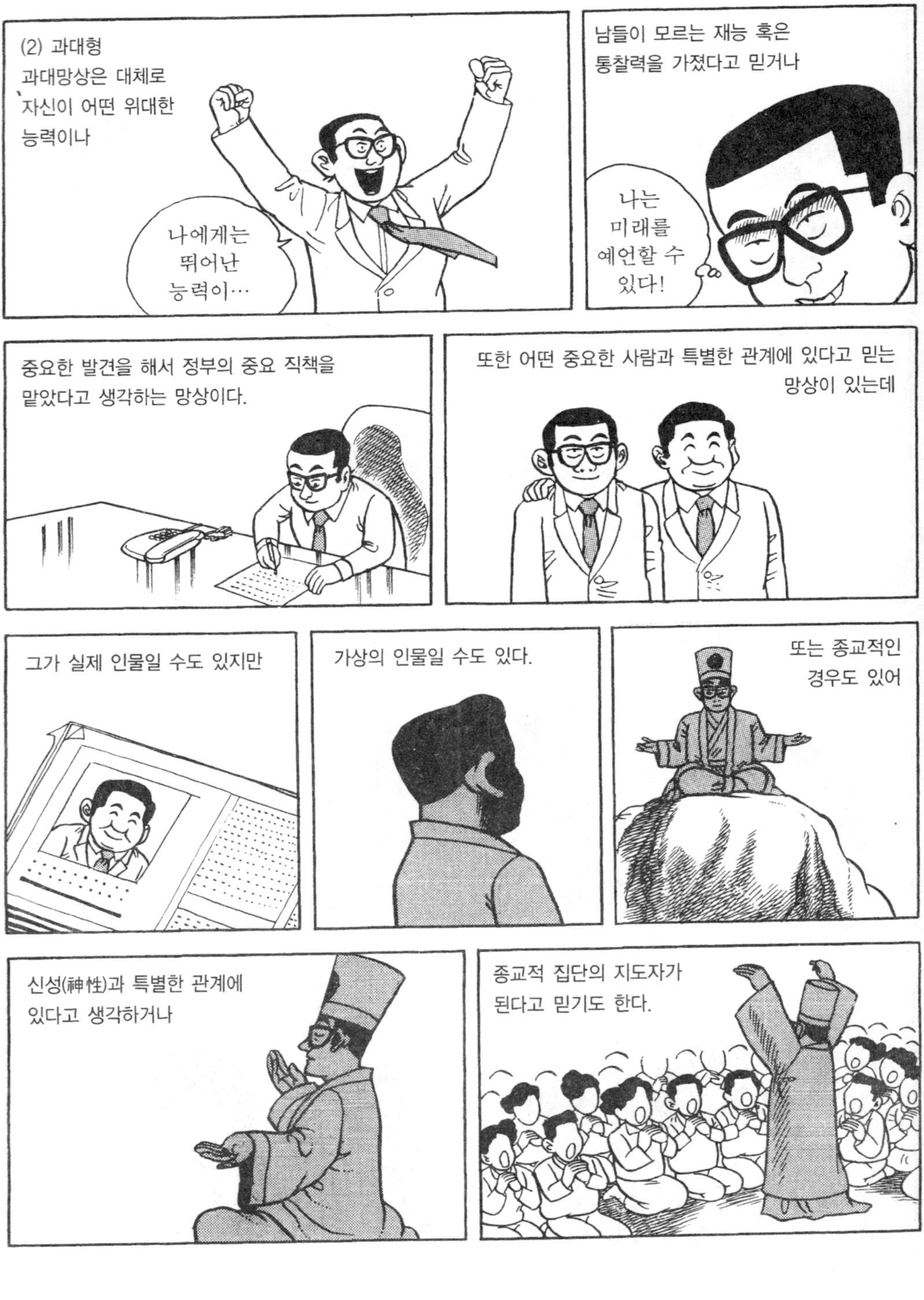
(2) 과대형
과대망상은 대체로 자신이 어떤 위대한 능력이나
나에게는 뛰어난 능력이…
남들이 모르는 재능 혹은 통찰력을 가졌다고 믿거나
나는 미래를 예언할 수 있다!
중요한 발견을 해서 정부의 중요 직책을 맡았다고 생각하는 망상이다.
또한 어떤 중요한 사람과 특별한 관계에 있다고 믿는 망상이 있는데
그가 실제 인물일 수도 있지만
가상의 인물일 수도 있다.
또는 종교적인 경우도 있어
신성(神性)과 특별한 관계에 있다고 생각하거나
종교적 집단의 지도자가 된다고 믿기도 한다.

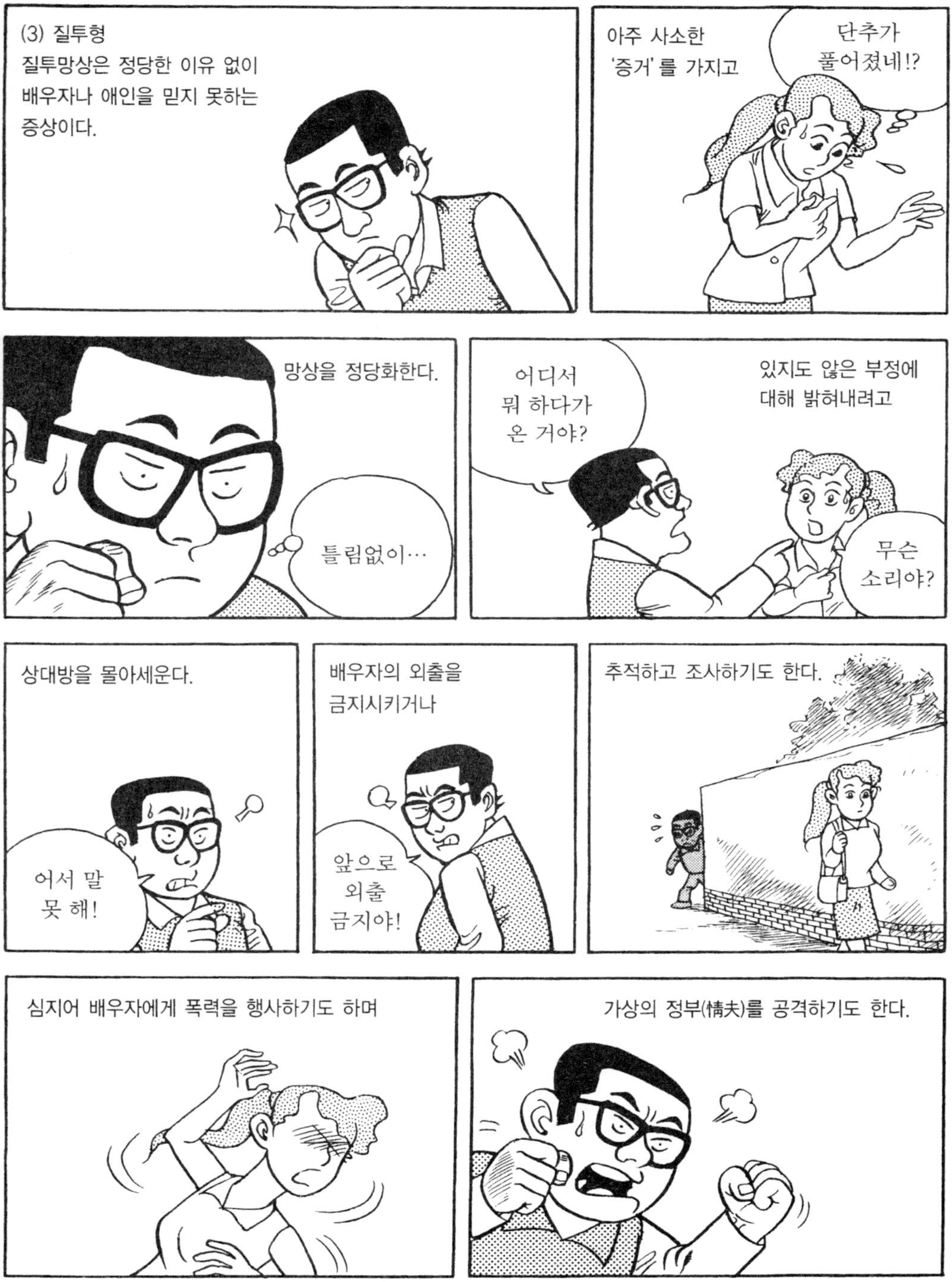

(3) 질투형
질투망상은 정당한 이유 없이 배우자나 애인을 믿지 못하는 증상이다.
아주 사소한 '증거'를 가지고
단추가 풀어졌네!?
망상을 정당화한다.
틀림없이…
있지도 않은 부정에 대해 밝혀내려고
어디서 뭐 하다가 온 거야?
무슨 소리야?
상대방을 몰아세운다.
어서 말 못 해!
배우자의 외출을 금지시키거나
앞으로 외출 금지야!
추적하고 조사하기도 한다.
심지어 배우자에게 폭력을 행사하기도 하며
가상의 정부(情夫)를 공격하기도 한다.

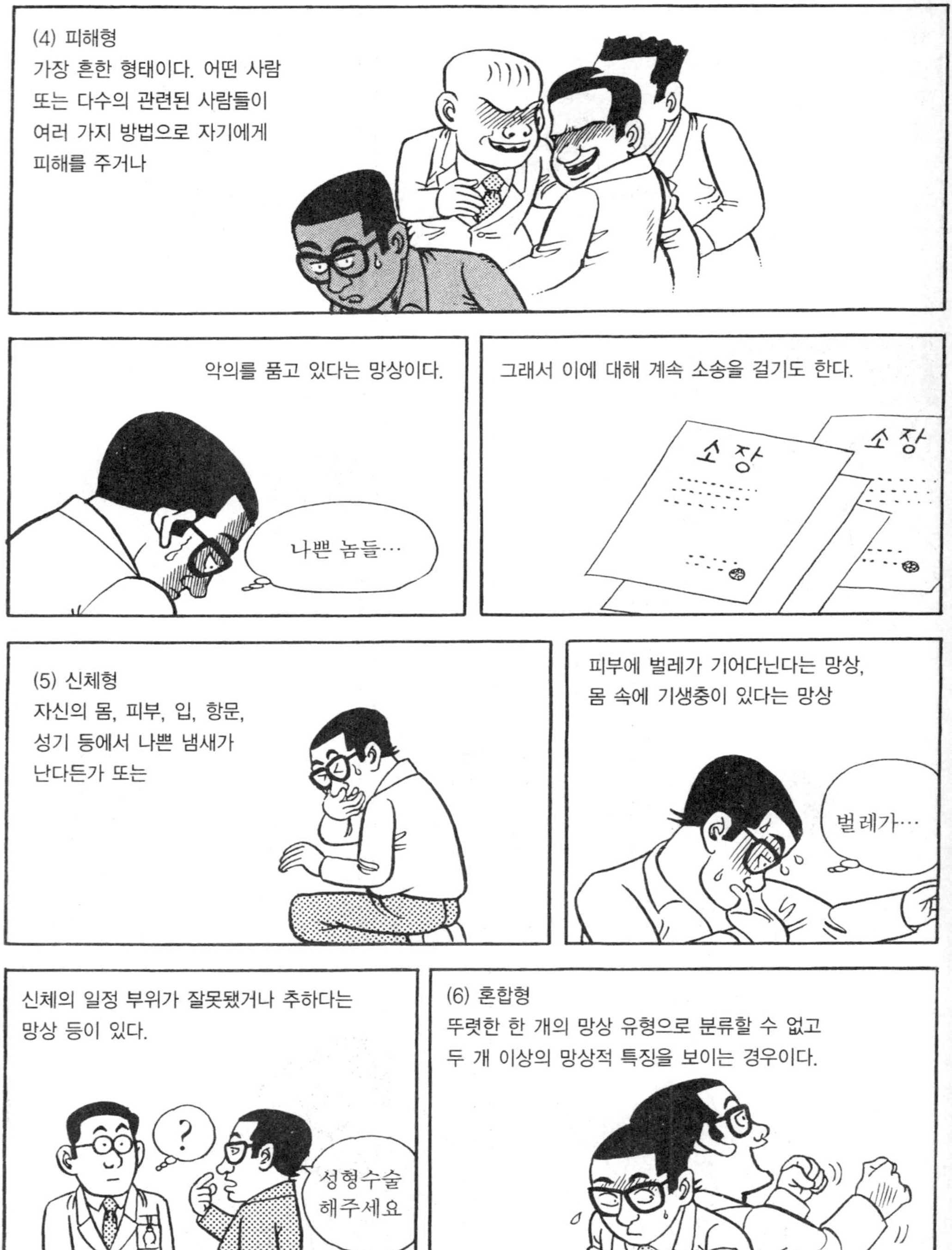
(4) 피해형
가장 흔한 형태이다. 어떤 사람 또는 다수의 관련된 사람들이 여러 가지 방법으로 자기에게 피해를 주거나
악의를 품고 있다는 망상이다.
나쁜 놈들…
그래서 이에 대해 계속 소송을 걸기도 한다.
소장
소장
(5) 신체형
자신의 몸, 피부, 입, 항문, 성기 등에서 나쁜 냄새가 난다든가 또는
피부에 벌레가 기어다닌다는 망상, 몸 속에 기생충이 있다는 망상
벌레가…
신체의 일정 부위가 잘못됐거나 추하다는 망상 등이 있다.
?
성형수술 해주세요
(6) 혼합형
뚜렷한 한 개의 망상 유형으로 분류할 수 없고 두 개 이상의 망상적 특징을 보이는 경우이다.

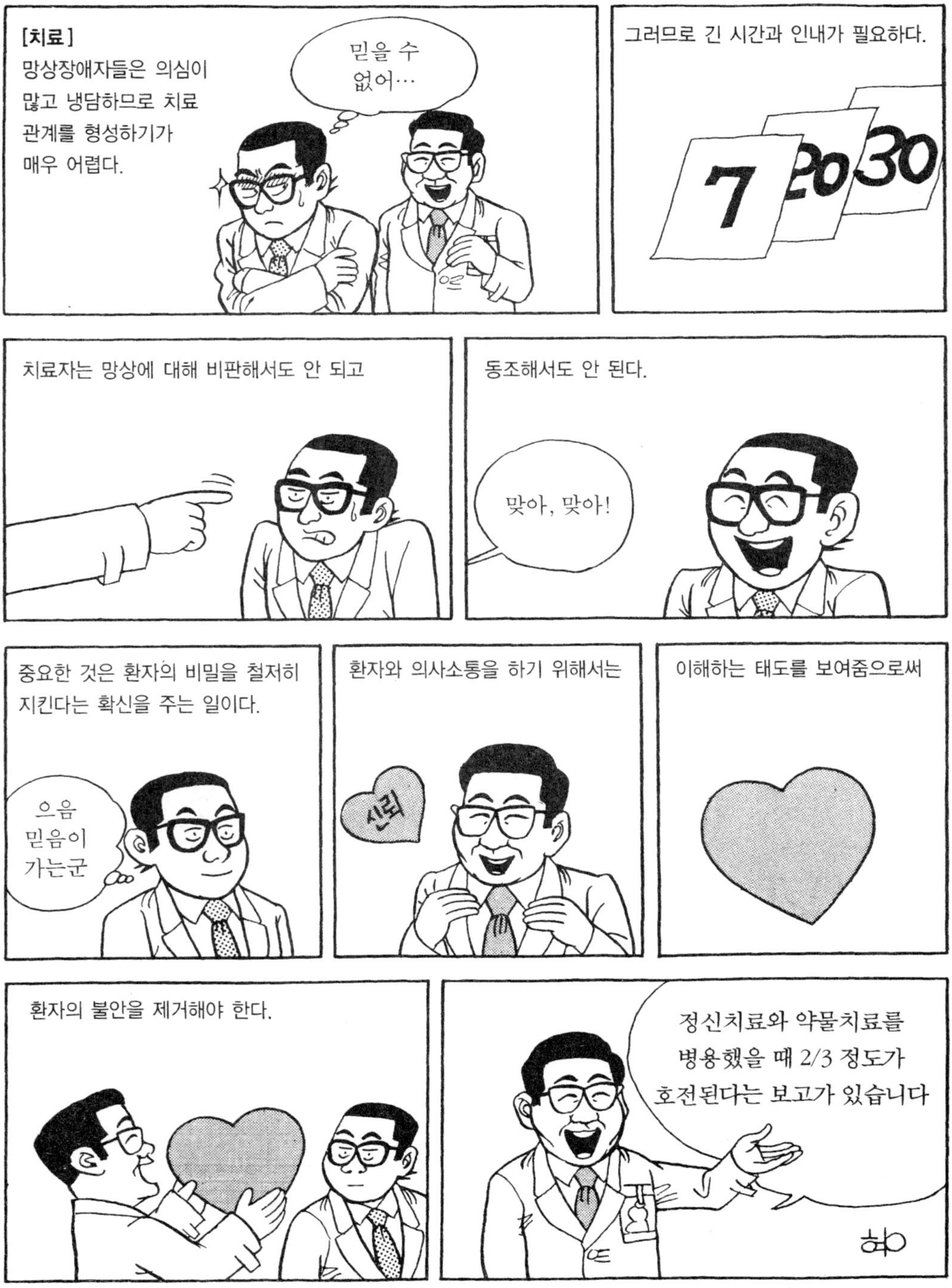
[치료]
망상장애자들은 의심이 많고 냉담하므로 치료 관계를 형성하기가 매우 어렵다.
믿을 수 없어…
그러므로 긴 시간과 인내가 필요하다.
7
20
30
치료자는 망상에 대해 비판해서도 안 되고
동조해서도 안 된다.
맞아, 맞아!
중요한 것은 환자의 비밀을 철저히 지킨다는 확신을 주는 일이다.
으음 믿음이 가는군
환자와 의사소통을 하기 위해서는
신뢰
이해하는 태도를 보여줌으로써
환자의 불안을 제거해야 한다.
정신치료와 약물치료를 병용했을 때 2/3 정도가 호전된다는 보고가 있습니다

6. 불안

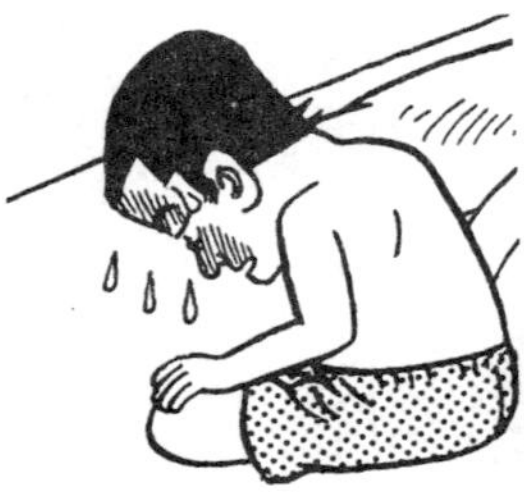

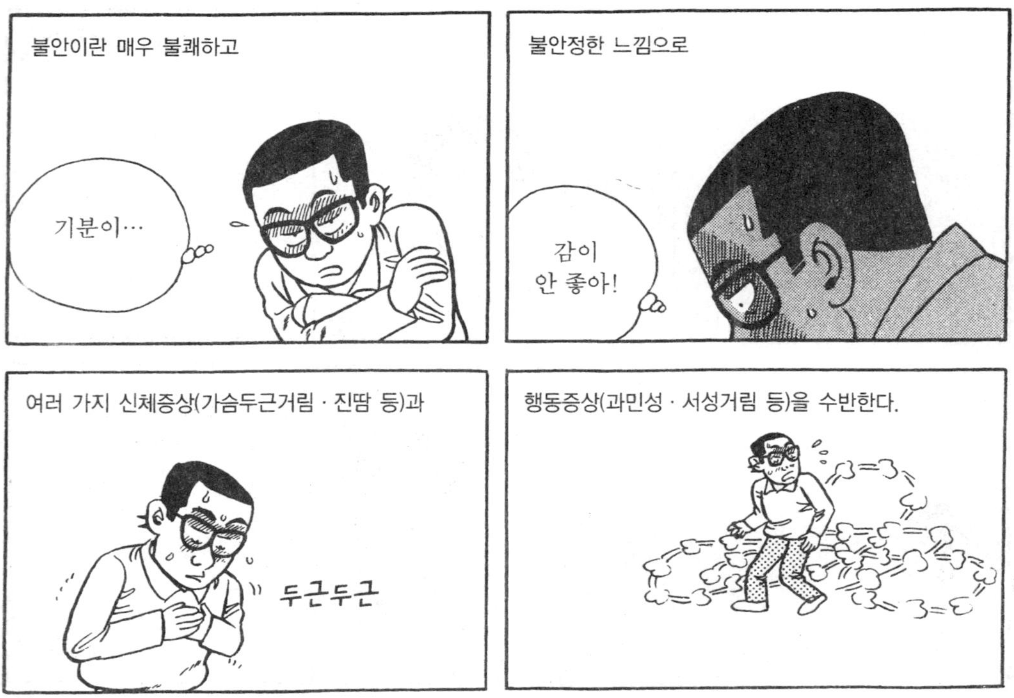
불안이란 매우 불쾌하고
기분이…
불안정한 느낌으로
감이
안 좋아!
여러 가지 신체증상(가슴두근거림 · 진땀 등)과
두근두근
행동증상(과민성 · 서성거림 등)을 수반한다.

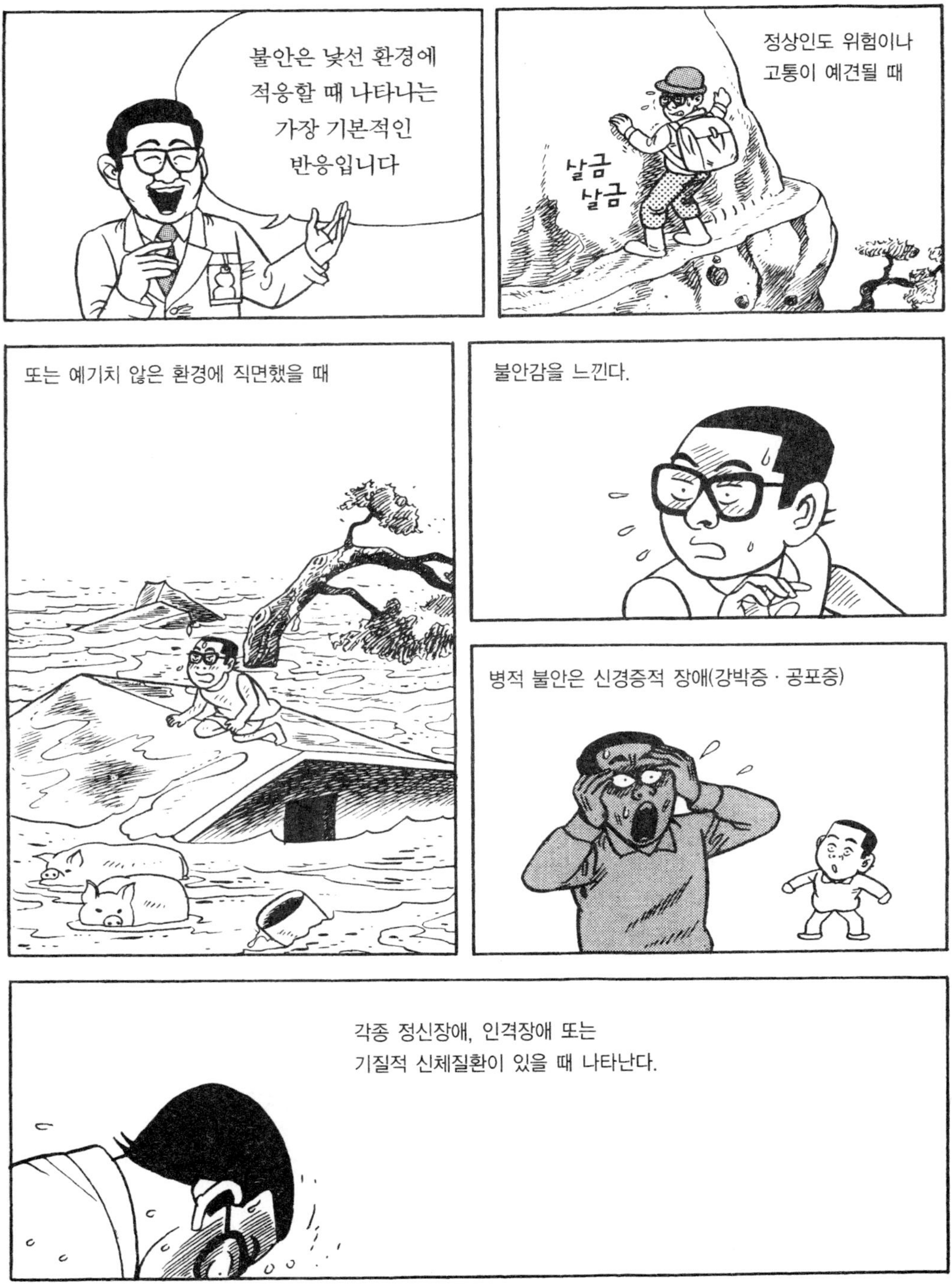
불안은 낯선 환경에 적응할 때 나타나는 가장 기본적인 반응입니다
정상인도 위험이나 고통이 예견될 때
살금 살금
또는 예기치 않은 환경에 직면했을 때
불안감을 느낀다.
병적 불안은 신경증적 장애(강박증 · 공포증)
각종 정신장애, 인격장애 또는 기질적 신체질환이 있을 때 나타난다.

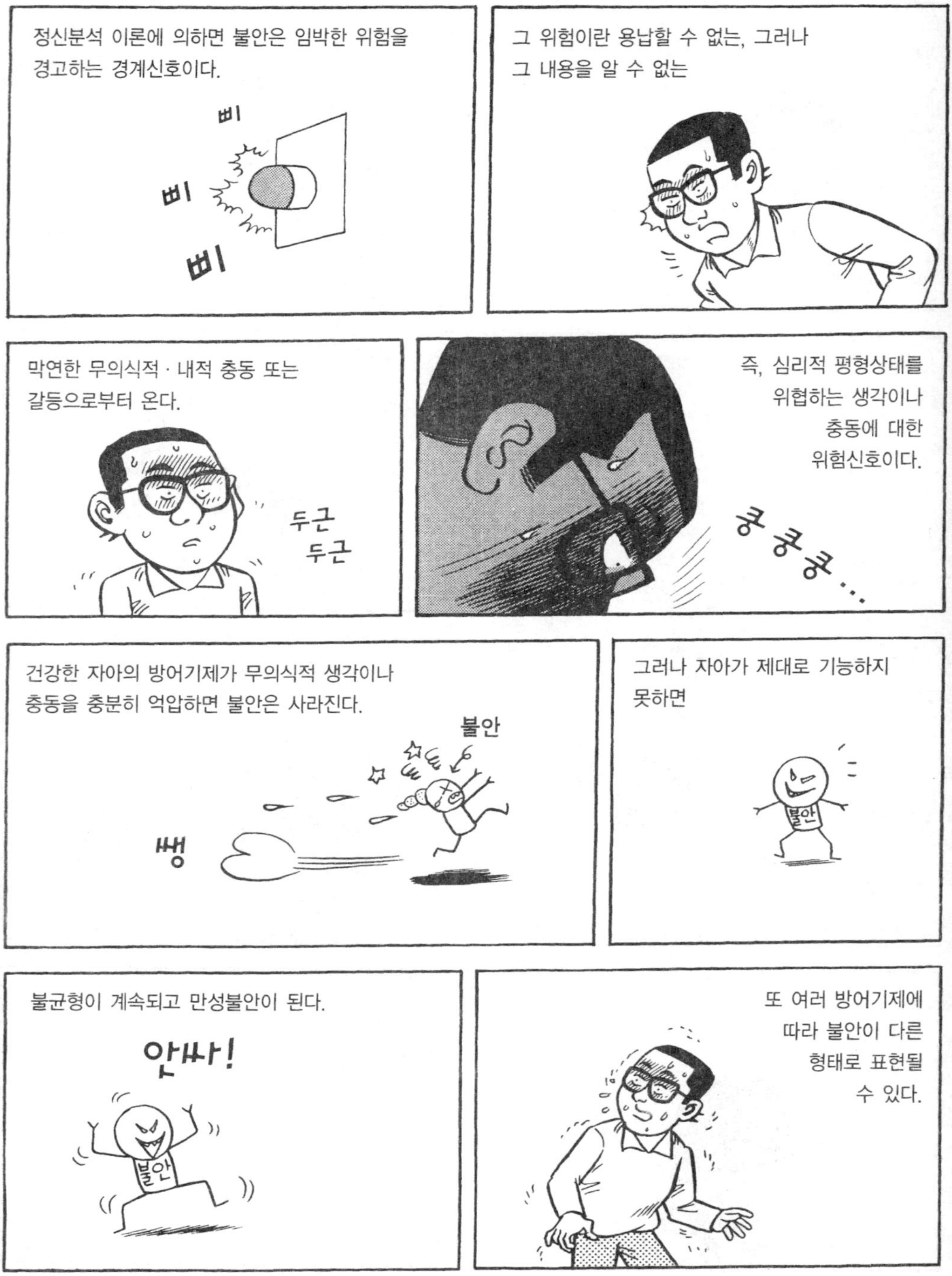
정신분석 이론에 의하면 불안은 임박한 위험을 경고하는 경계신호이다.
삐
삐
삐
그 위험이란 용납할 수 없는, 그러나 그 내용을 알 수 없는
막연한 무의식적 · 내적 충동 또는 갈등으로부터 온다.
두근 두근
즉, 심리적 평형상태를 위협하는 생각이나 충동에 대한 위험신호이다.
쿵쿵쿵…
건강한 자아의 방어기제가 무의식적 생각이나 충동을 충분히 억압하면 불안은 사라진다.
불안
뻥
그러나 자아가 제대로 기능하지 못하면
불안
불균형이 계속되고 만성불안이 된다.
앗싸!
불안
또 여러 방어기제에 따라 불안이 다른 형태로 표현될 수 있다.

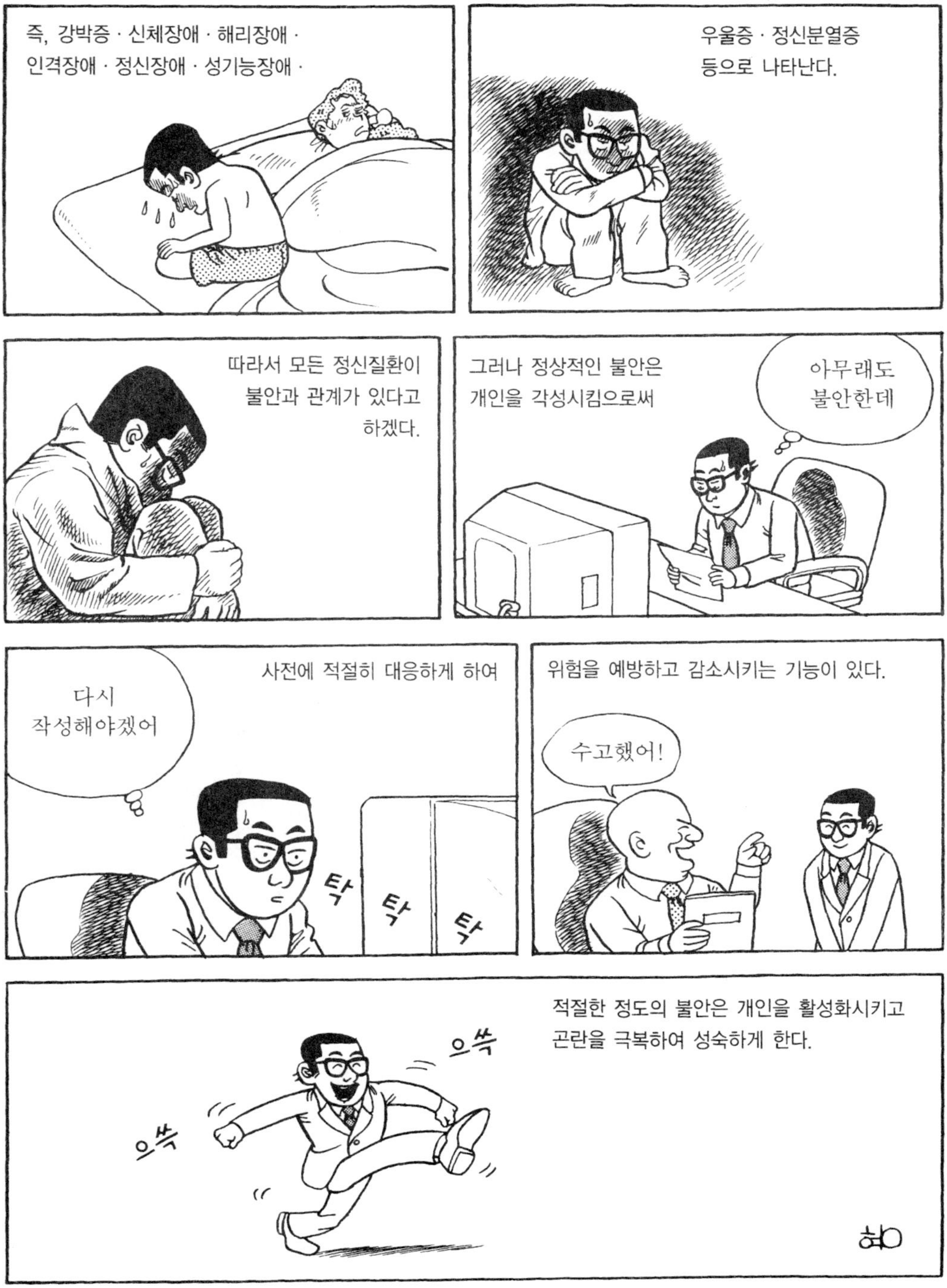
즉, 강박증 · 신체장애 · 해리장애 ·
인격장애 · 정신장애 · 성기능장애 ·
우울증 · 정신분열증
등으로 나타난다.
따라서 모든 정신질환이
불안과 관계가 있다고
하겠다.
그러나 정상적인 불안은
개인을 각성시킴으로써
아무래도
불안한데
사전에 적절히 대응하게 하여
다시
작성해야겠어
탁
탁
탁
위험을 예방하고 감소시키는 기능이 있다.
수고했어!
적절한 정도의 불안은 개인을 활성화시키고
곤란을 극복하여 성숙하게 한다.
으쓱
으쓱

7. 공황장애

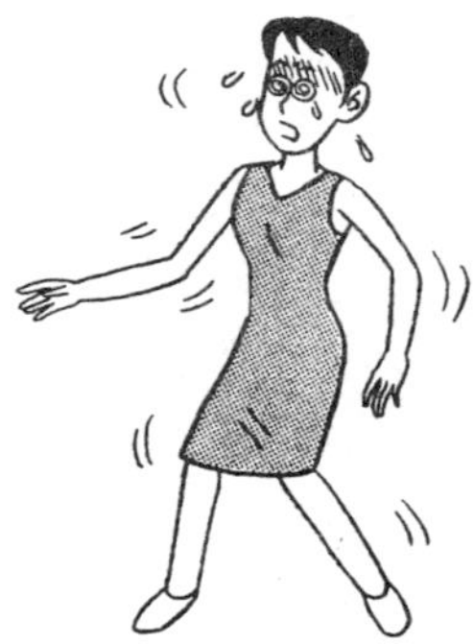

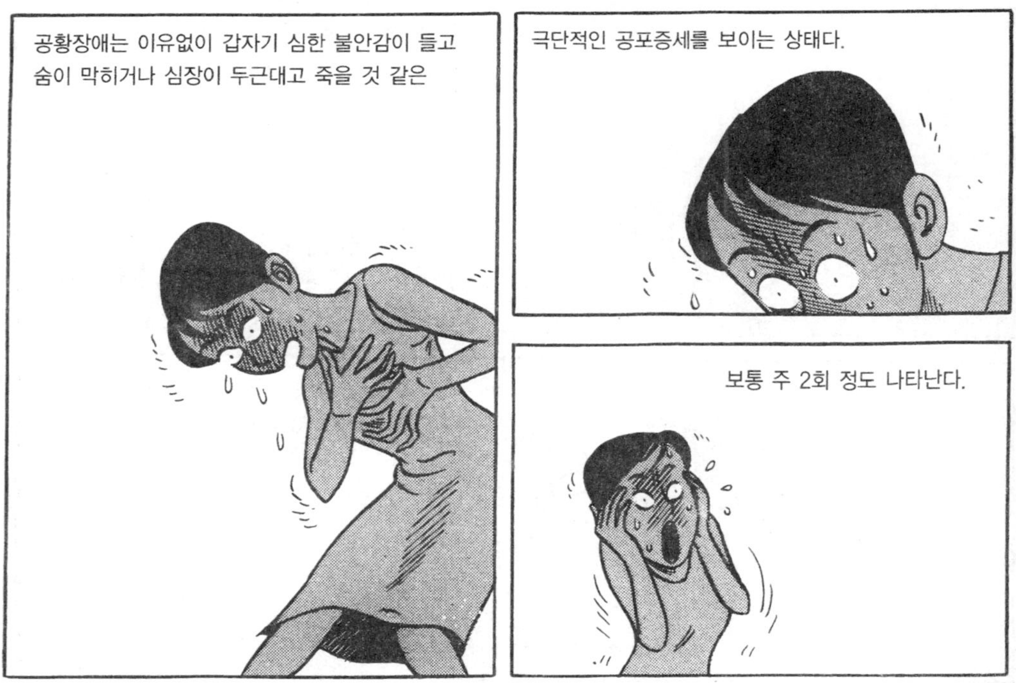
공황장애는 이유없이 갑자기 심한 불안감이 들고
숨이 막히거나 심장이 두근대고 죽을 것 같은
극단적인 공포증세를 보이는 상태다.
보통 주 2회 정도 나타난다.

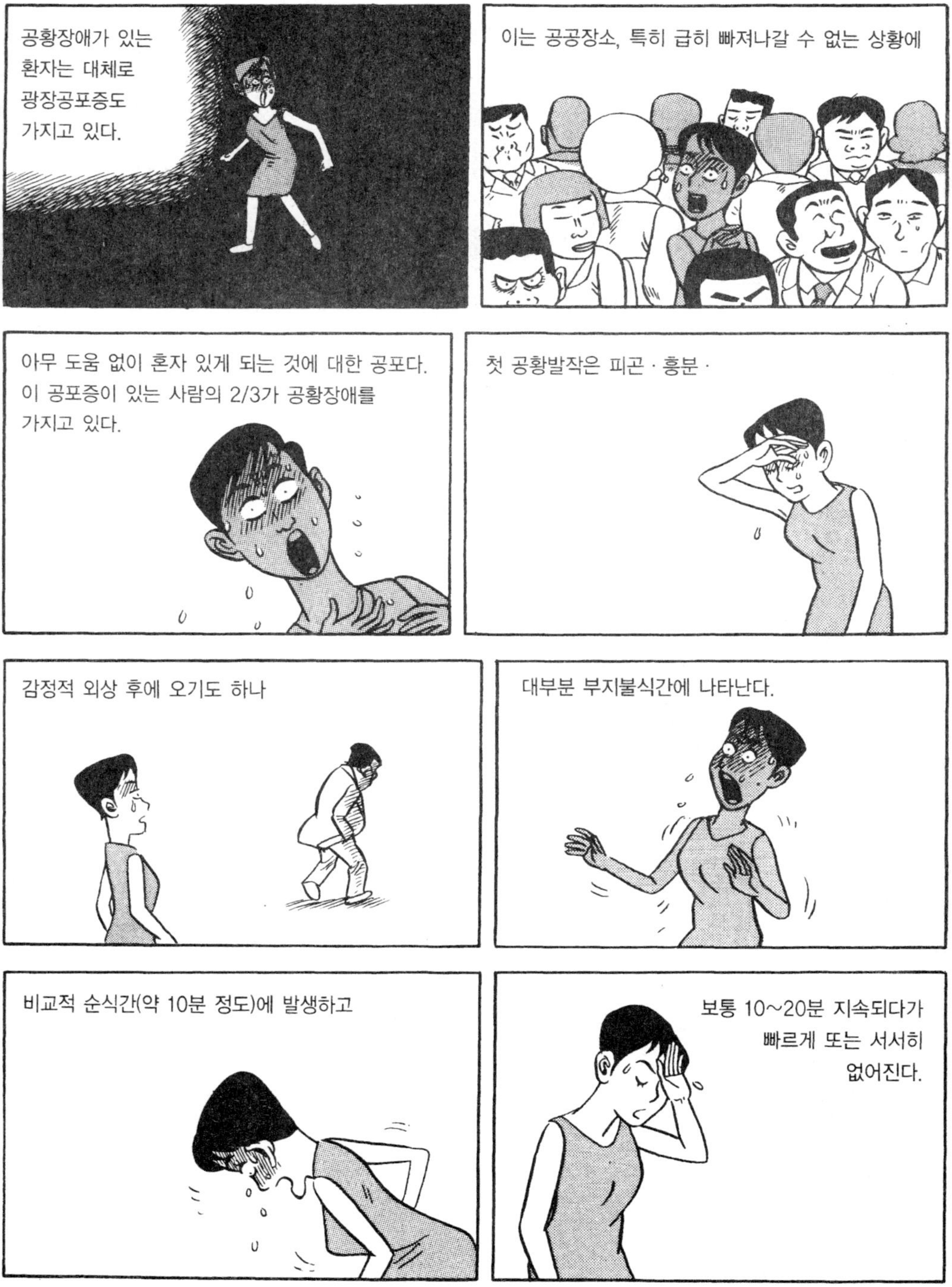
공황장애가 있는
환자는 대체로
광장공포증도
가지고 있다.
이는 공공장소, 특히 급히 빠져나갈 수 없는 상황에
아무 도움 없이 혼자 있게 되는 것에 대한 공포다.
이 공포증이 있는 사람의 2/3가 공황장애를
가지고 있다.
첫 공황발작은 피곤 · 흥분 ·
감정적 외상 후에 오기도 하나
대부분 부지불식간에 나타난다.
비교적 순식간(약 10분 정도)에 발생하고
보통 10~20분 지속되다가
빠르게 또는 서서히
없어진다.

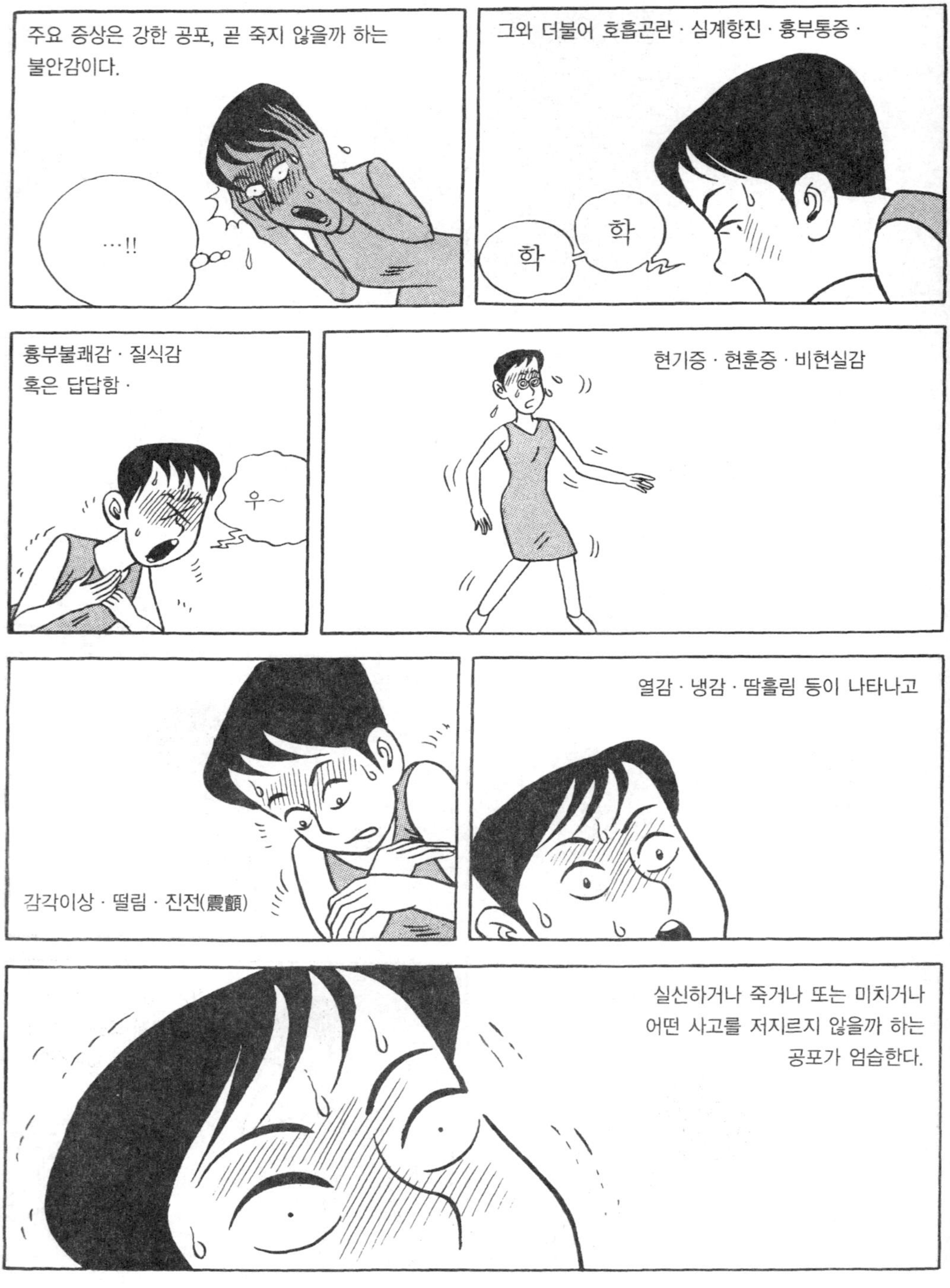
주요 증상은 강한 공포, 곧 죽지 않을까 하는
불안감이다.
…!!
그와 더불어 호흡곤란 · 심계항진 · 흉부통증 ·
학
학
흉부불쾌감 · 질식감
혹은 답답함 ·
우~
현기증 · 현훈증 · 비현실감
감각이상 · 떨림 · 진전(震顫)
열감 · 냉감 · 땀흘림 등이 나타나고
실신하거나 죽거나 또는 미치거나
어떤 사고를 저지르지 않을까 하는
공포가 엄습한다.

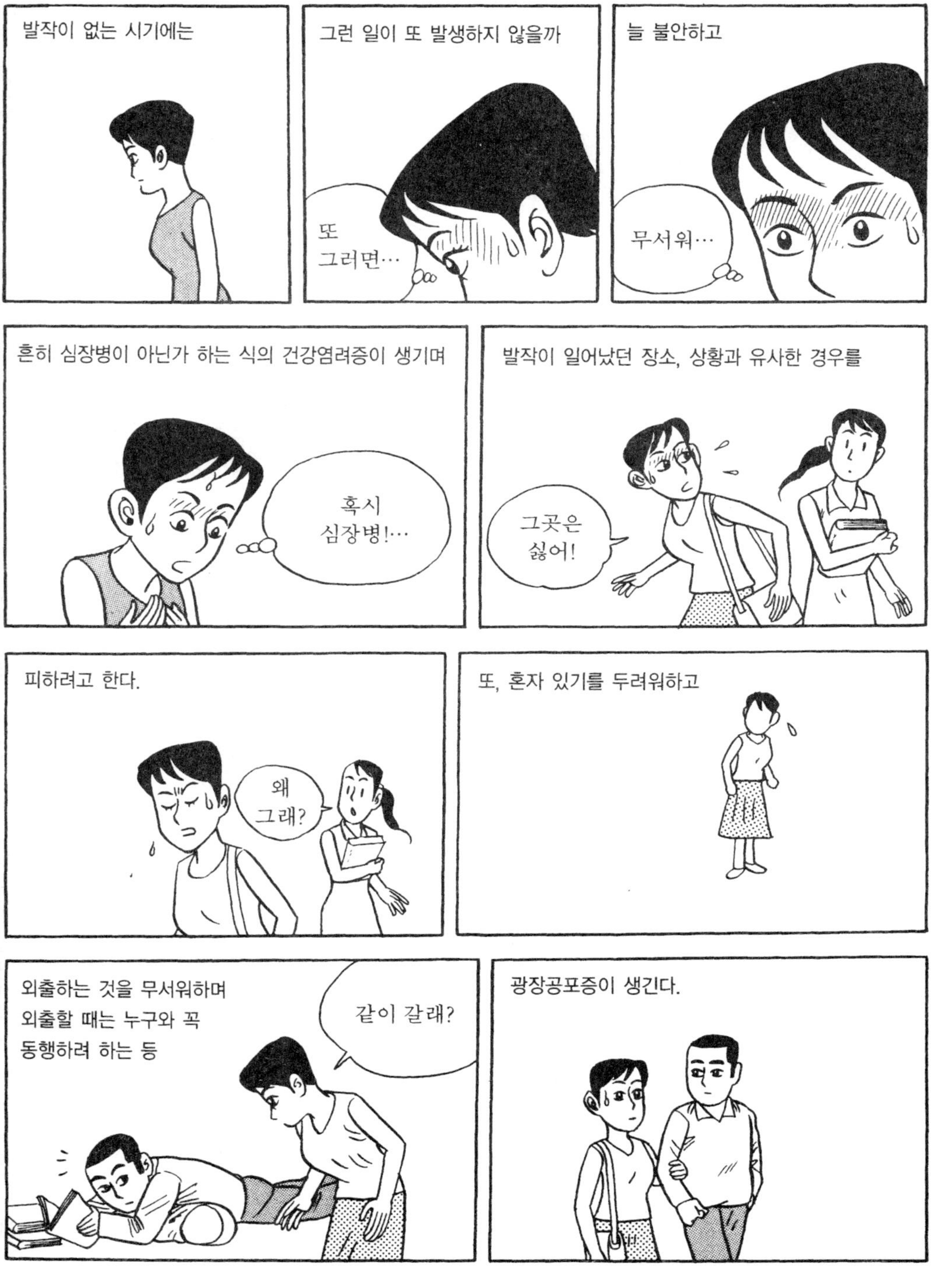
발작이 없는 시기에는
그런 일이 또 발생하지 않을까
또 그러면…
늘 불안하고
무서워…
흔히 심장병이 아닌가 하는 식의 건강염려증이 생기며
혹시 심장병!…
발작이 일어났던 장소, 상황과 유사한 경우를
그곳은 싫어!
피하려고 한다.
왜 그래?
또, 혼자 있기를 두려워하고
외출하는 것을 무서워하며 외출할 때는 누구와 꼭 동행하려 하는 등
같이 갈래?
광장공포증이 생긴다.

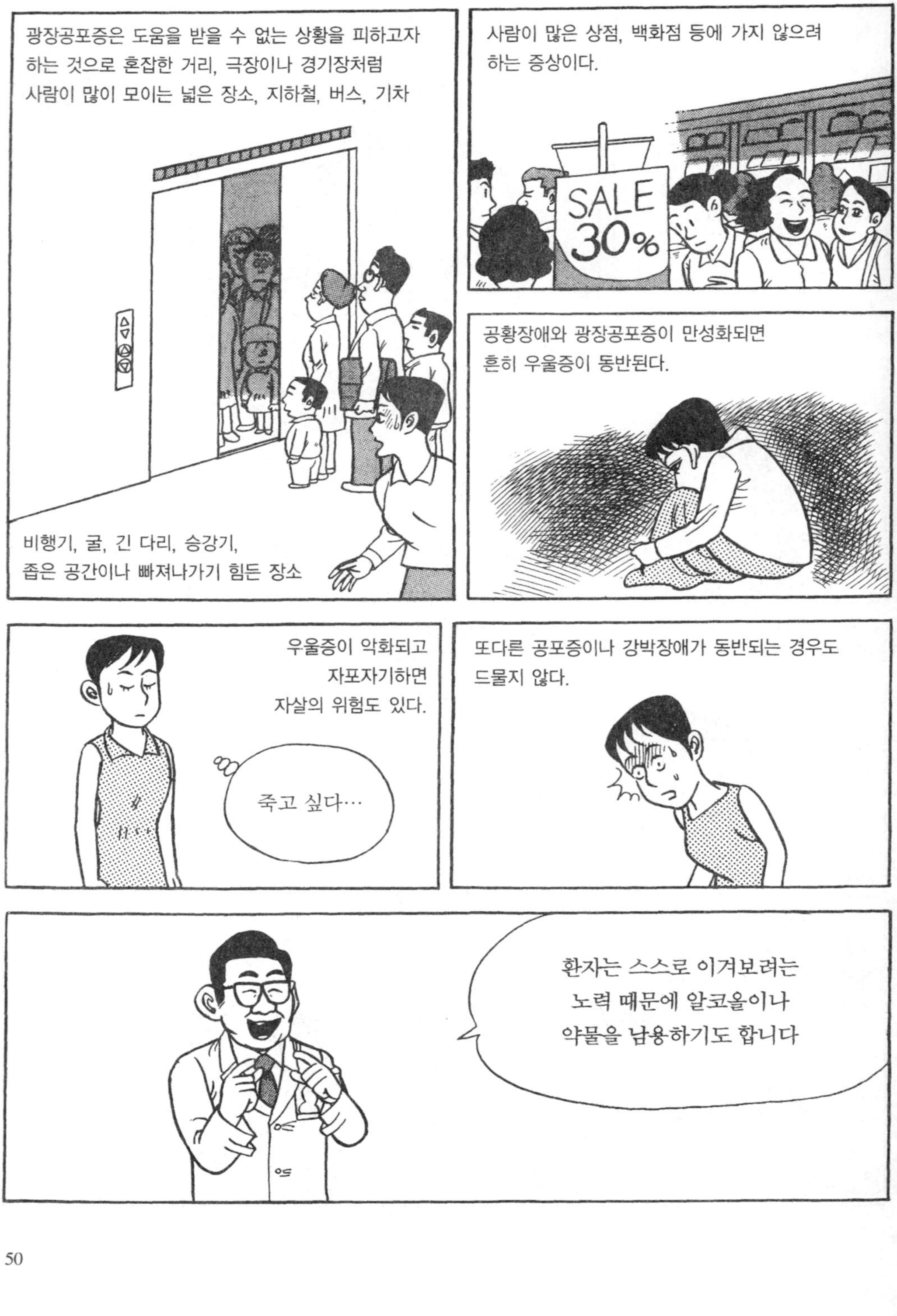
광장공포증은 도움을 받을 수 없는 상황을 피하고자 하는 것으로 혼잡한 거리, 극장이나 경기장처럼 사람이 많이 모이는 넓은 장소, 지하철, 버스, 기차
비행기, 굴, 긴 다리, 승강기, 좁은 공간이나 빠져나가기 힘든 장소
사람이 많은 상점, 백화점 등에 가지 않으려 하는 증상이다.
SALE 30%
공황장애와 광장공포증이 만성화되면 흔히 우울증이 동반된다.
우울증이 악화되고 자포자기하면 자살의 위험도 있다.
죽고 싶다…
또다른 공포증이나 강박장애가 동반되는 경우도 드물지 않다.
환자는 스스로 이겨보려는 노력 때문에 알코올이나 약물을 남용하기도 합니다

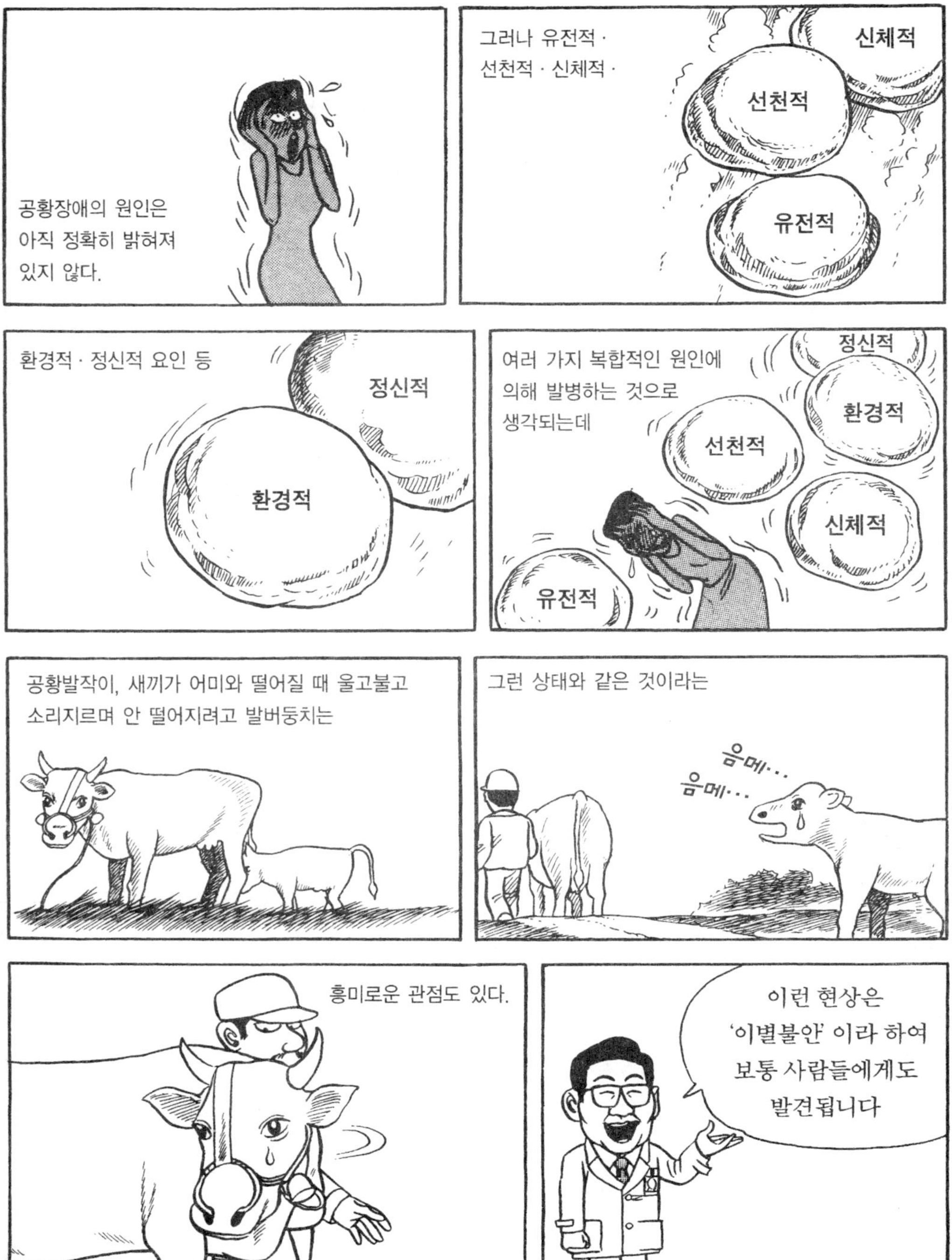
공황장애의 원인은
아직 정확히 밝혀져
있지 않다.
그러나 유전적 ·
선천적 · 신체적 ·
신체적
선천적
유전적
환경적 · 정신적 요인 등
정신적
환경적
여러 가지 복합적인 원인에
의해 발병하는 것으로
생각되는데
정신적
환경적
선천적
신체적
유전적
공황발작이, 새끼가 어미와 떨어질 때 울고불고
소리지르며 안 떨어지려고 발버둥치는
그런 상태와 같은 것이라는
음메…
음메…
흥미로운 관점도 있다.
이런 현상은
'이별불안' 이라 하여
보통 사람들에게도
발견됩니다

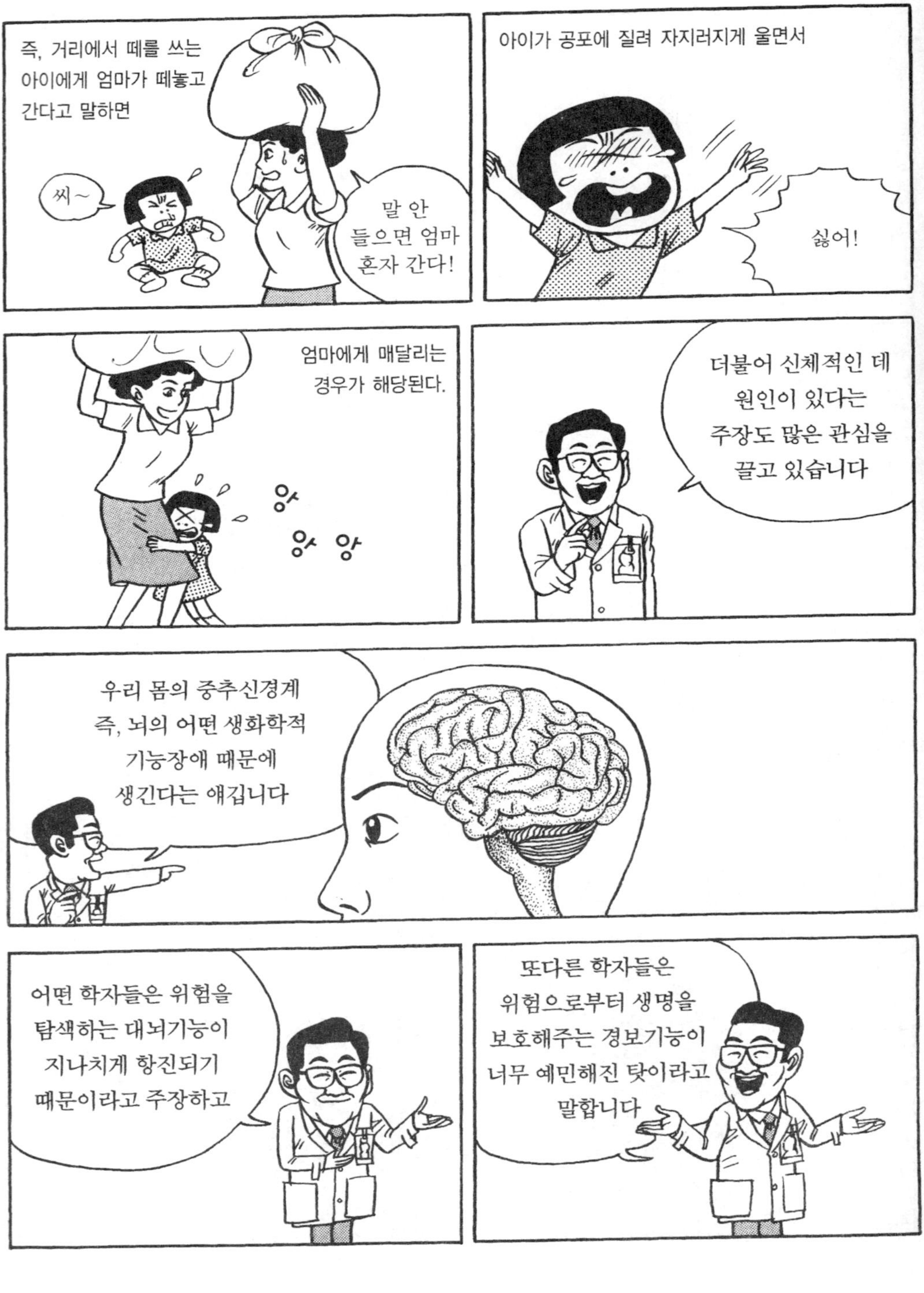

즉, 거리에서 떼를 쓰는 아이에게 엄마가 떼놓고 간다고 말하면
씨~
말 안 들으면 엄마 혼자 간다!
아이가 공포에 질려 자지러지게 울면서
싫어!
엄마에게 매달리는 경우가 해당된다.
앙 앙 앙
더불어 신체적인 데 원인이 있다는 주장도 많은 관심을 끌고 있습니다
우리 몸의 중추신경계 즉, 뇌의 어떤 생화학적 기능장애 때문에 생긴다는 얘깁니다
어떤 학자들은 위험을 탐색하는 대뇌기능이 지나치게 항진되기 때문이라고 주장하고
또다른 학자들은 위험으로부터 생명을 보호해주는 경보기능이 너무 예민해진 탓이라고 말합니다

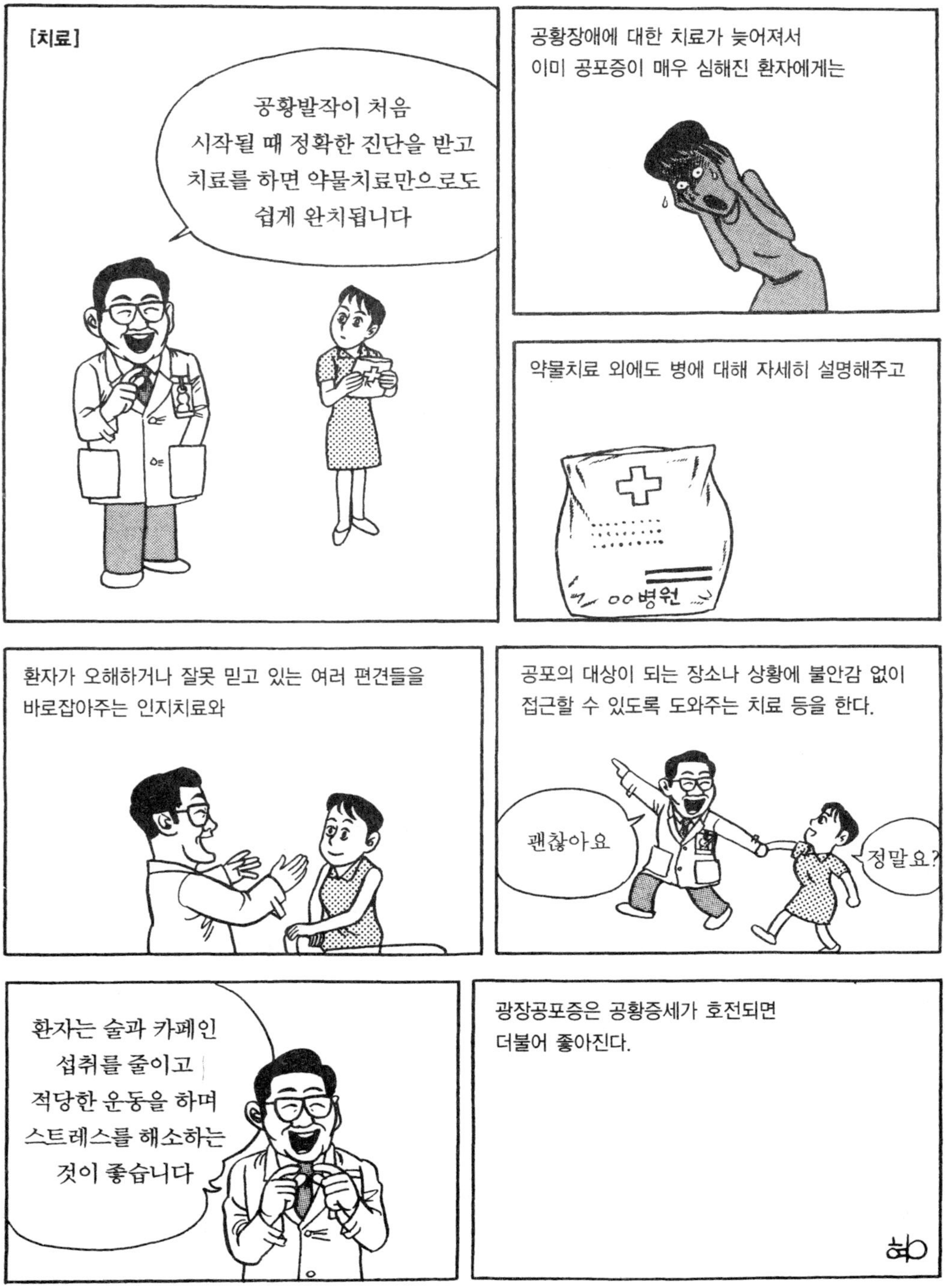
[치료]
공황발작이 처음 시작될 때 정확한 진단을 받고 치료를 하면 약물치료만으로도 쉽게 완치됩니다
공황장애에 대한 치료가 늦어져서 이미 공포증이 매우 심해진 환자에게는
약물치료 외에도 병에 대해 자세히 설명해주고
○○병원
환자가 오해하거나 잘못 믿고 있는 여러 편견들을 바로잡아주는 인지치료와
공포의 대상이 되는 장소나 상황에 불안감 없이 접근할 수 있도록 도와주는 치료 등을 한다.
괜찮아요
정말요?
환자는 술과 카페인 섭취를 줄이고 적당한 운동을 하며 스트레스를 해소하는 것이 좋습니다
광장공포증은 공황증세가 호전되면 더불어 좋아진다.

8. 대인공포증

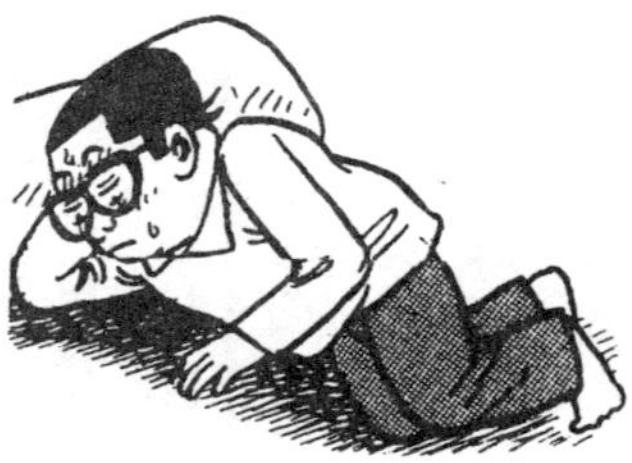

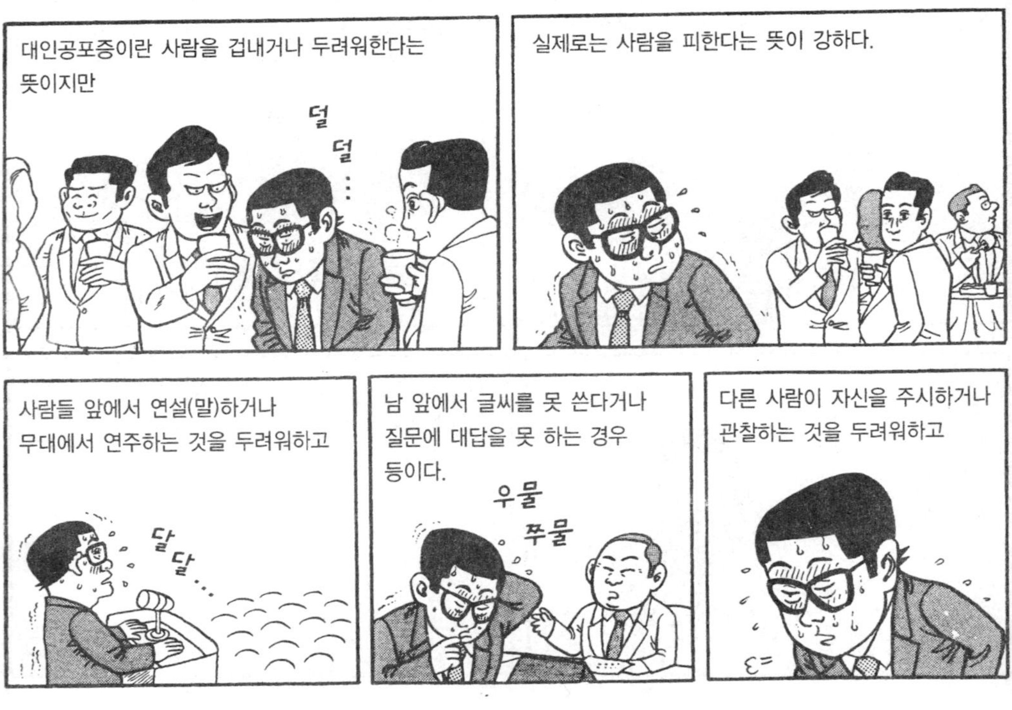
대인공포증이란 사람을 겁내거나 두려워한다는 뜻이지만
덜 덜…
실제로는 사람을 피한다는 뜻이 강하다.
사람들 앞에서 연설(말)하거나 무대에서 연주하는 것을 두려워하고
달 달…
남 앞에서 글씨를 못 쓴다거나 질문에 대답을 못 하는 경우 등이다.
우물 쭈물
다른 사람이 자신을 주시하거나 관찰하는 것을 두려워하고

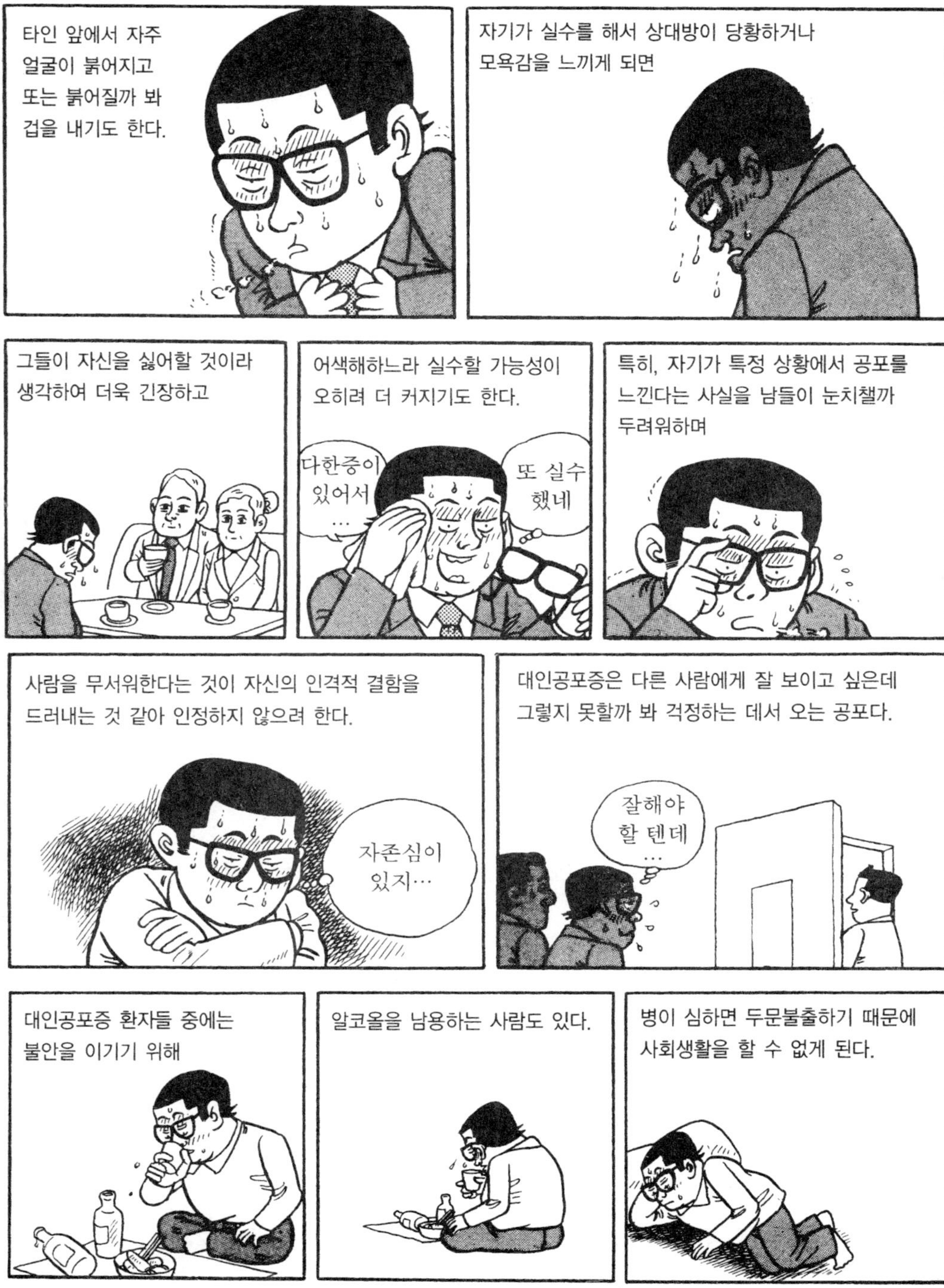
타인 앞에서 자주 얼굴이 붉어지고 또는 붉어질까 봐 겁을 내기도 한다.
자기가 실수를 해서 상대방이 당황하거나 모욕감을 느끼게 되면
그들이 자신을 싫어할 것이라 생각하여 더욱 긴장하고
어색해하느라 실수할 가능성이 오히려 더 커지기도 한다.
다한증이 있어서 …
또 실수 했네
특히, 자기가 특정 상황에서 공포를 느낀다는 사실을 남들이 눈치챌까 두려워하며
사람을 무서워한다는 것이 자신의 인격적 결함을 드러내는 것 같아 인정하지 않으려 한다.
자존심이 있지…
대인공포증은 다른 사람에게 잘 보이고 싶은데 그렇지 못할까 봐 걱정하는 데서 오는 공포다.
잘해야 할 텐데 …
대인공포증 환자들 중에는 불안을 이기기 위해
알코올을 남용하는 사람도 있다.
병이 심하면 두문불출하기 때문에 사회생활을 할 수 없게 된다.

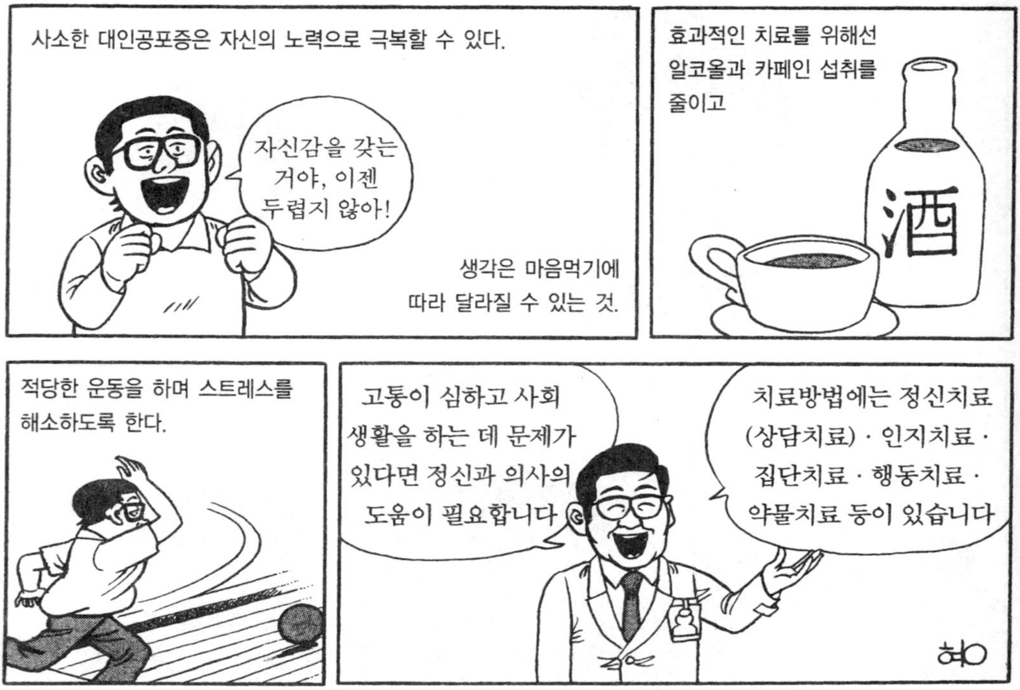
사소한 대인공포증은 자신의 노력으로 극복할 수 있다.
자신감을 갖는 거야, 이젠 두렵지 않아!
생각은 마음먹기에 따라 달라질 수 있는 것.
효과적인 치료를 위해선 알코올과 카페인 섭취를 줄이고
酒
적당한 운동을 하며 스트레스를 해소하도록 한다.
고통이 심하고 사회 생활을 하는 데 문제가 있다면 정신과 의사의 도움이 필요합니다
치료방법에는 정신치료(상담치료)·인지치료·집단치료·행동치료·약물치료 등이 있습니다

9. 성공공포증

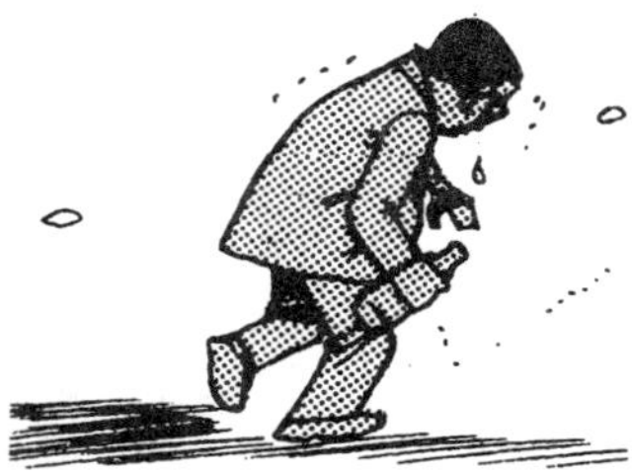

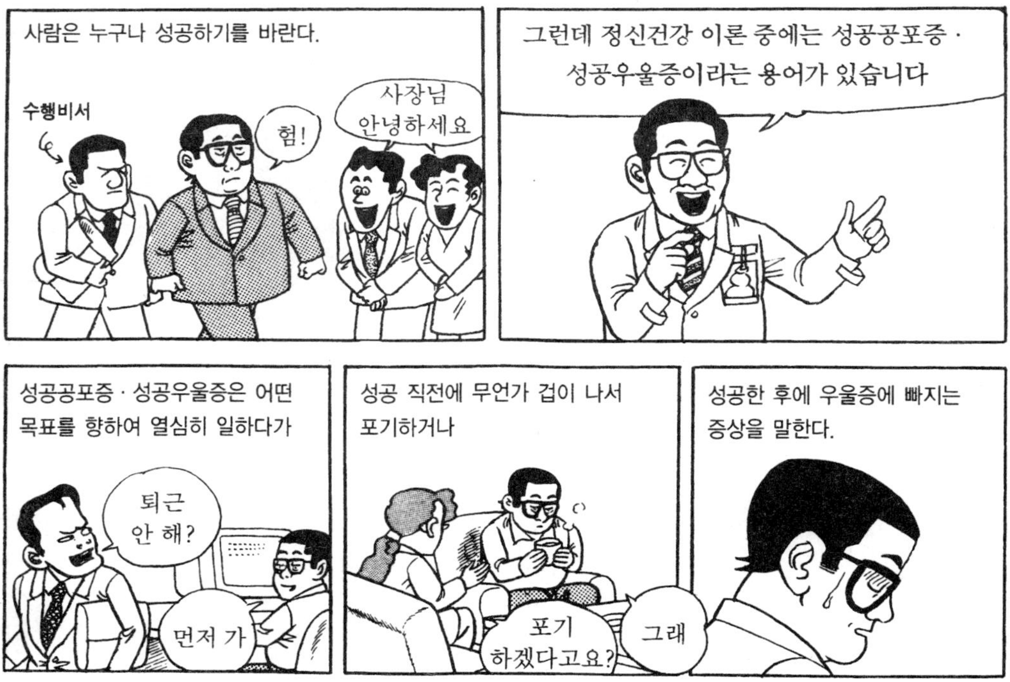
사람은 누구나 성공하기를 바란다.
수행비서
험!
사장님 안녕하세요
그런데 정신건강 이론 중에는 성공공포증 · 성공우울증이라는 용어가 있습니다
성공공포증 · 성공우울증은 어떤 목표를 향하여 열심히 일하다가
퇴근 안 해?
먼저 가
성공 직전에 무언가 겁이 나서 포기하거나
포기 하겠다고요?
그래
성공한 후에 우울증에 빠지는 증상을 말한다.

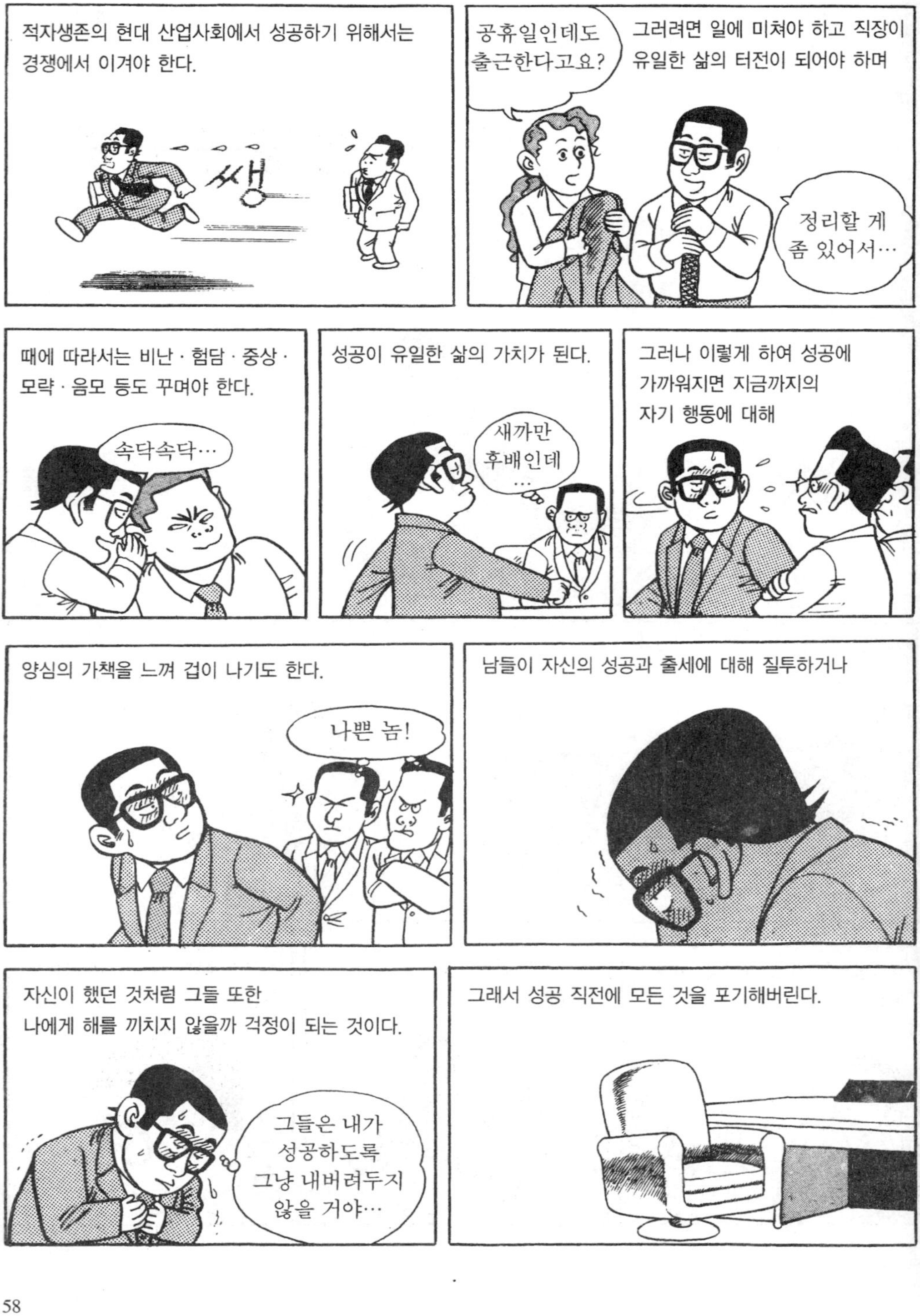
적자생존의 현대 산업사회에서 성공하기 위해서는 경쟁에서 이겨야 한다.
쌩
공휴일인데도 출근한다고요?
그러려면 일에 미쳐야 하고 직장이 유일한 삶의 터전이 되어야 하며
정리할 게 좀 있어서…
때에 따라서는 비난 · 험담 · 중상 · 모략 · 음모 등도 꾸며야 한다.
속닥속닥…
성공이 유일한 삶의 가치가 된다.
새까만 후배인데…
그러나 이렇게 하여 성공에 가까워지면 지금까지의 자기 행동에 대해
양심의 가책을 느껴 겁이 나기도 한다.
나쁜 놈!
남들이 자신의 성공과 출세에 대해 질투하거나
자신이 했던 것처럼 그들 또한 나에게 해를 끼치지 않을까 걱정이 되는 것이다.
그들은 내가 성공하도록 그냥 내버려두지 않을 거야…
그래서 성공 직전에 모든 것을 포기해버린다.

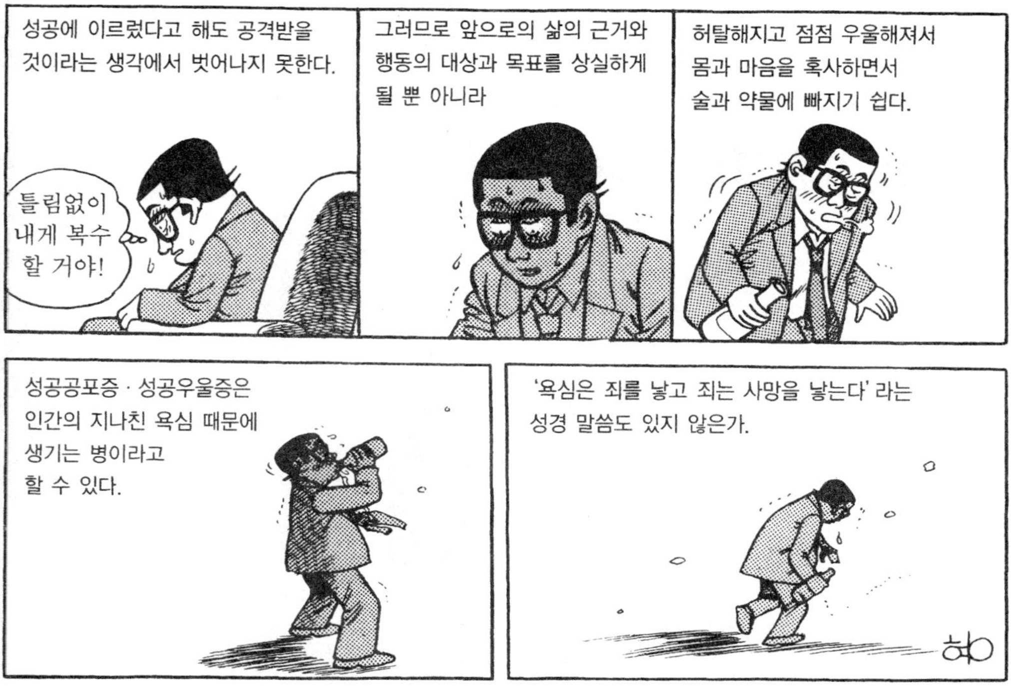
성공에 이르렀다고 해도 공격받을 것이라는 생각에서 벗어나지 못한다.
틀림없이 내게 복수할 거야!
그러므로 앞으로의 삶의 근거와 행동의 대상과 목표를 상실하게 될 뿐 아니라
허탈해지고 점점 우울해져서 몸과 마음을 혹사하면서 술과 약물에 빠지기 쉽다.
성공공포증 · 성공우울증은 인간의 지나친 욕심 때문에 생기는 병이라고 할 수 있다.
'욕심은 죄를 낳고 죄는 사망을 낳는다' 라는 성경 말씀도 있지 않은가.

10. 강박장애

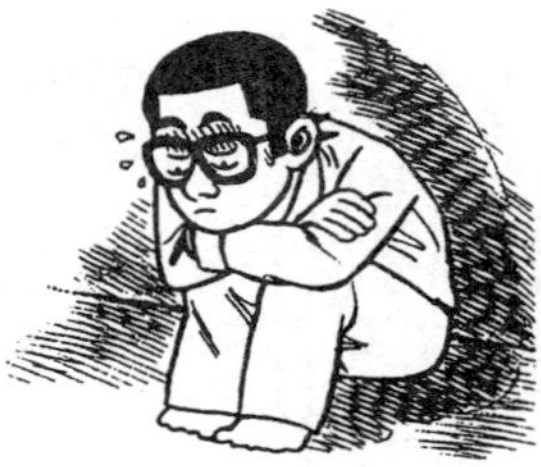

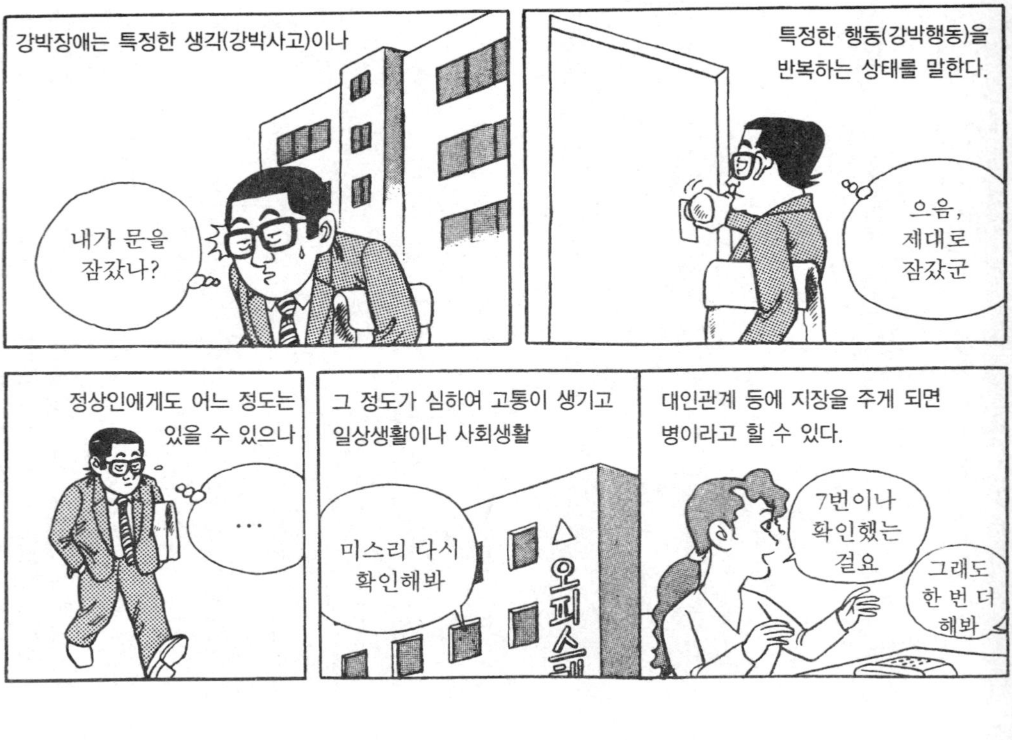
강박장애는 특정한 생각(강박사고)이나
내가 문을 잠갔나?
특정한 행동(강박행동)을 반복하는 상태를 말한다.
으음, 제대로 잠갔군
정상인에게도 어느 정도는 있을 수 있으나
...
그 정도가 심하여 고통이 생기고 일상생활이나 사회생활
미스리 다시 확인해봐
대인관계 등에 지장을 주게 되면 병이라고 할 수 있다.
7번이나 확인했는걸요
그래도 한 번 더 해봐

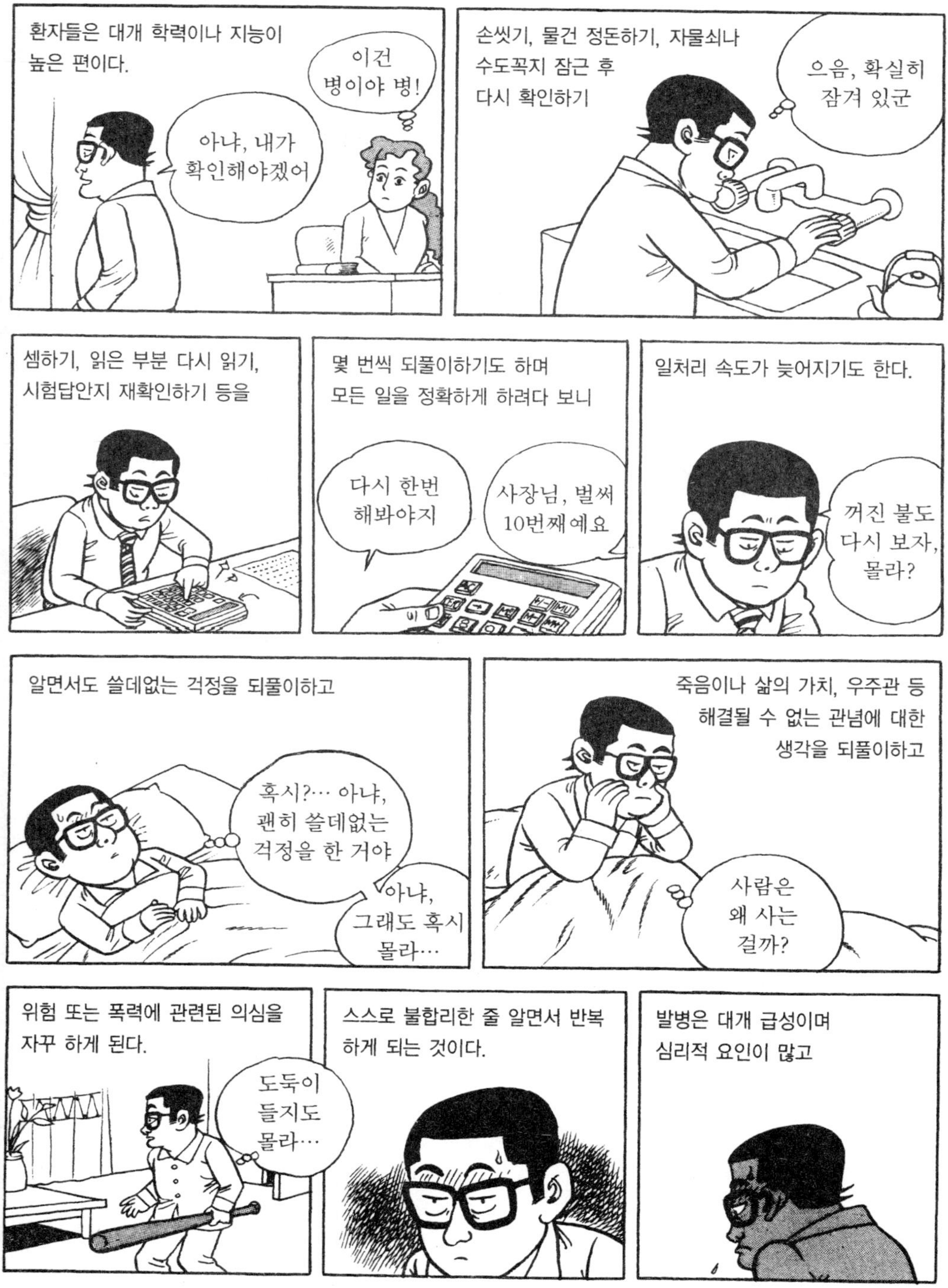
환자들은 대개 학력이나 지능이
높은 편이다.
이건
병이야 병!
아냐, 내가
확인해야겠어
손씻기, 물건 정돈하기, 자물쇠나
수도꼭지 잠근 후
다시 확인하기
으음, 확실히
잠겨 있군
셈하기, 읽은 부분 다시 읽기,
시험답안지 재확인하기 등을
몇 번씩 되풀이하기도 하며
모든 일을 정확하게 하려다 보니
다시 한번
해봐야지
사장님, 벌써
10번째예요
일처리 속도가 늦어지기도 한다.
꺼진 불도
다시 보자,
몰라?
알면서도 쓸데없는 걱정을 되풀이하고
혹시?… 아냐,
괜히 쓸데없는
걱정을 한 거야
아냐,
그래도 혹시
몰라…
죽음이나 삶의 가치, 우주관 등
해결될 수 없는 관념에 대한
생각을 되풀이하고
사람은
왜 사는
걸까?
위험 또는 폭력에 관련된 의심을
자꾸 하게 된다.
도둑이
들지도
몰라…
스스로 불합리한 줄 알면서 반복
하게 되는 것이다.
발병은 대개 급성이며
심리적 요인이 많고

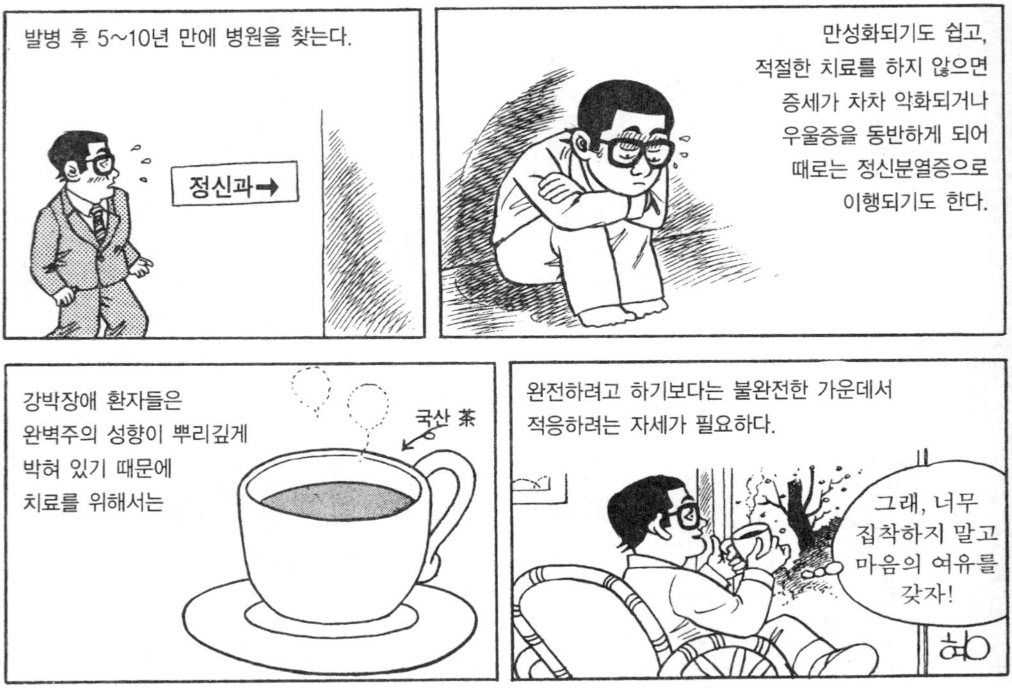
발병 후 5~10년 만에 병원을 찾는다.
정신과→
만성화되기도 쉽고,
적절한 치료를 하지 않으면
증세가 차차 악화되거나
우울증을 동반하게 되어
때로는 정신분열증으로
이행되기도 한다.
강박장애 환자들은
완벽주의 성향이 뿌리깊게
박혀 있기 때문에
치료를 위해서는
국산 茶
완전하려고 하기보다는 불완전한 가운데서
적응하려는 자세가 필요하다.
그래, 너무
집착하지 말고
마음의 여유를
갖자!

11. 해리성 기억상실

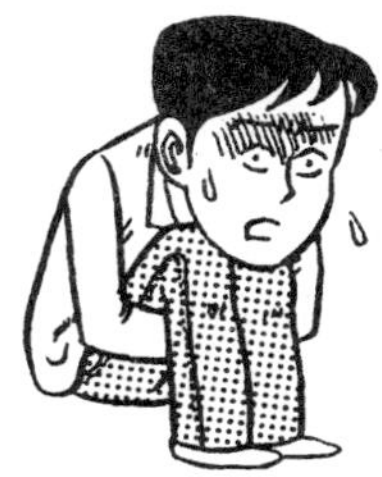

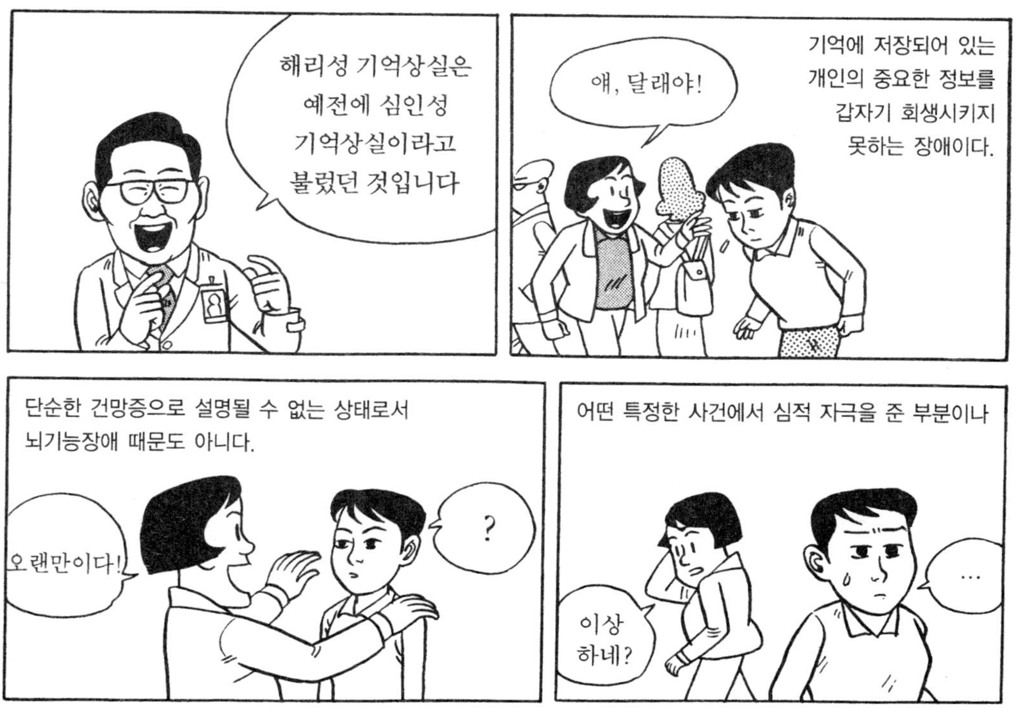
해리성 기억상실은 예전에 심인성 기억상실이라고 불렸던 것입니다
기억에 저장되어 있는 개인의 중요한 정보를 갑자기 회생시키지 못하는 장애이다.
얘, 달래야!
단순한 건망증으로 설명될 수 없는 상태로서 뇌기능장애 때문도 아니다.
오랜만이다!
?
어떤 특정한 사건에서 심적 자극을 준 부분이나
이상 하네?
…

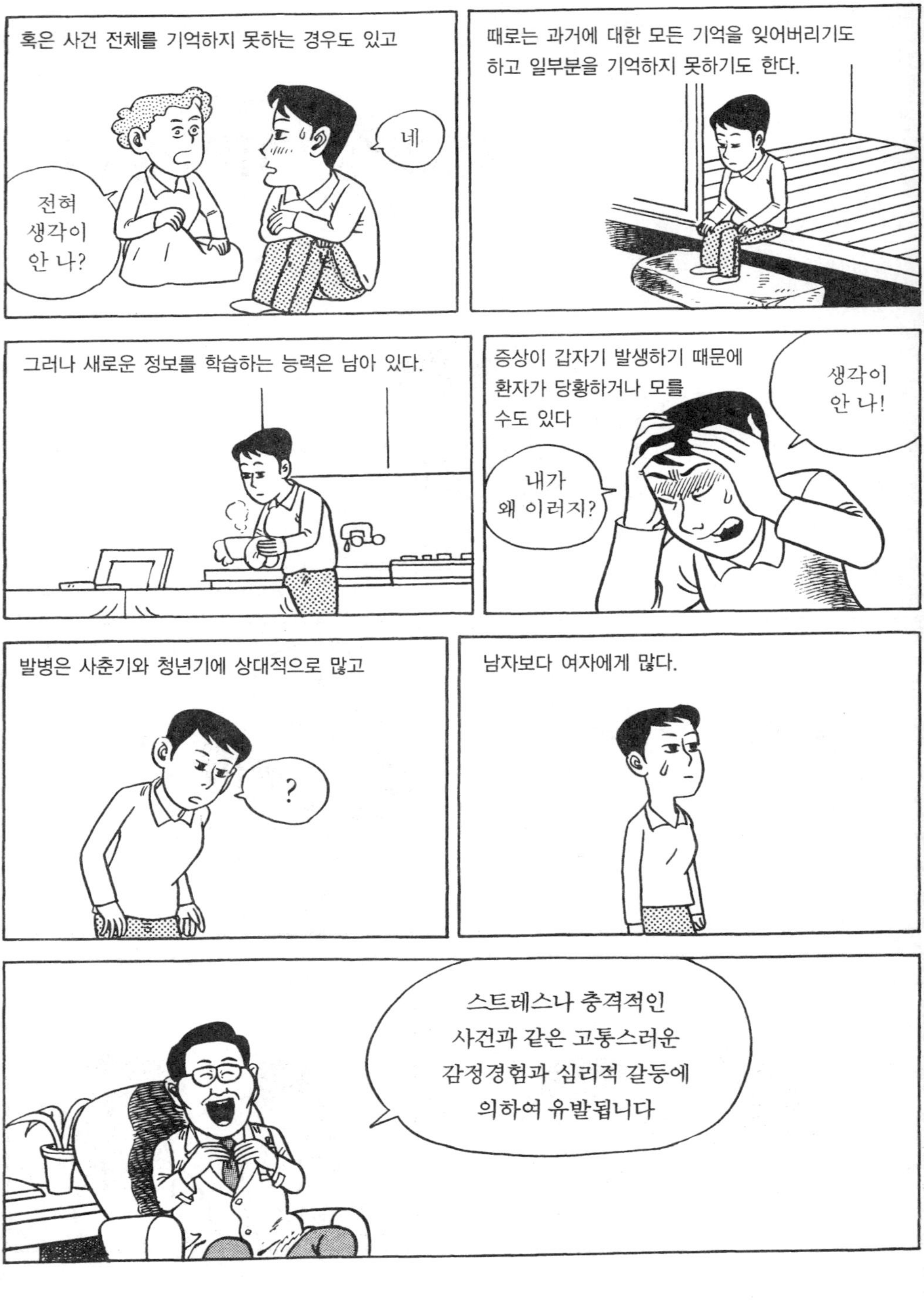
혹은 사건 전체를 기억하지 못하는 경우도 있고
전혀 생각이 안 나?
네
때로는 과거에 대한 모든 기억을 잊어버리기도 하고 일부분을 기억하지 못하기도 한다.
그러나 새로운 정보를 학습하는 능력은 남아 있다.
증상이 갑자기 발생하기 때문에 환자가 당황하거나 모를 수도 있다
생각이 안 나!
내가 왜 이러지?
발병은 사춘기와 청년기에 상대적으로 많고
?
남자보다 여자에게 많다.
스트레스나 충격적인 사건과 같은 고통스러운 감정경험과 심리적 갈등에 의하여 유발됩니다

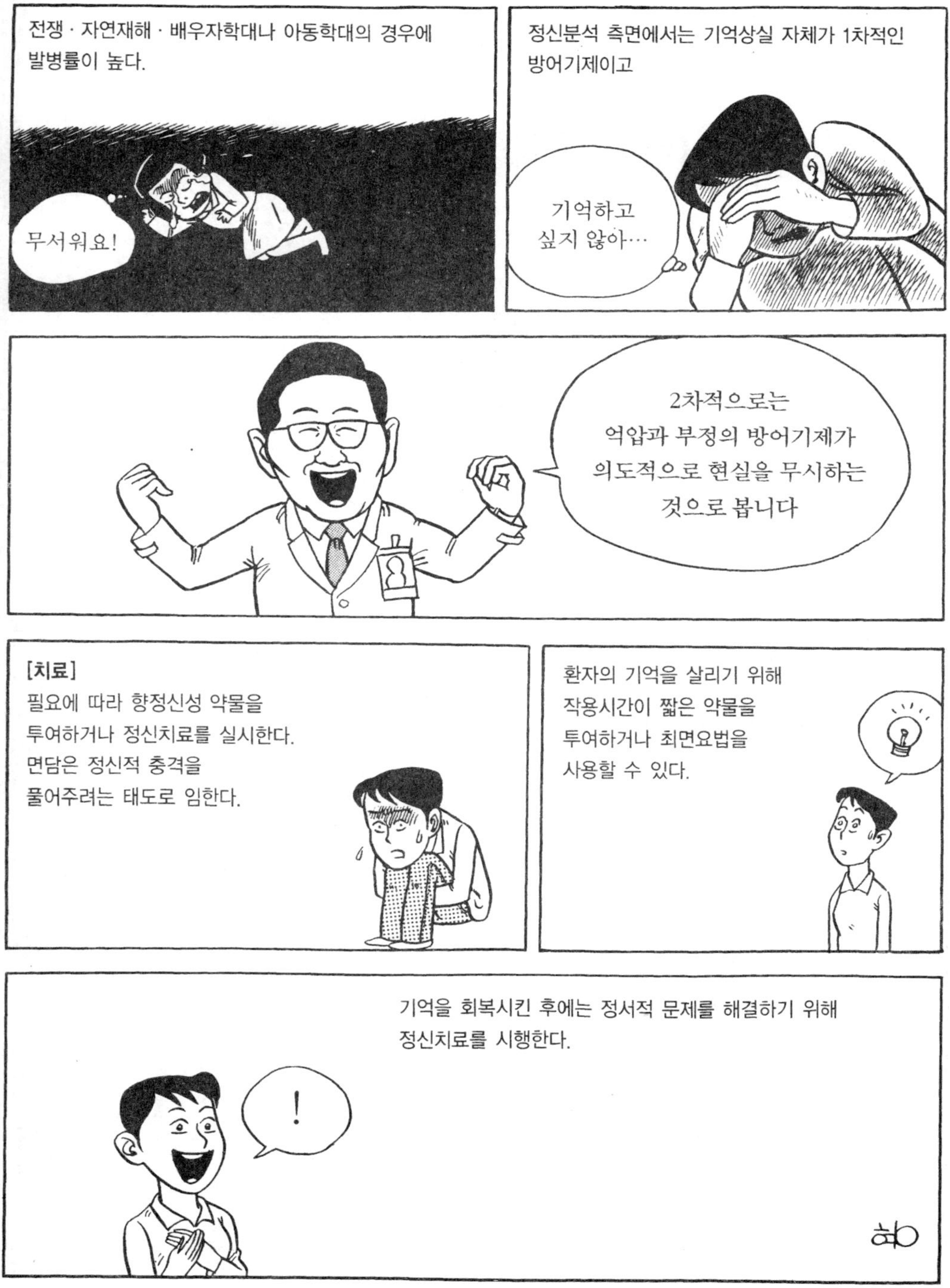
전쟁 · 자연재해 · 배우자학대나 아동학대의 경우에 발병률이 높다.
무서워요!
정신분석 측면에서는 기억상실 자체가 1차적인 방어기제이고
기억하고 싶지 않아…
2차적으로는 억압과 부정의 방어기제가 의도적으로 현실을 무시하는 것으로 봅니다
[치료]
필요에 따라 향정신성 약물을 투여하거나 정신치료를 실시한다. 면담은 정신적 충격을 풀어주려는 태도로 임한다.
환자의 기억을 살리기 위해 작용시간이 짧은 약물을 투여하거나 최면요법을 사용할 수 있다.
기억을 회복시킨 후에는 정서적 문제를 해결하기 위해 정신치료를 시행한다.
!

12. 해리성 둔주

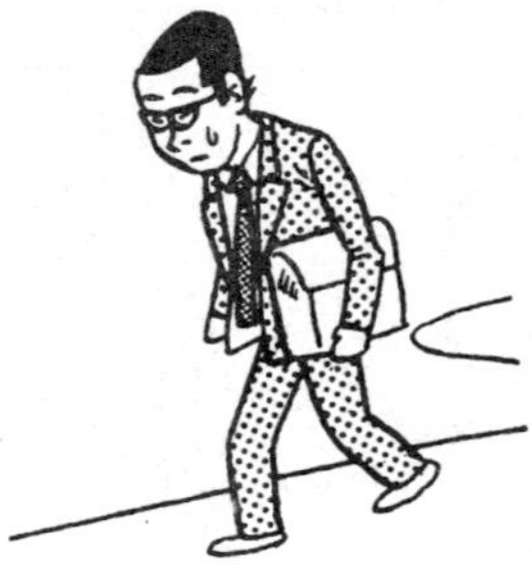

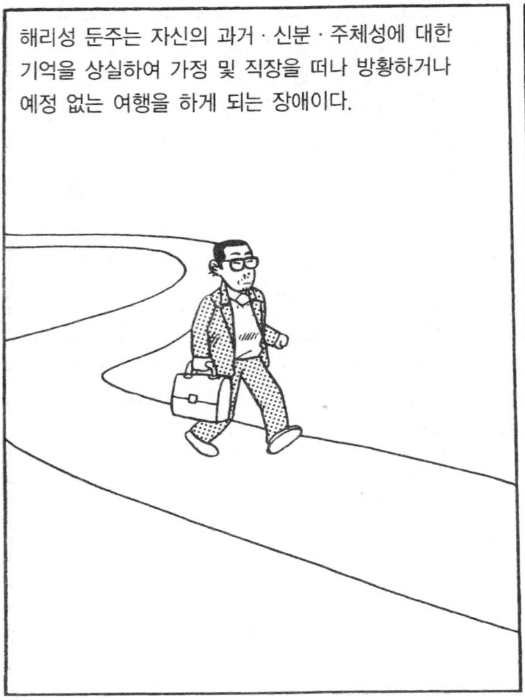
해리성 둔주는 자신의 과거 · 신분 · 주체성에 대한 기억을 상실하여 가정 및 직장을 떠나 방황하거나 예정 없는 여행을 하게 되는 장애이다.

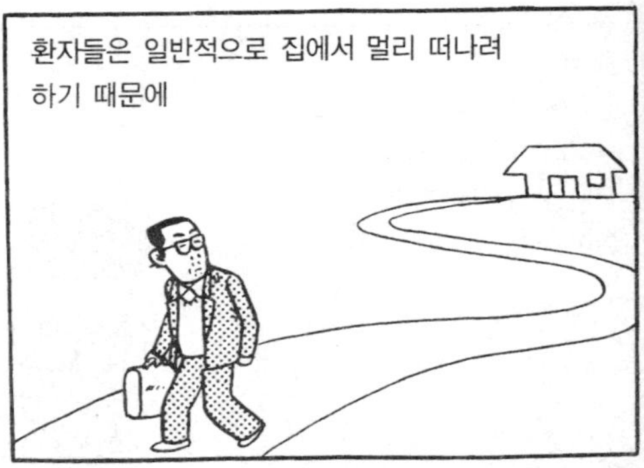
환자들은 일반적으로 집에서 멀리 떠나려 하기 때문에

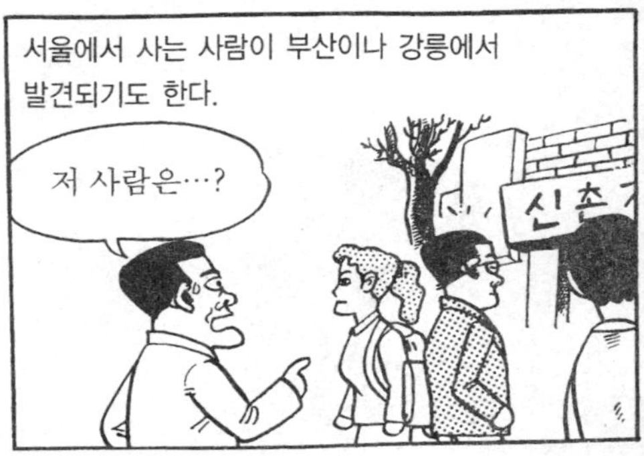
서울에서 사는 사람이 부산이나 강릉에서 발견되기도 한다.
저 사람은…?
신촌

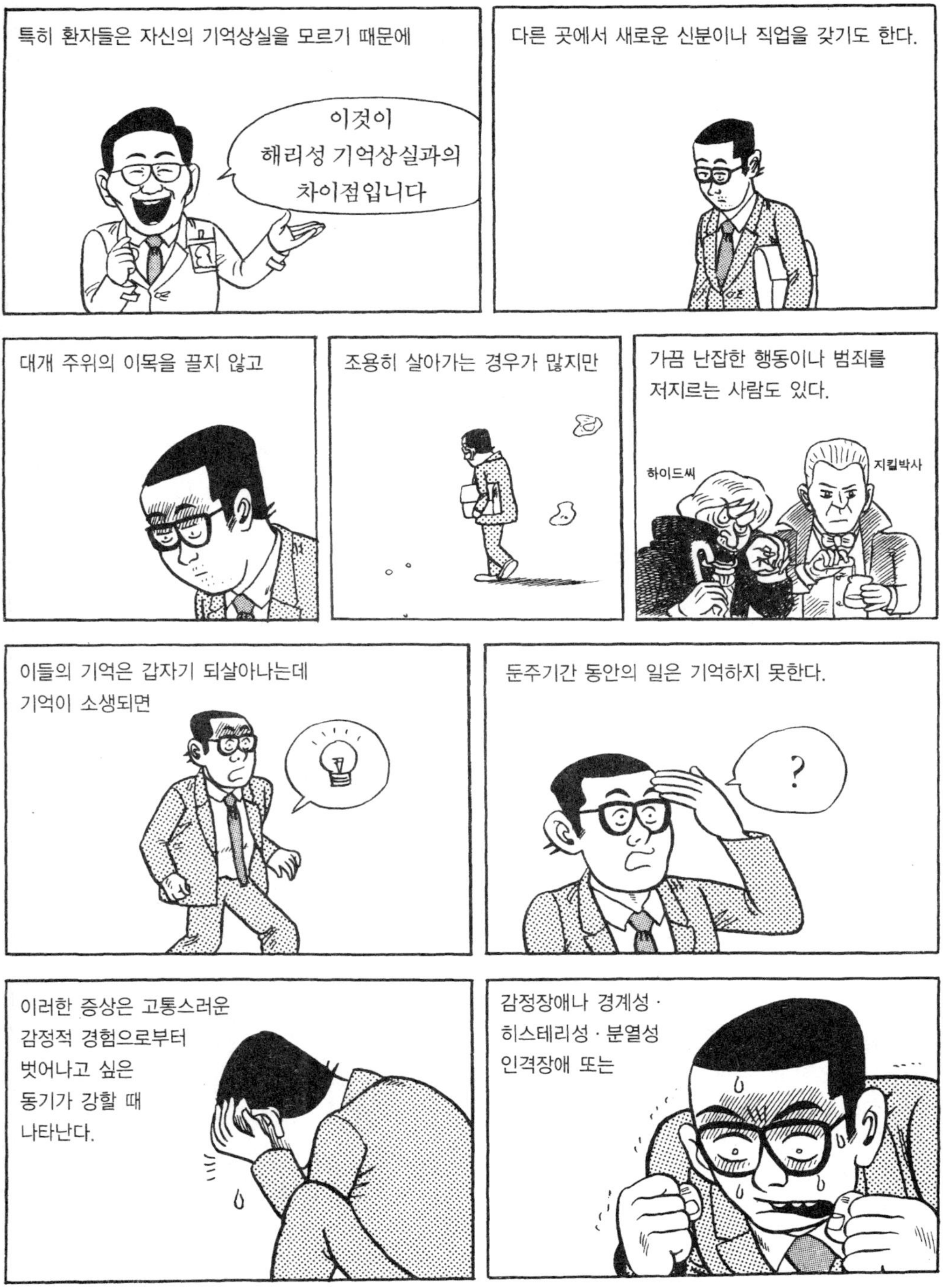
특히 환자들은 자신의 기억상실을 모르기 때문에
이것이 해리성 기억상실과의 차이점입니다
다른 곳에서 새로운 신분이나 직업을 갖기도 한다.
대개 주위의 이목을 끌지 않고
조용히 살아가는 경우가 많지만
가끔 난잡한 행동이나 범죄를 저지르는 사람도 있다.
하이드씨
지킬박사
이들의 기억은 갑자기 되살아나는데 기억이 소생되면
둔주기간 동안의 일은 기억하지 못한다.
?
이러한 증상은 고통스러운 감정적 경험으로부터 벗어나고 싶은 동기가 강할 때 나타난다.
감정장애나 경계성 · 히스테리성 · 분열성 인격장애 또는

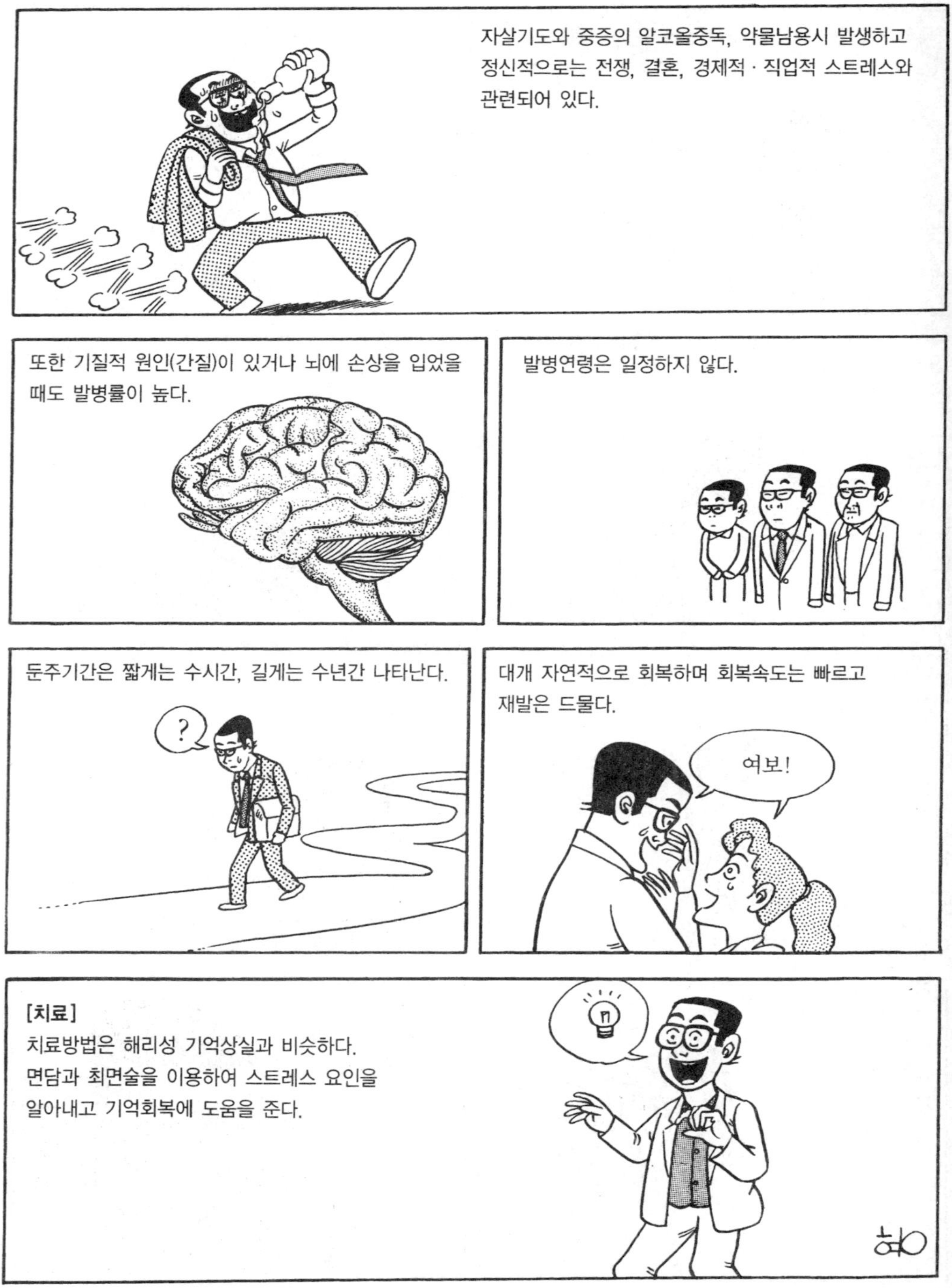
자살기도와 중증의 알코올중독, 약물남용시 발생하고 정신적으로는 전쟁, 결혼, 경제적 · 직업적 스트레스와 관련되어 있다.
또한 기질적 원인(간질)이 있거나 뇌에 손상을 입었을 때도 발병률이 높다.
발병연령은 일정하지 않다.
둔주기간은 짧게는 수시간, 길게는 수년간 나타난다.
?
대개 자연적으로 회복하며 회복속도는 빠르고 재발은 드물다.
여보!
[치료]
치료방법은 해리성 기억상실과 비슷하다.
면담과 최면술을 이용하여 스트레스 요인을 알아내고 기억회복에 도움을 준다.

13. 해리성 정체성장애

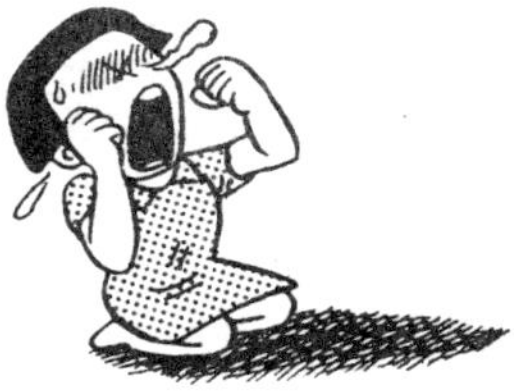

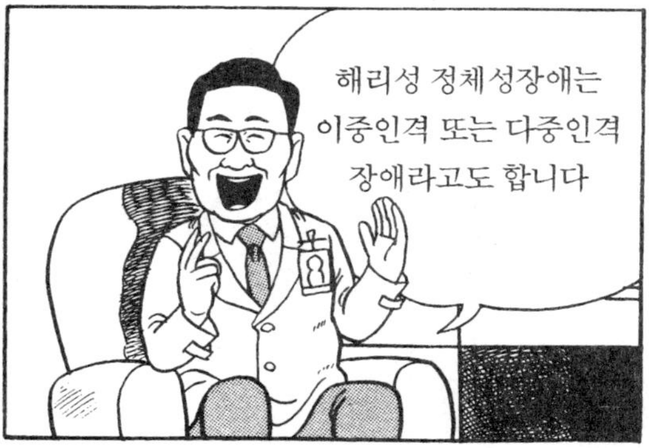
해리성 정체성장애는
이중인격 또는 다중인격
장애라고도 합니다

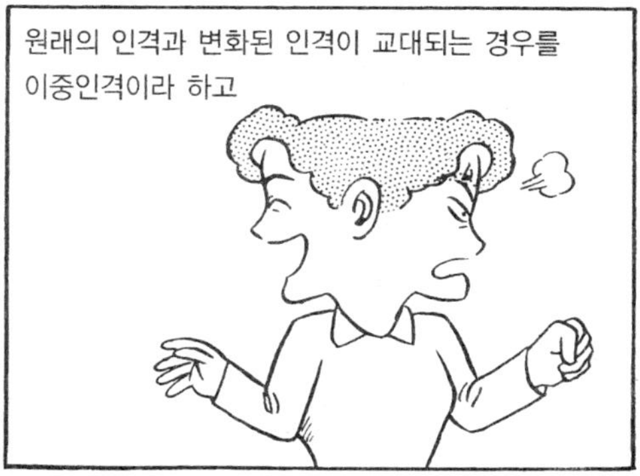
원래의 인격과 변화된 인격이 교대되는 경우를
이중인격이라 하고

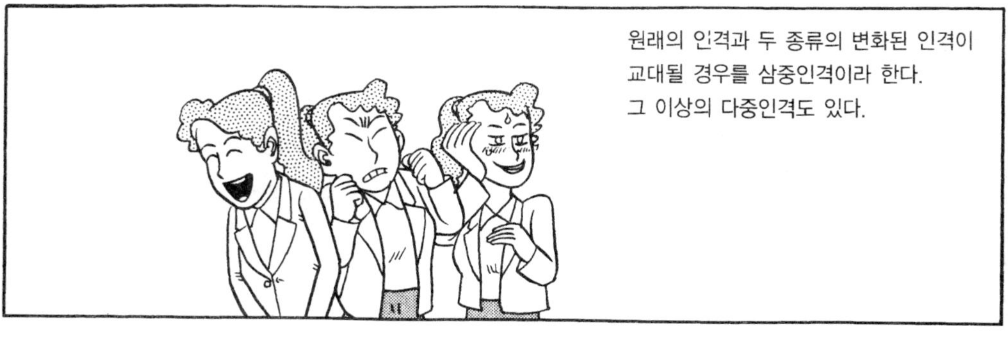
원래의 인격과 두 종류의 변화된 인격이
교대될 경우를 삼중인격이라 한다.
그 이상의 다중인격도 있다.

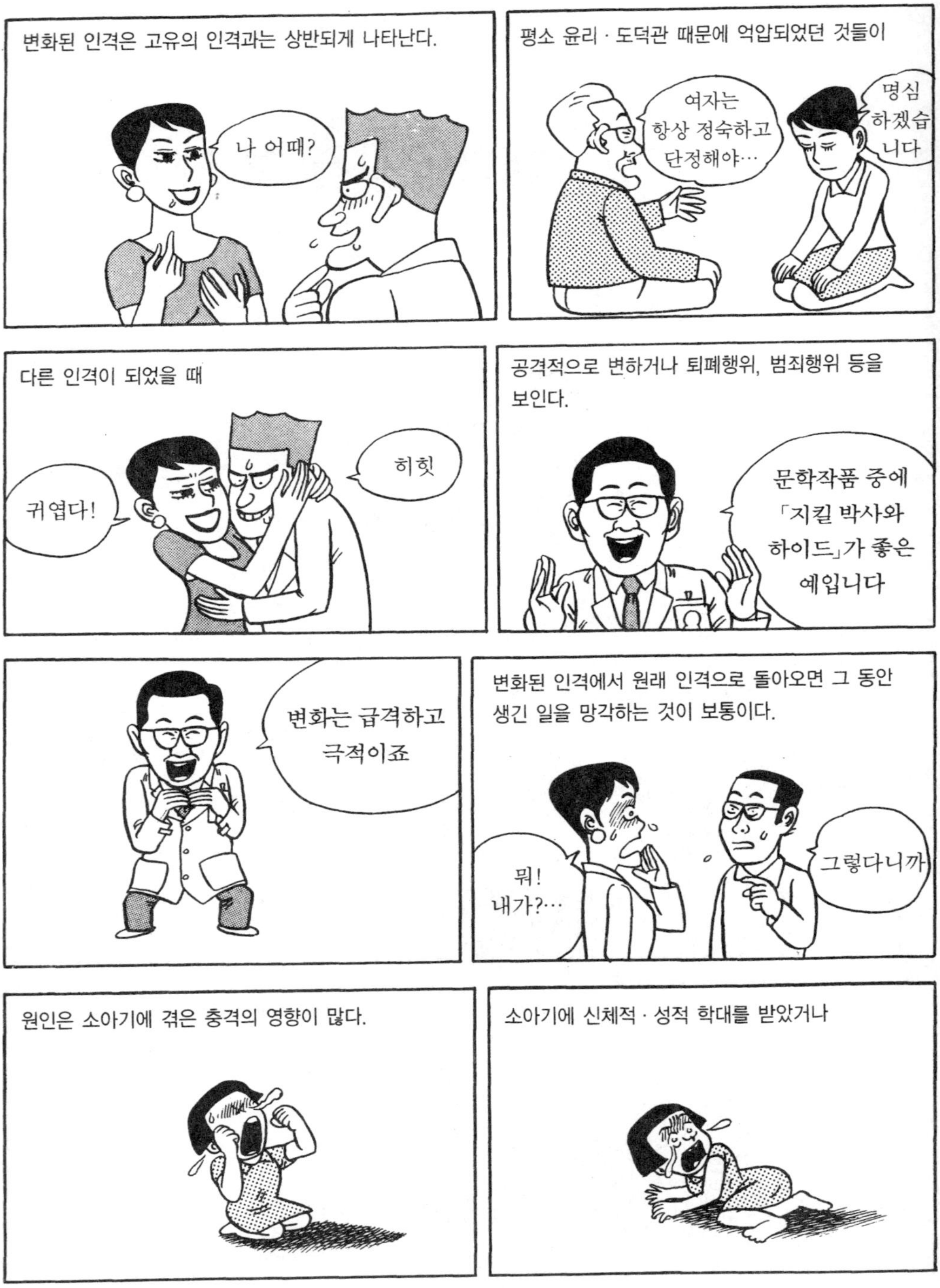
변화된 인격은 고유의 인격과는 상반되게 나타난다.
나 어때?
평소 윤리 · 도덕관 때문에 억압되었던 것들이
여자는 항상 정숙하고 단정해야…
명심하겠습니다
다른 인격이 되었을 때
귀엽다!
히힛
공격적으로 변하거나 퇴폐행위, 범죄행위 등을 보인다.
문학작품 중에 「지킬 박사와 하이드」가 좋은 예입니다
변화는 급격하고 극적이죠
변화된 인격에서 원래 인격으로 돌아오면 그 동안 생긴 일을 망각하는 것이 보통이다.
뭐! 내가?…
그렇다니까
원인은 소아기에 겪은 충격의 영향이 많다.
소아기에 신체적 · 성적 학대를 받았거나

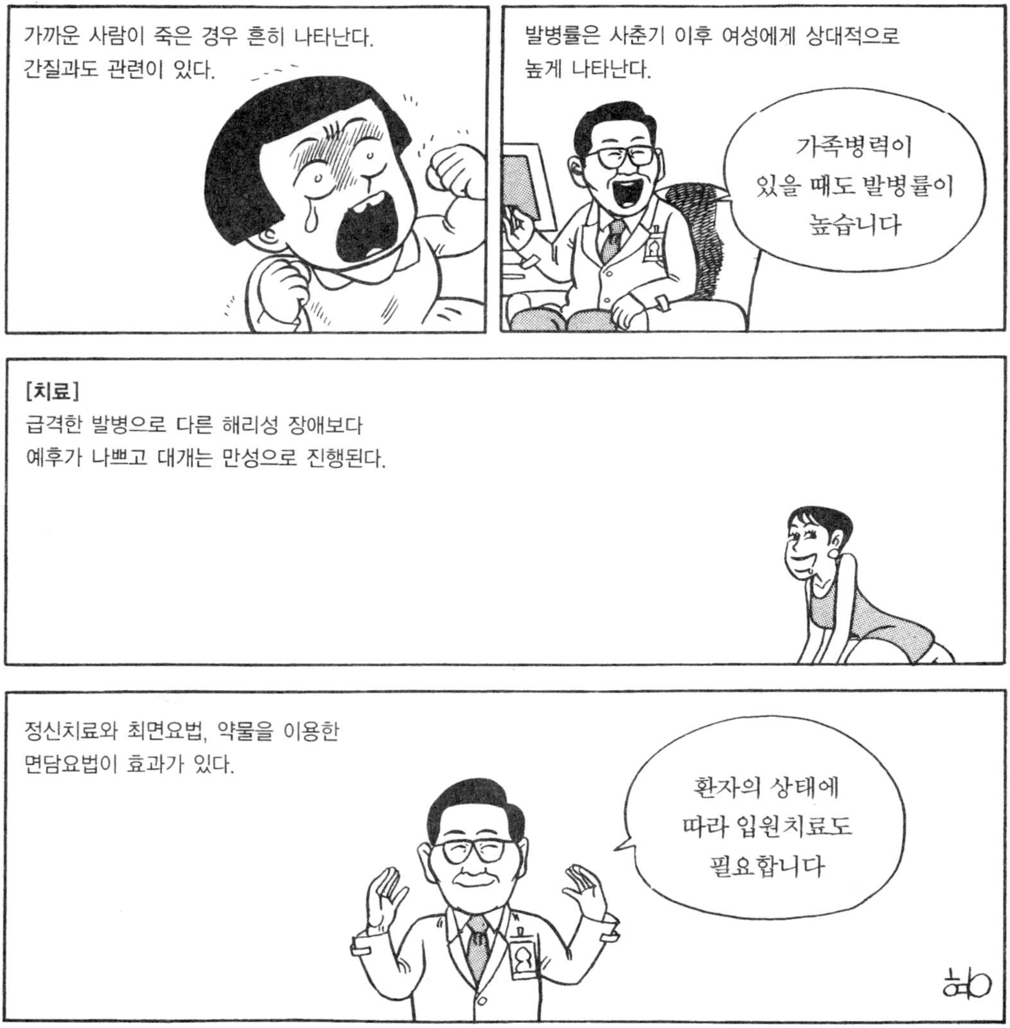
가까운 사람이 죽은 경우 흔히 나타난다.
간질과도 관련이 있다.
발병률은 사춘기 이후 여성에게 상대적으로 높게 나타난다.
가족병력이 있을 때도 발병률이 높습니다
[치료]
급격한 발병으로 다른 해리성 장애보다 예후가 나쁘고 대개는 만성으로 진행된다.
정신치료와 최면요법, 약물을 이용한 면담요법이 효과가 있다.
환자의 상태에 따라 입원치료도 필요합니다

14. 이인성장애

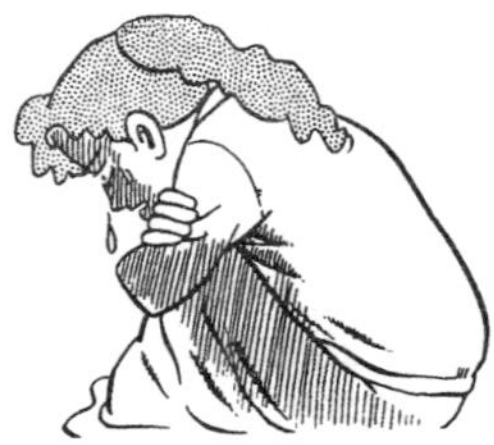

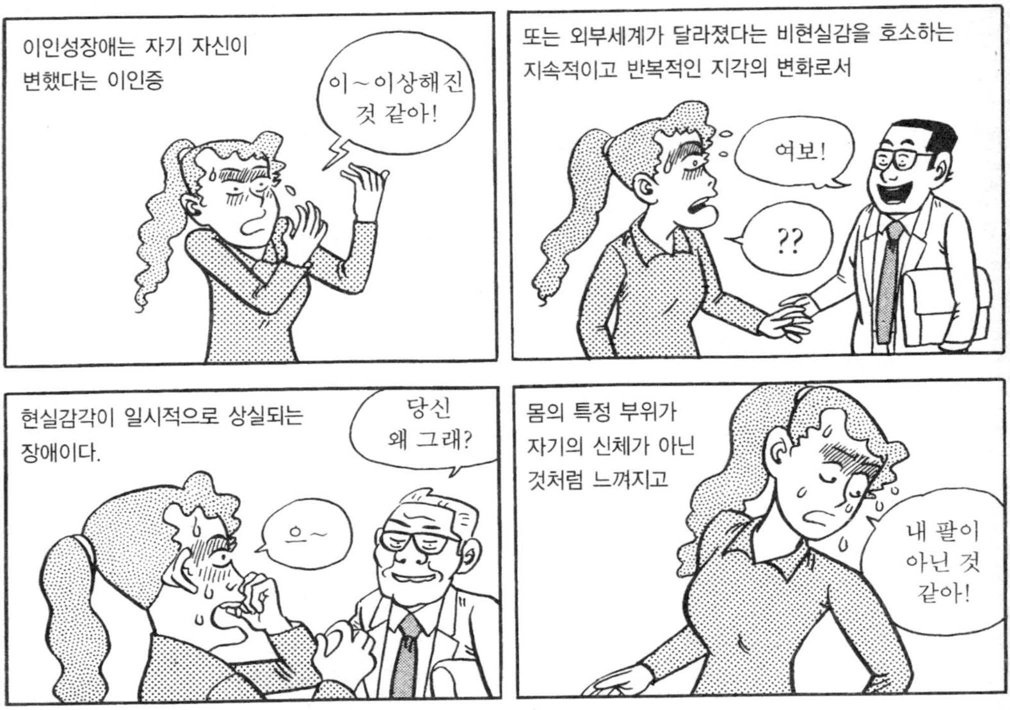
이인성장애는 자기 자신이
변했다는 이인증
이~이상해진 것 같아!
또는 외부세계가 달라졌다는 비현실감을 호소하는
지속적이고 반복적인 지각의 변화로서
여보!
??
현실감각이 일시적으로 상실되는
장애이다.
당신 왜 그래?
으~
몸의 특정 부위가
자기의 신체가 아닌
것처럼 느껴지고
내 팔이 아닌 것 같아!

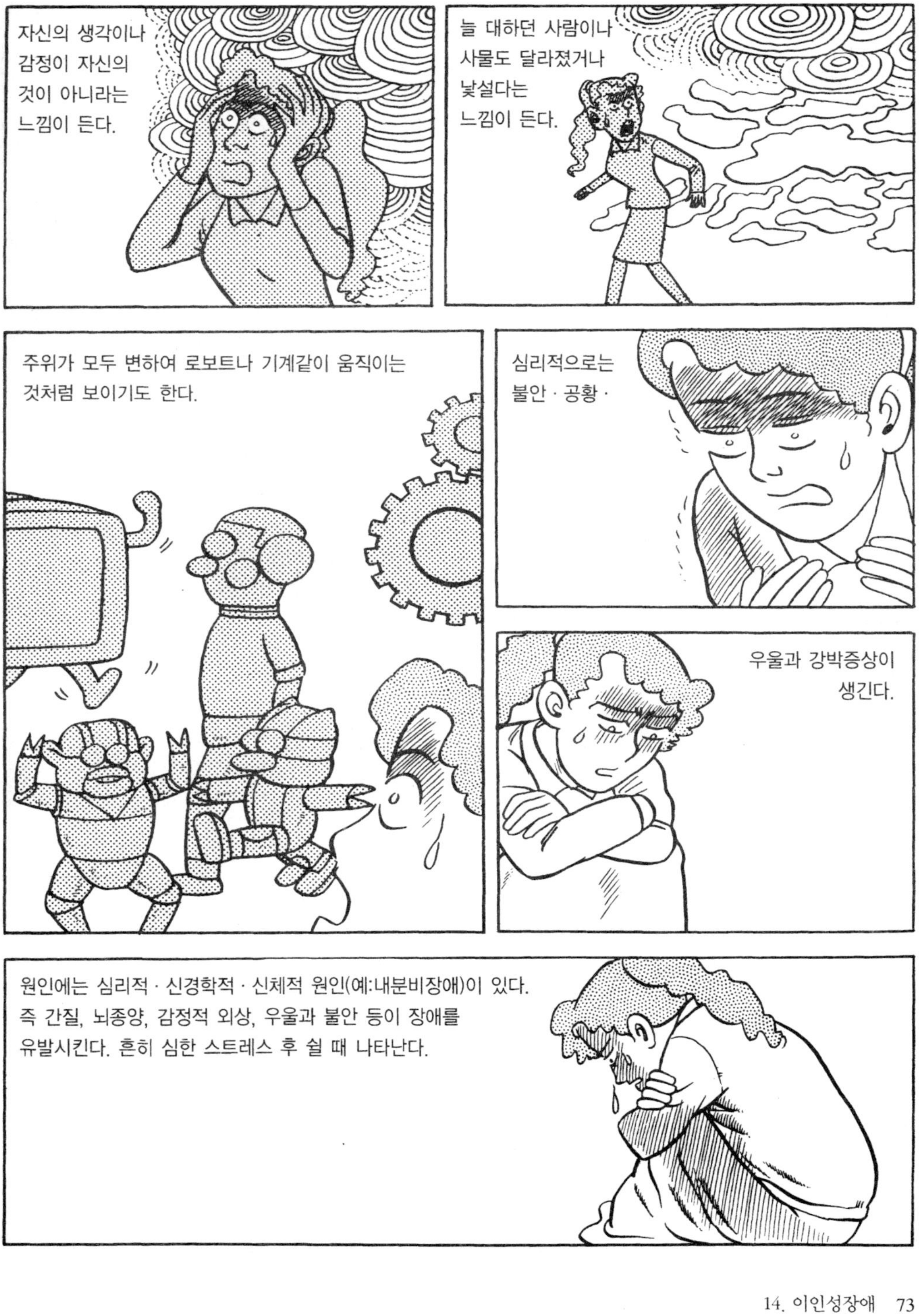
자신의 생각이나 감정이 자신의 것이 아니라는 느낌이 든다.
늘 대하던 사람이나 사물도 달라졌거나 낯설다는 느낌이 든다.
주위가 모두 변하여 로보트나 기계같이 움직이는 것처럼 보이기도 한다.
심리적으로는 불안 · 공황 ·
우울과 강박증상이 생긴다.
원인에는 심리적 · 신경학적 · 신체적 원인(예:내분비장애)이 있다. 즉 간질, 뇌종양, 감정적 외상, 우울과 불안 등이 장애를 유발시킨다. 흔히 심한 스트레스 후 쉴 때 나타난다.

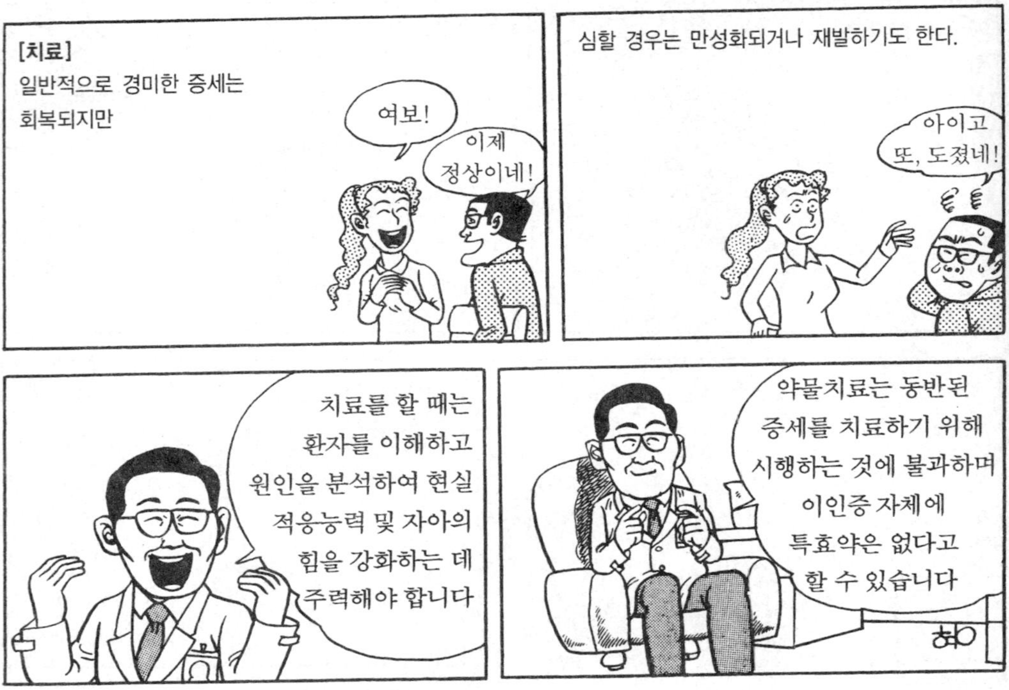
[치료]
일반적으로 경미한 증세는 회복되지만
여보!
이제 정상이네!
심할 경우는 만성화되거나 재발하기도 한다.
아이고 또, 도졌네!
치료를 할 때는 환자를 이해하고 원인을 분석하여 현실 적응능력 및 자아의 힘을 강화하는 데 주력해야 합니다
약물치료는 동반된 증세를 치료하기 위해 시행하는 것에 불과하며 이인증 자체에 특효약은 없다고 할 수 있습니다

15. 인격장애

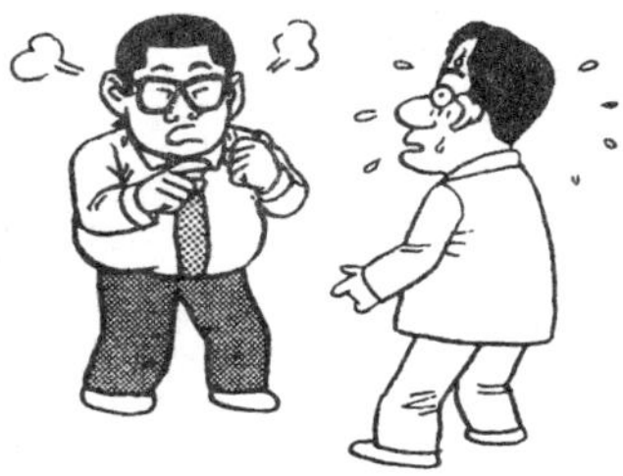

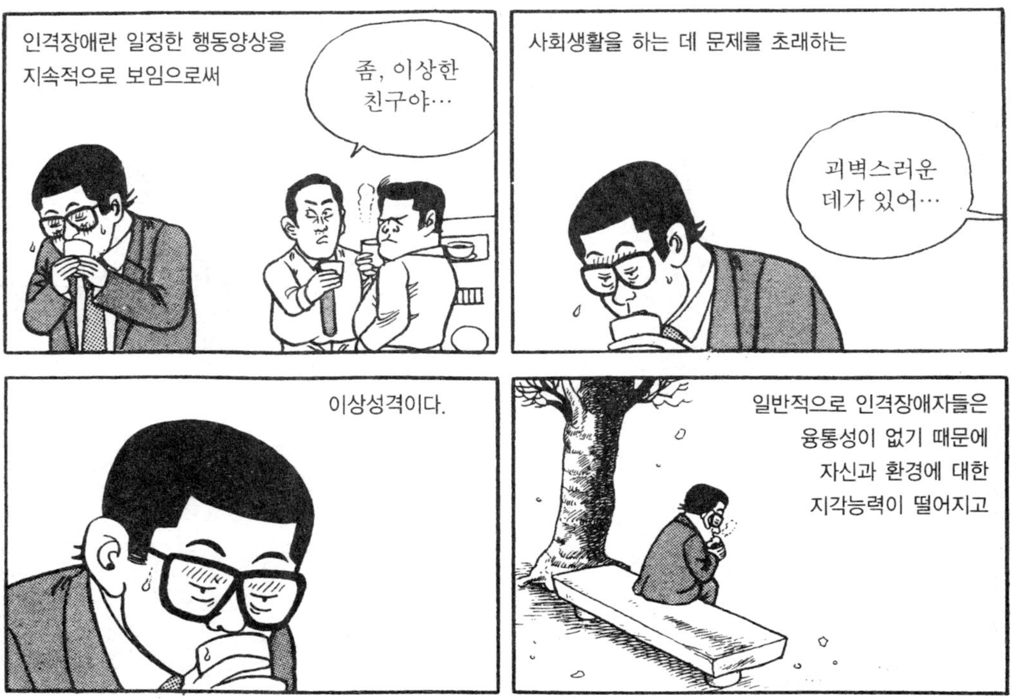
인격장애란 일정한 행동양상을
지속적으로 보임으로써
좀, 이상한
친구야…
사회생활을 하는 데 문제를 초래하는
괴벽스러운
데가 있어…
이상성격이다.
일반적으로 인격장애자들은
융통성이 없기 때문에
자신과 환경에 대한
지각능력이 떨어지고

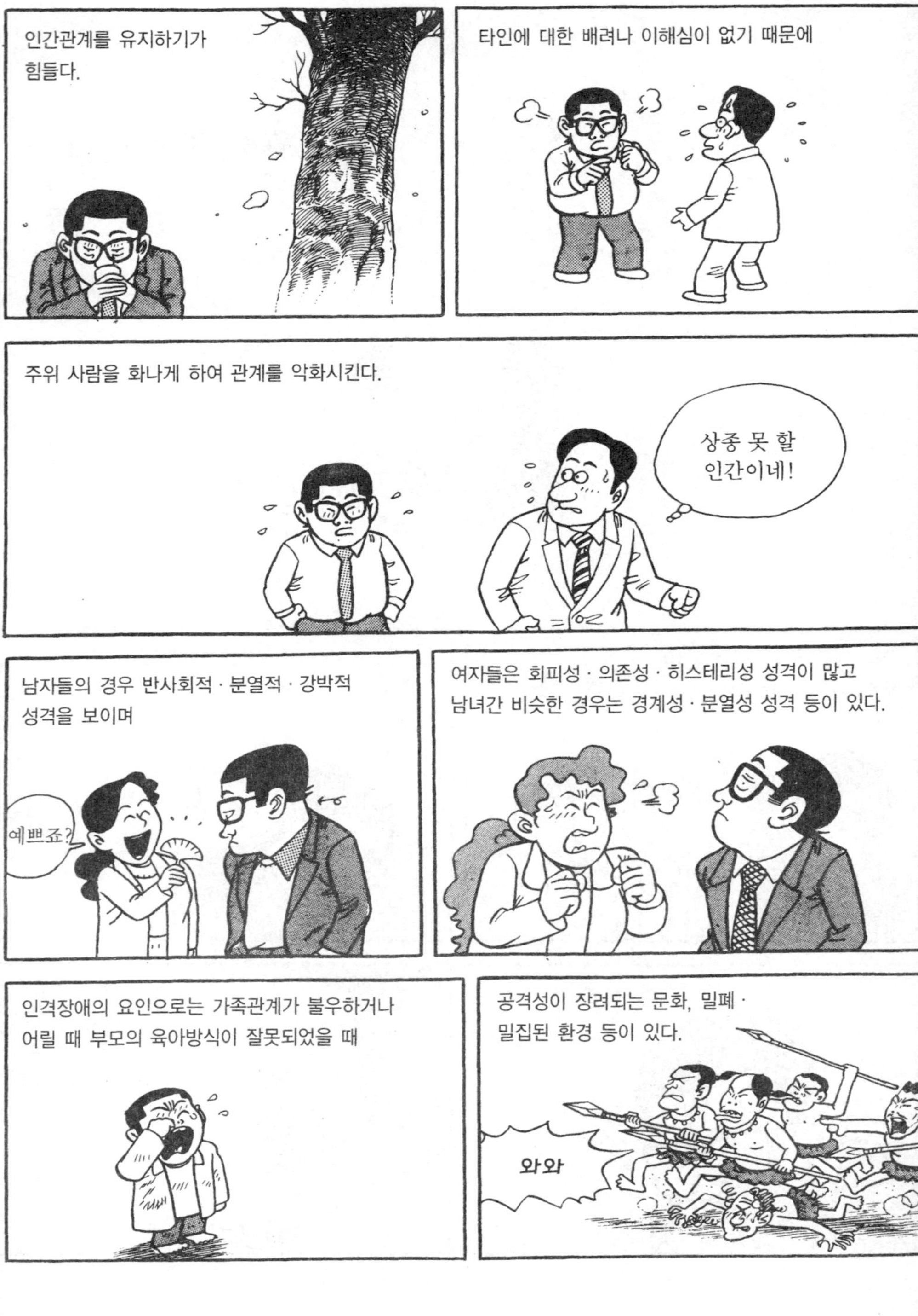
인간관계를 유지하기가
힘들다.
타인에 대한 배려나 이해심이 없기 때문에
주위 사람을 화나게 하여 관계를 악화시킨다.
상종 못 할
인간이네!
남자들의 경우 반사회적 · 분열적 · 강박적
성격을 보이며
예쁘죠?
여자들은 회피성 · 의존성 · 히스테리성 성격이 많고
남녀간 비슷한 경우는 경계성 · 분열성 성격 등이 있다.
인격장애의 요인으로는 가족관계가 불우하거나
어릴 때 부모의 육아방식이 잘못되었을 때
공격성이 장려되는 문화, 밀폐 ·
밀집된 환경 등이 있다.
와와

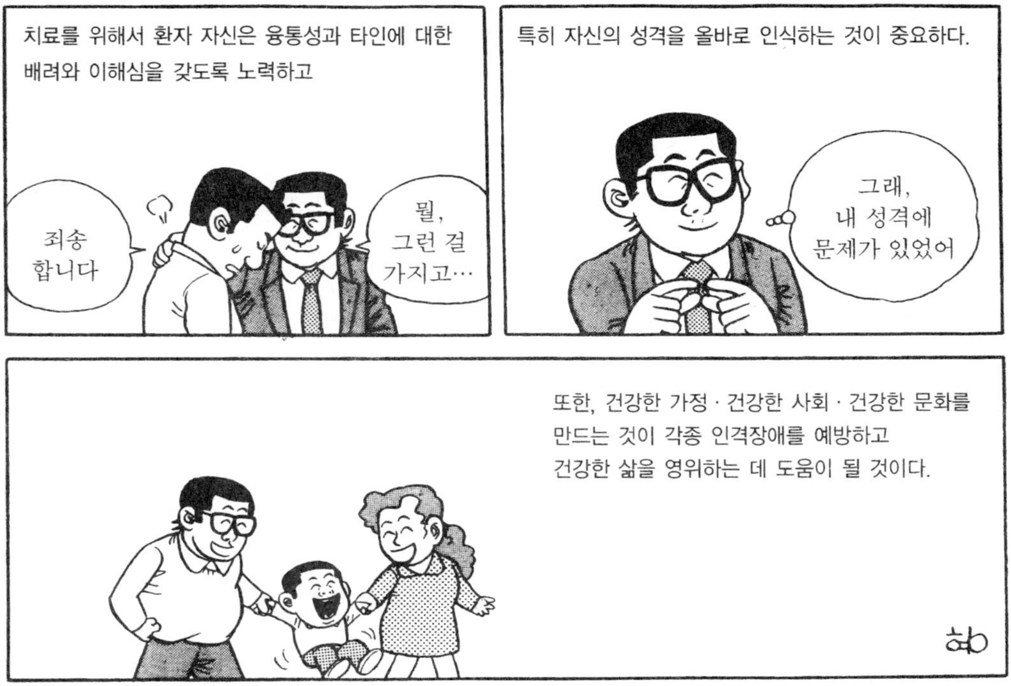
치료를 위해서 환자 자신은 융통성과 타인에 대한 배려와 이해심을 갖도록 노력하고
죄송 합니다
뭘, 그런 걸 가지고…
특히 자신의 성격을 올바로 인식하는 것이 중요하다.
그래, 내 성격에 문제가 있었어
또한, 건강한 가정 · 건강한 사회 · 건강한 문화를 만드는 것이 각종 인격장애를 예방하고 건강한 삶을 영위하는 데 도움이 될 것이다.

16. 편집성 인격장애

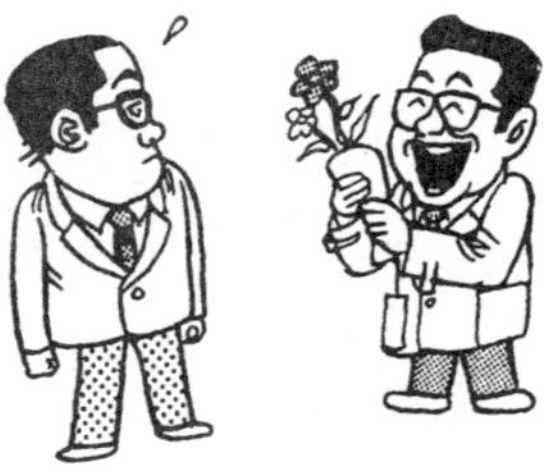

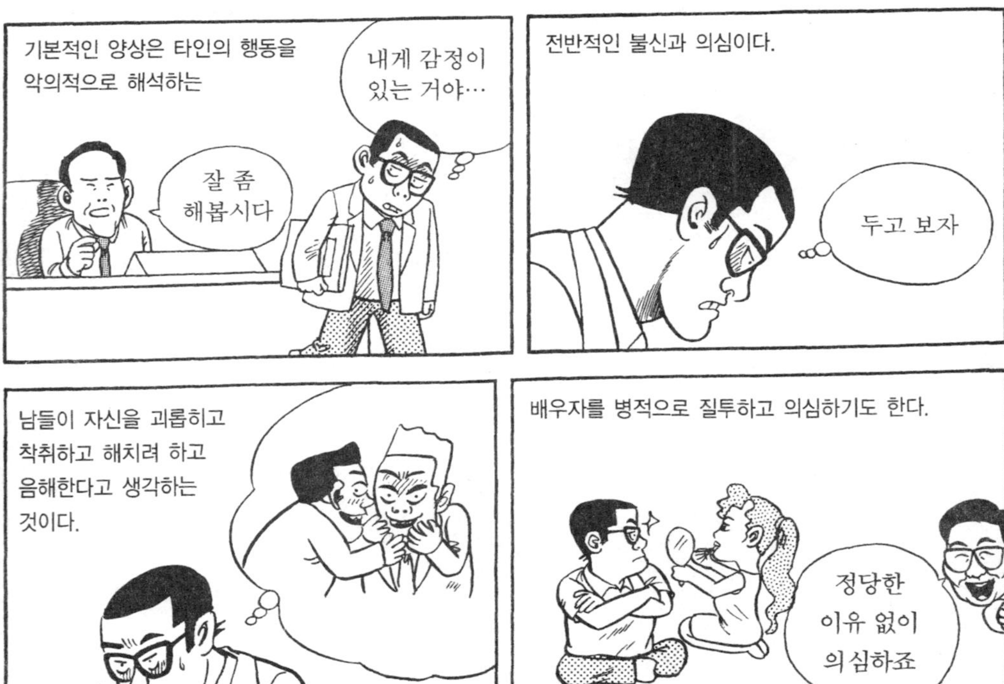
기본적인 양상은 타인의 행동을 악의적으로 해석하는
내게 감정이 있는 거야…
잘 좀 해봅시다
전반적인 불신과 의심이다.
두고 보자
남들이 자신을 괴롭히고 착취하고 해치려 하고 음해한다고 생각하는 것이다.
배우자를 병적으로 질투하고 의심하기도 한다.
정당한 이유 없이 의심하죠

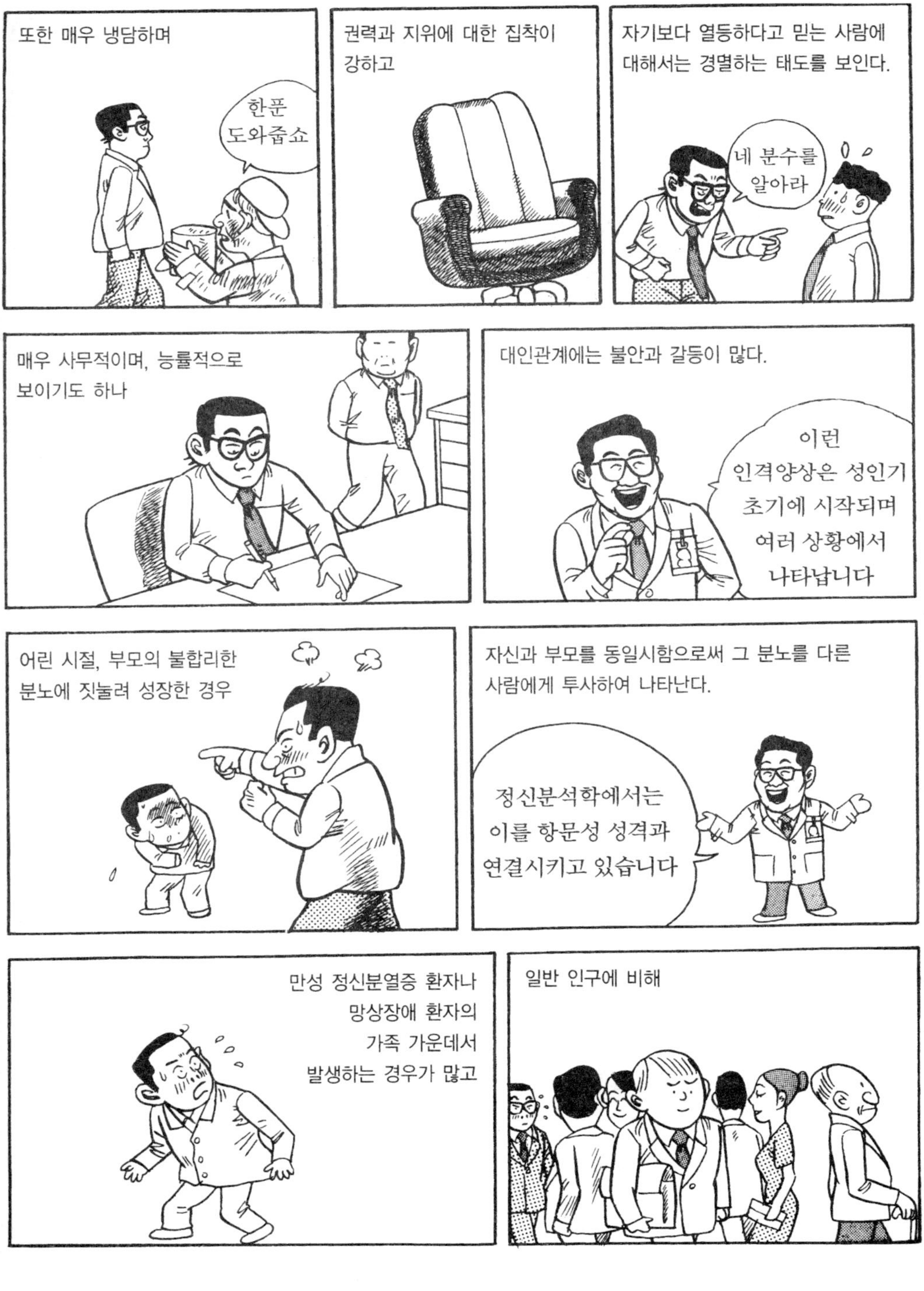
또한 매우 냉담하며
한푼 도와줍쇼
권력과 지위에 대한 집착이 강하고
자기보다 열등하다고 믿는 사람에 대해서는 경멸하는 태도를 보인다.
네 분수를 알아라
매우 사무적이며, 능률적으로 보이기도 하나
대인관계에는 불안과 갈등이 많다.
이런 인격양상은 성인기 초기에 시작되며 여러 상황에서 나타납니다
어린 시절, 부모의 불합리한 분노에 짓눌려 성장한 경우
자신과 부모를 동일시함으로써 그 분노를 다른 사람에게 투사하여 나타난다.
정신분석학에서는 이를 항문성 성격과 연결시키고 있습니다
만성 정신분열증 환자나 망상장애 환자의 가족 가운데서 발생하는 경우가 많고
일반 인구에 비해

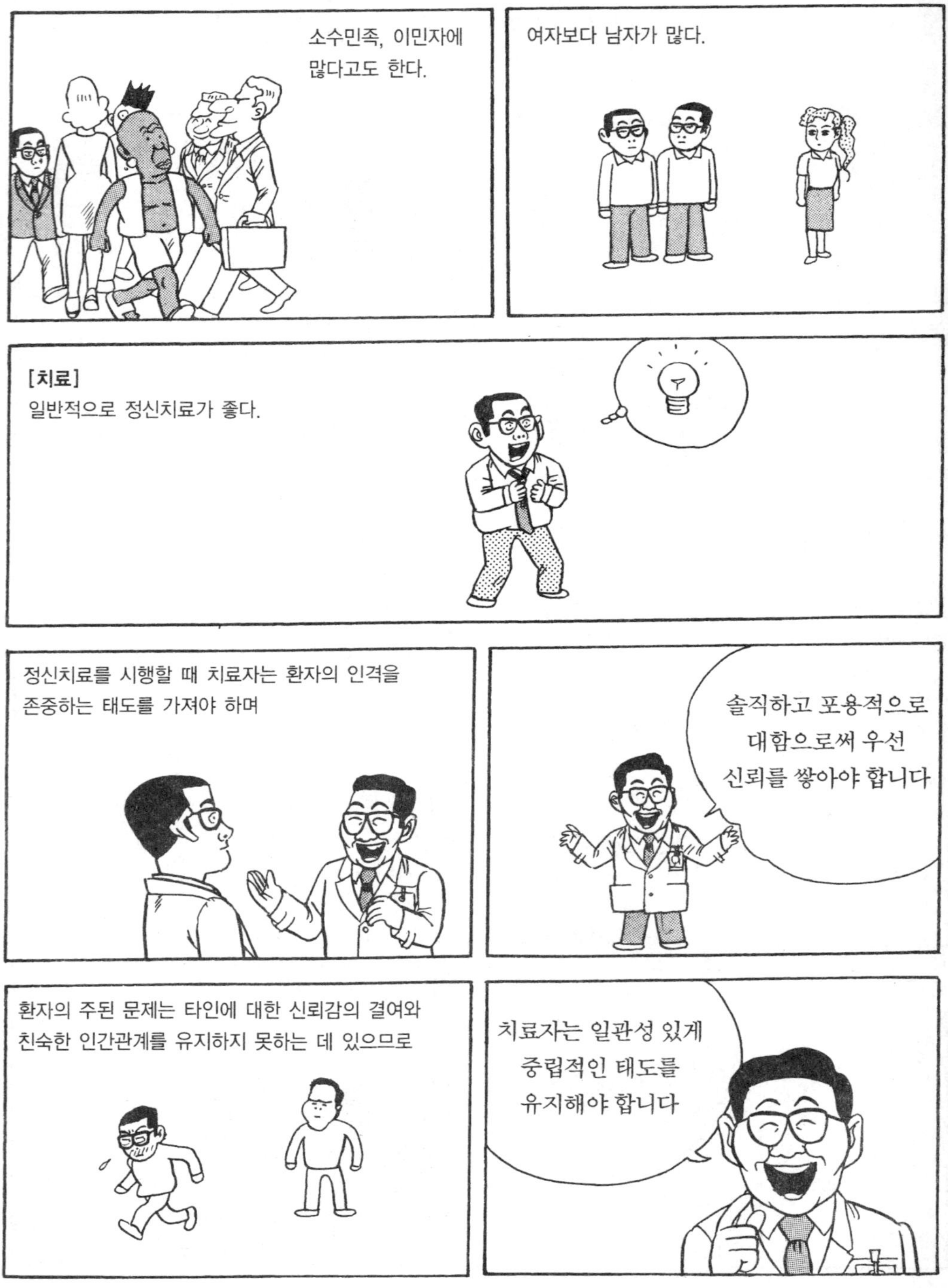
소수민족, 이민자에
많다고도 한다.
여자보다 남자가 많다.
[치료]
일반적으로 정신치료가 좋다.
정신치료를 시행할 때 치료자는 환자의 인격을
존중하는 태도를 가져야 하며
솔직하고 포용적으로
대함으로써 우선
신뢰를 쌓아야 합니다
환자의 주된 문제는 타인에 대한 신뢰감의 결여와
친숙한 인간관계를 유지하지 못하는 데 있으므로
치료자는 일관성 있게
중립적인 태도를
유지해야 합니다

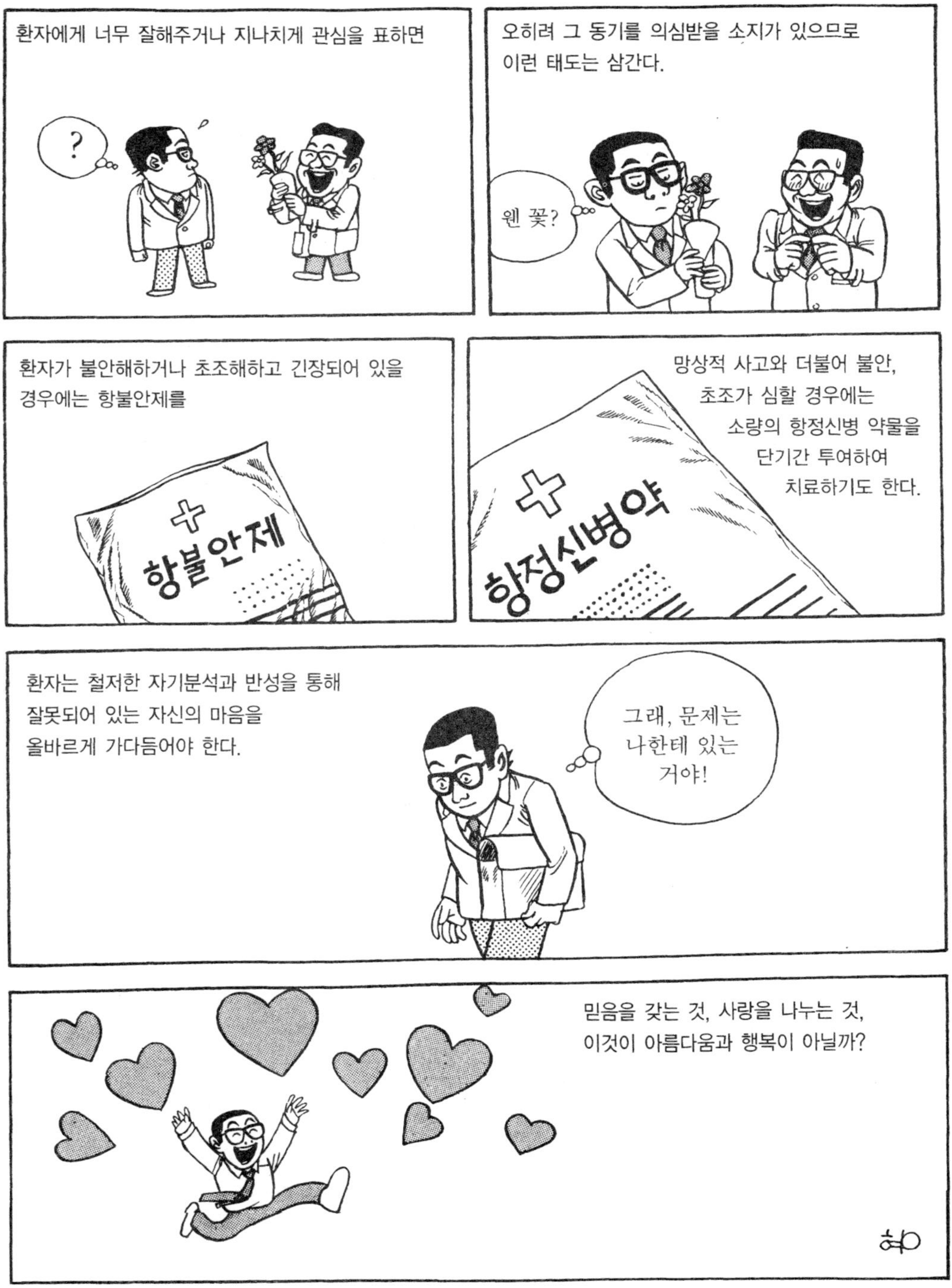
환자에게 너무 잘해주거나 지나치게 관심을 표하면
?
오히려 그 동기를 의심받을 소지가 있으므로 이런 태도는 삼간다.
웬 꽃?
환자가 불안해하거나 초조해하고 긴장되어 있을 경우에는 항불안제를
항불안제
망상적 사고와 더불어 불안, 초조가 심할 경우에는 소량의 항정신병 약물을 단기간 투여하여 치료하기도 한다.
항정신병약
환자는 철저한 자기분석과 반성을 통해 잘못되어 있는 자신의 마음을 올바르게 가다듬어야 한다.
그래, 문제는 나한테 있는 거야!
믿음을 갖는 것, 사랑을 나누는 것, 이것이 아름다움과 행복이 아닐까?

17. 분열성 인격장애

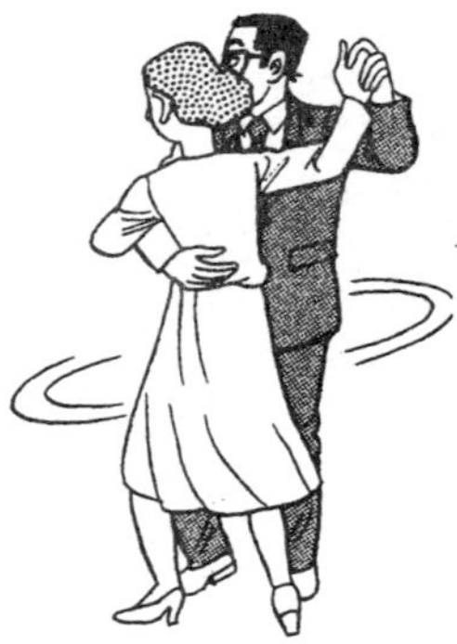

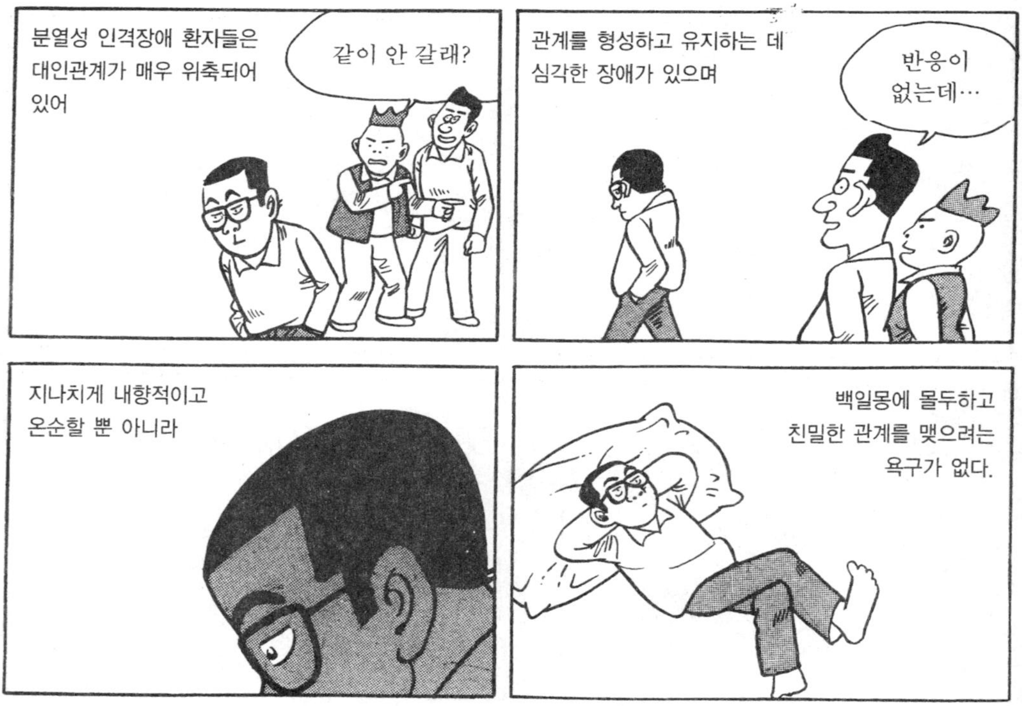
분열성 인격장애 환자들은 대인관계가 매우 위축되어 있어
같이 안 갈래?
관계를 형성하고 유지하는 데 심각한 장애가 있으며
반응이 없는데…
지나치게 내향적이고 온순할 뿐 아니라
백일몽에 몰두하고 친밀한 관계를 맺으려는 욕구가 없다.

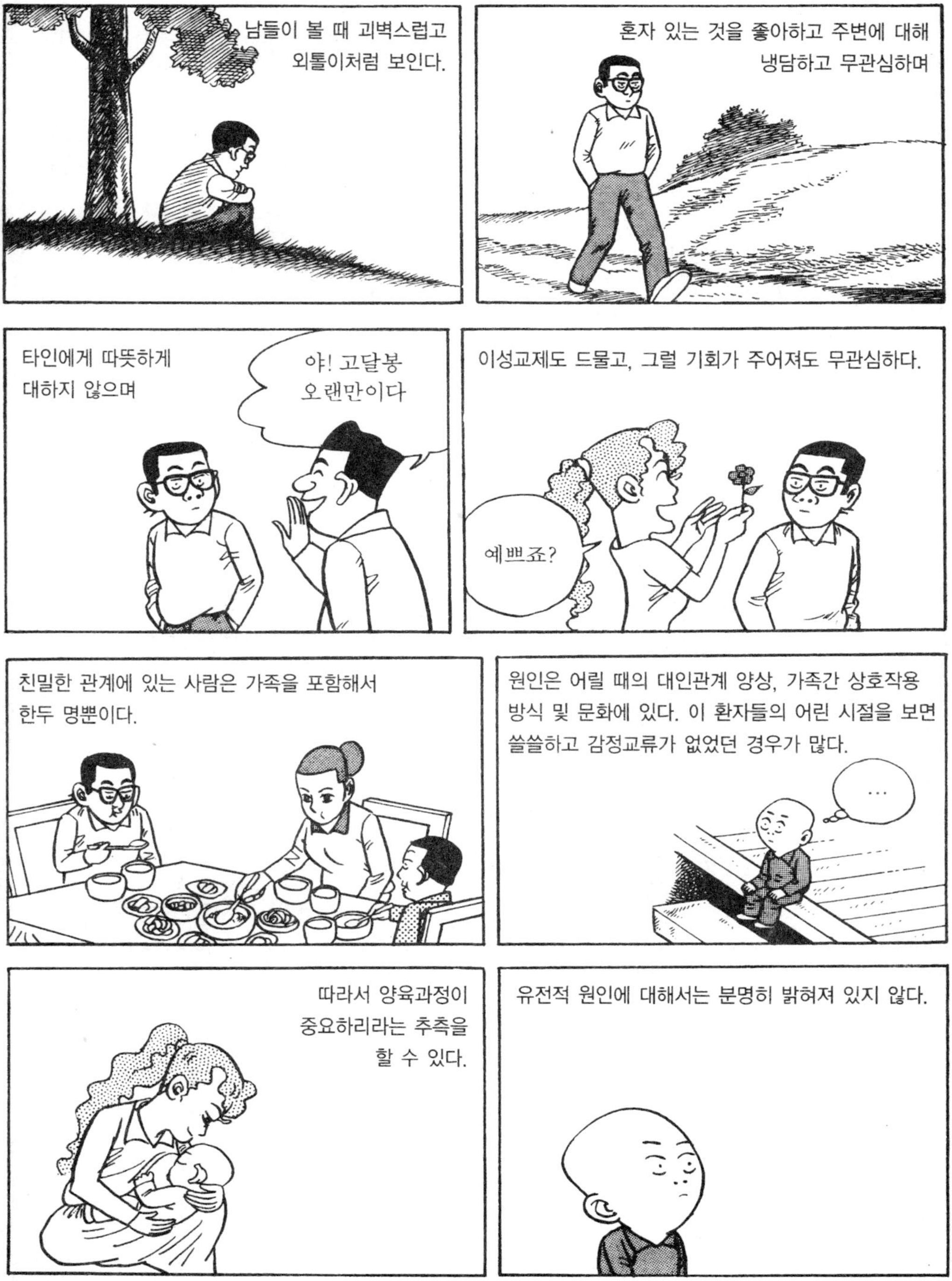
남들이 볼 때 괴벽스럽고
외톨이처럼 보인다.
혼자 있는 것을 좋아하고 주변에 대해
냉담하고 무관심하며
타인에게 따뜻하게
대하지 않으며
야! 고달봉
오랜만이다
이성교제도 드물고, 그럴 기회가 주어져도 무관심하다.
예쁘죠?
친밀한 관계에 있는 사람은 가족을 포함해서
한두 명뿐이다.
원인은 어릴 때의 대인관계 양상, 가족간 상호작용
방식 및 문화에 있다. 이 환자들의 어린 시절을 보면
쓸쓸하고 감정교류가 없었던 경우가 많다.
...
따라서 양육과정이
중요하리라는 추측을
할 수 있다.
유전적 원인에 대해서는 분명히 밝혀져 있지 않다.

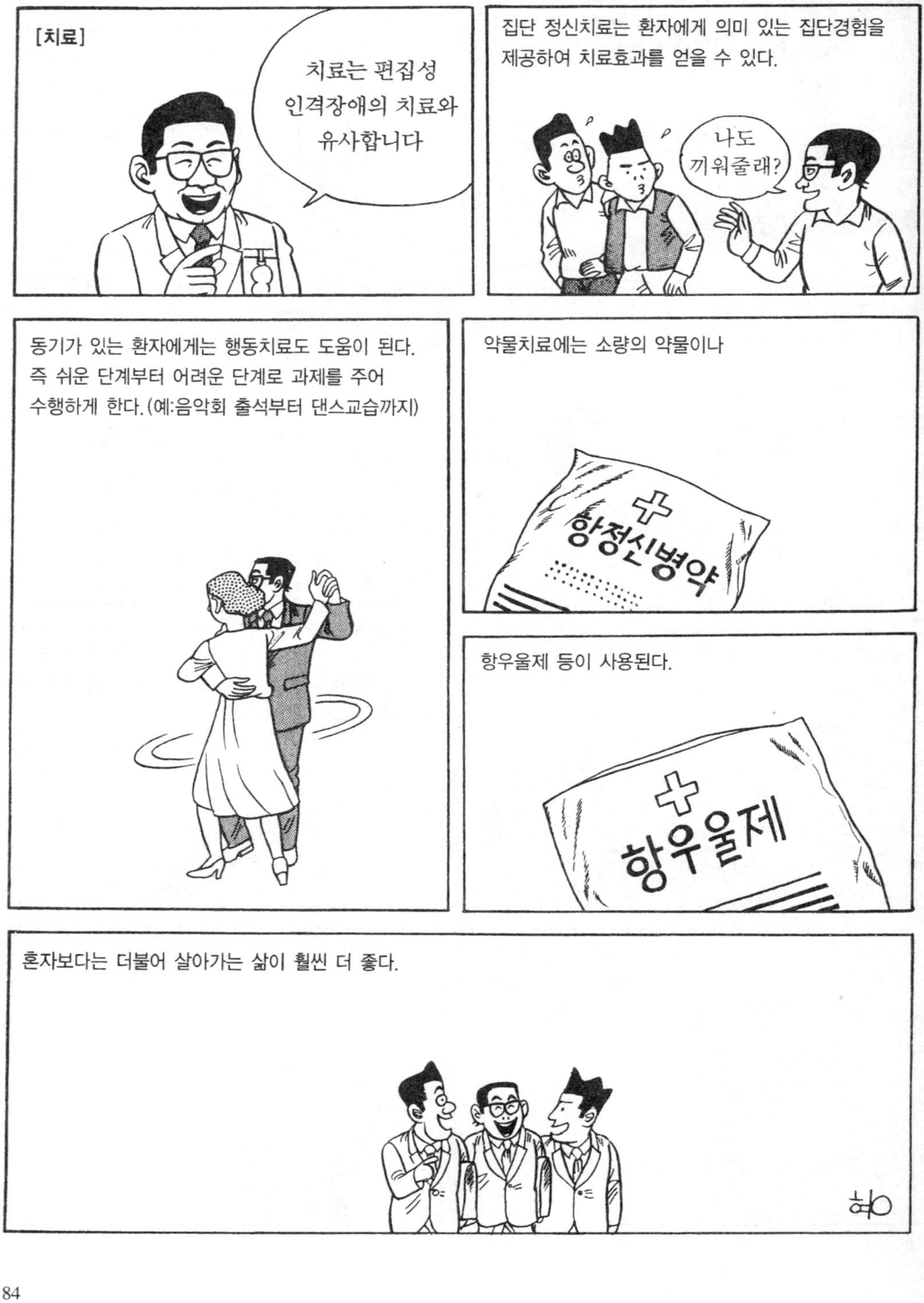
[치료]
치료는 편집성
인격장애의 치료와
유사합니다
집단 정신치료는 환자에게 의미 있는 집단경험을
제공하여 치료효과를 얻을 수 있다.
나도
끼워줄래?
동기가 있는 환자에게는 행동치료도 도움이 된다.
즉 쉬운 단계부터 어려운 단계로 과제를 주어
수행하게 한다.(예:음악회 출석부터 댄스교습까지)
약물치료에는 소량의 약물이나
항정신병약
항우울제 등이 사용된다.
항우울제
혼자보다는 더불어 살아가는 삶이 훨씬 더 좋다.

18. 히스테리성 인격장애

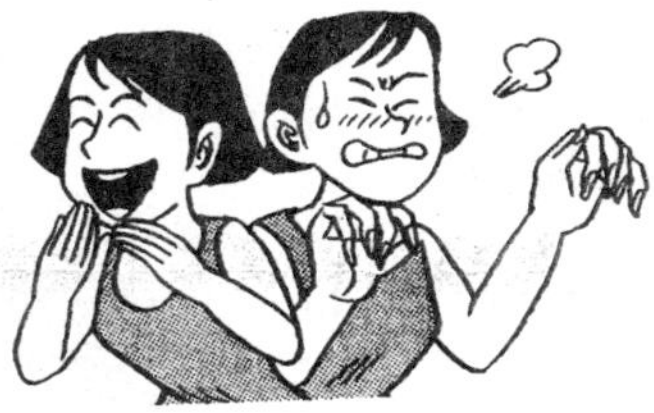

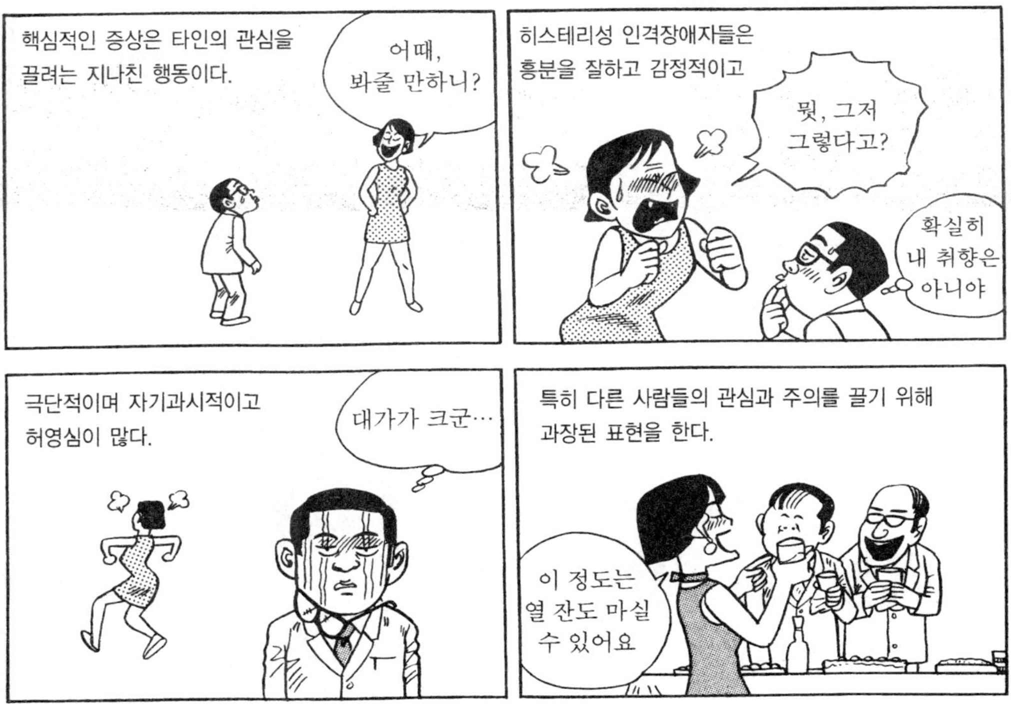
핵심적인 증상은 타인의 관심을 끌려는 지나친 행동이다.
어때, 봐줄 만하니?
히스테리성 인격장애자들은 흥분을 잘하고 감정적이고
뭐, 그저 그렇다고?
확실히 내 취향은 아니야
극단적이며 자기과시적이고 허영심이 많다.
대가가 크군…
특히 다른 사람들의 관심과 주의를 끌기 위해 과장된 표현을 한다.
이 정도는 열 잔도 마실 수 있어요

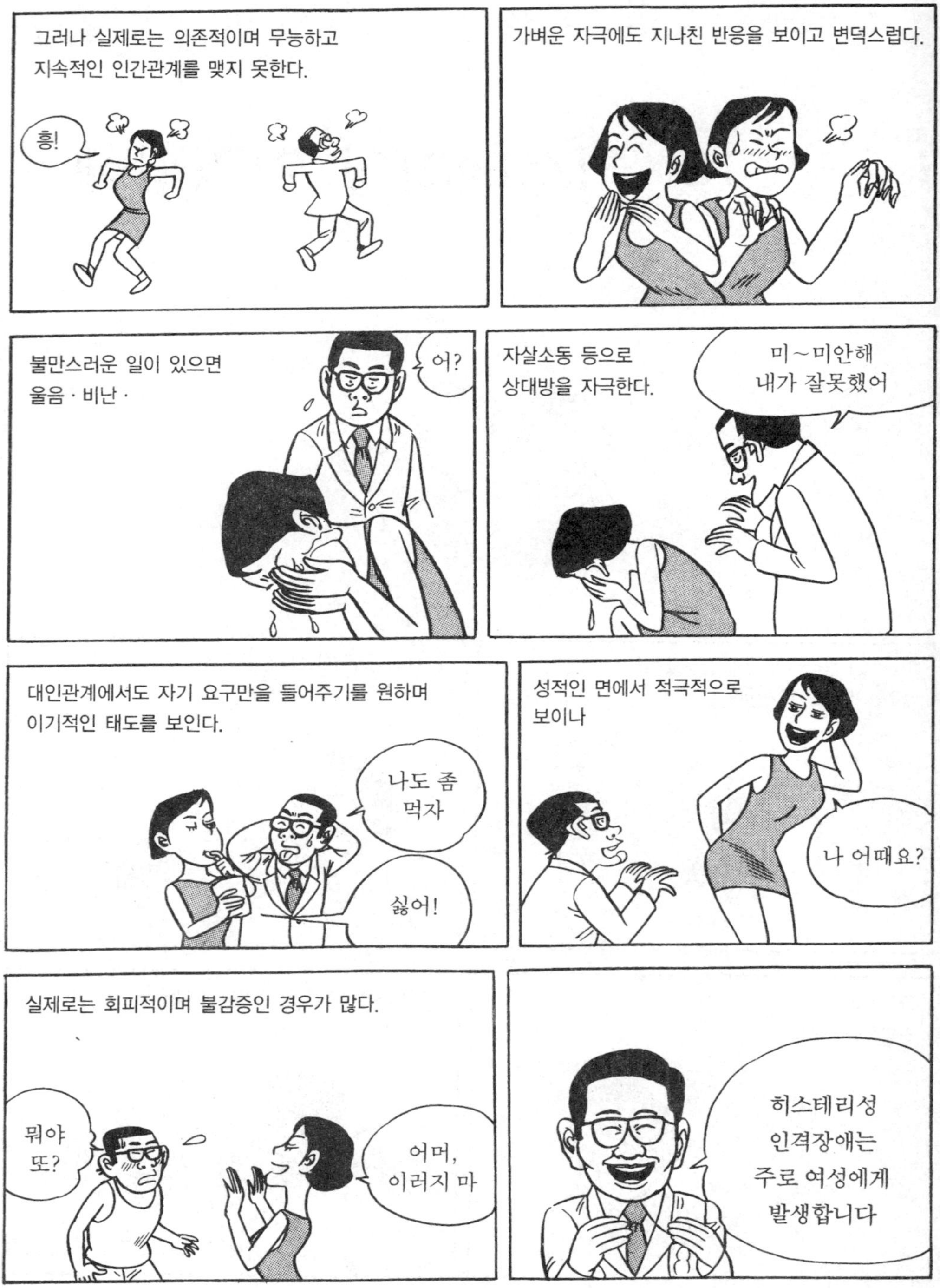
그러나 실제로는 의존적이며 무능하고
지속적인 인간관계를 맺지 못한다.
흥!
가벼운 자극에도 지나친 반응을 보이고 변덕스럽다.
불만스러운 일이 있으면
울음 · 비난 ·
어?
자살소동 등으로
상대방을 자극한다.
미~미안해
내가 잘못했어
대인관계에서도 자기 요구만을 들어주기를 원하며
이기적인 태도를 보인다.
나도 좀
먹자
싫어!
성적인 면에서 적극적으로
보이나
나 어때요?
실제로는 회피적이며 불감증인 경우가 많다.
뭐야
또?
어머,
이러지 마
히스테리성
인격장애는
주로 여성에게
발생합니다

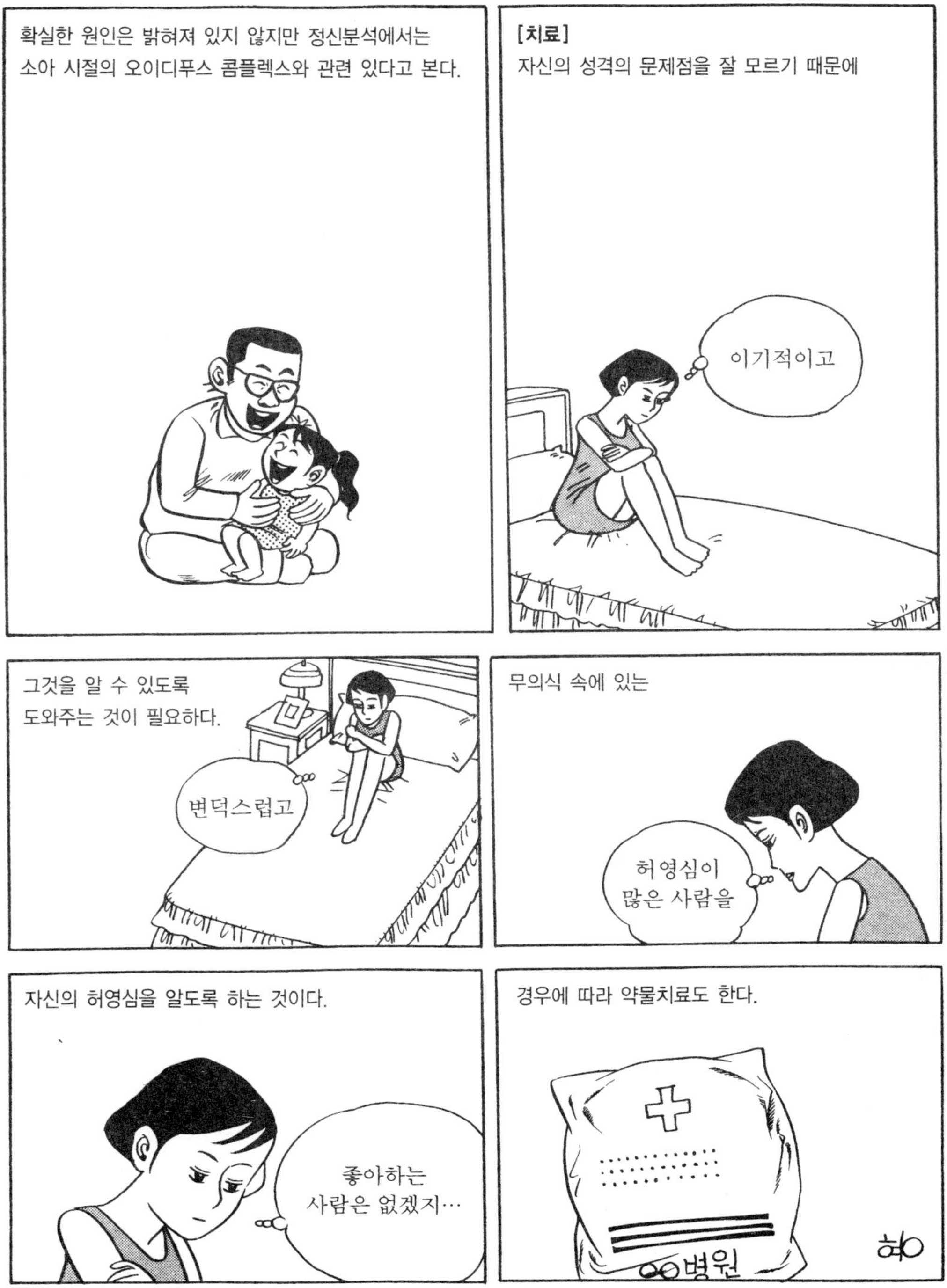
확실한 원인은 밝혀져 있지 않지만 정신분석에서는
소아 시절의 오이디푸스 콤플렉스와 관련 있다고 본다.
[치료]
자신의 성격의 문제점을 잘 모르기 때문에
이기적이고
그것을 알 수 있도록
도와주는 것이 필요하다.
변덕스럽고
무의식 속에 있는
허영심이
많은 사람을
자신의 허영심을 알도록 하는 것이다.
좋아하는
사람은 없겠지…
경우에 따라 약물치료도 한다.
○○병원

19. 자기애적 인격장애 (왕자병 · 공주병)

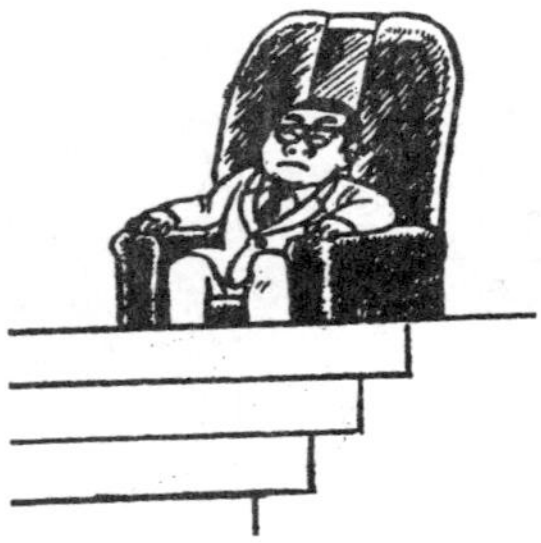

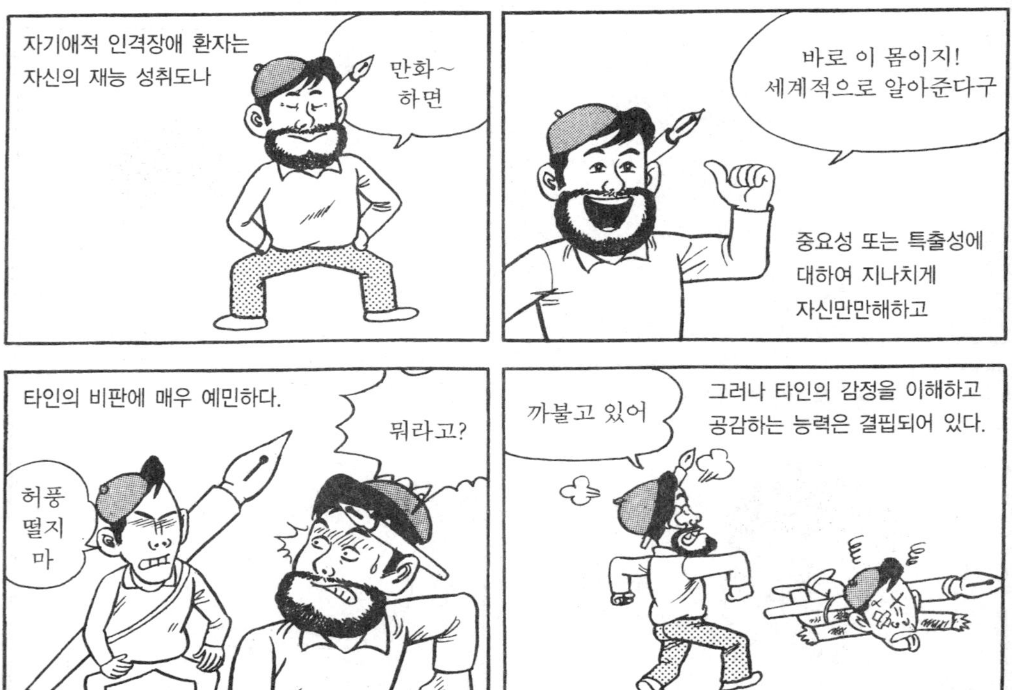
자기애적 인격장애 환자는 자신의 재능 성취도나
만화~ 하면
바로 이 몸이지! 세계적으로 알아준다구
중요성 또는 특출성에 대하여 지나치게 자신만만해하고
타인의 비판에 매우 예민하다.
허풍 떨지 마
뭐라고?
까불고 있어
그러나 타인의 감정을 이해하고 공감하는 능력은 결핍되어 있다.

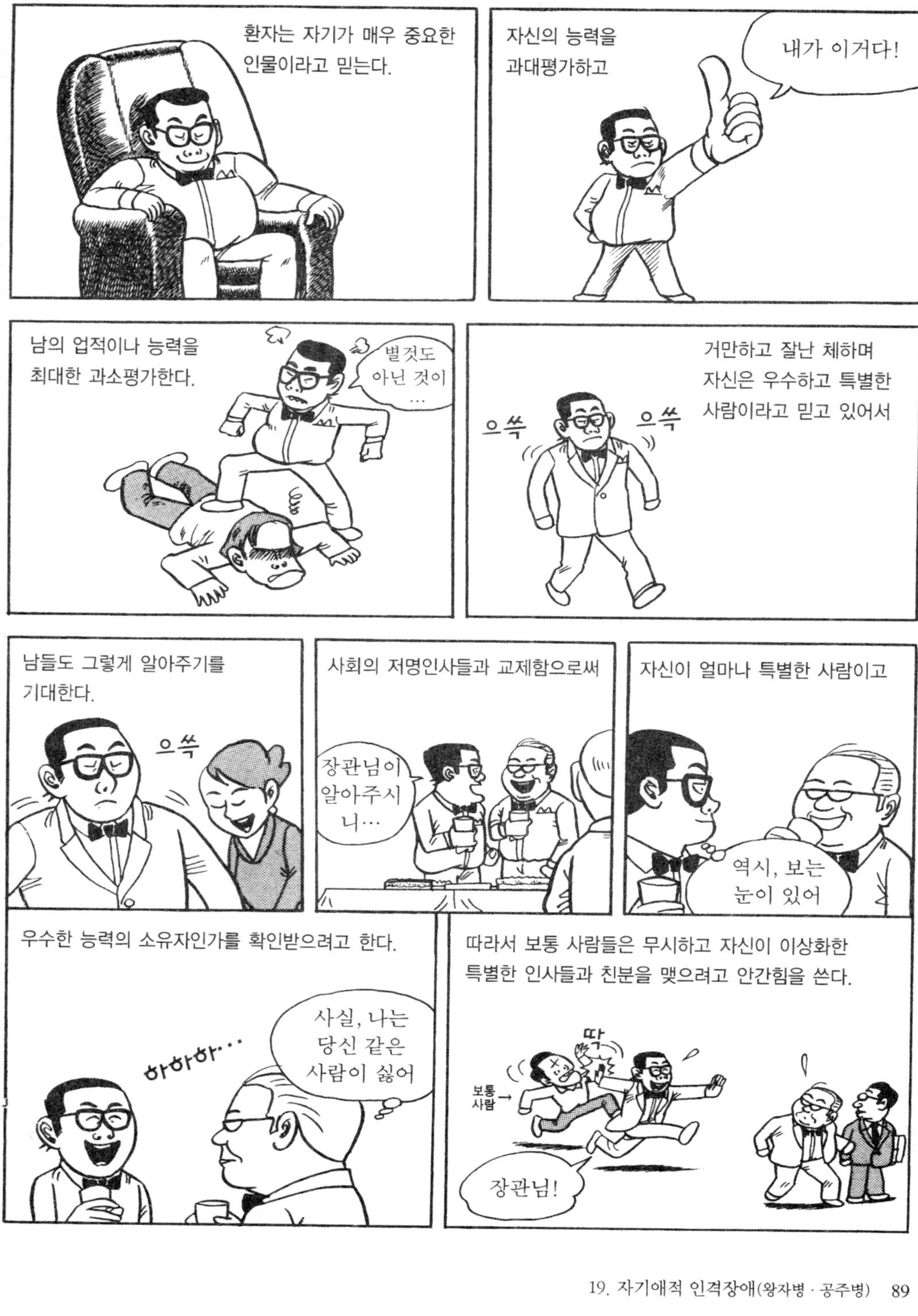
환자는 자기가 매우 중요한 인물이라고 믿는다.
자신의 능력을 과대평가하고
내가 이거다!
남의 업적이나 능력을 최대한 과소평가한다.
별것도 아닌 것이 …
거만하고 잘난 체하며 자신은 우수하고 특별한 사람이라고 믿고 있어서
으쓱
으쓱
남들도 그렇게 알아주기를 기대한다.
으쓱
사회의 저명인사들과 교제함으로써
장관님이 알아주시니…
자신이 얼마나 특별한 사람이고
역시, 보는 눈이 있어
우수한 능력의 소유자인가를 확인받으려고 한다.
하하하…
사실, 나는 당신 같은 사람이 싫어
따라서 보통 사람들은 무시하고 자신이 이상화한 특별한 인사들과 친분을 맺으려고 안간힘을 쓴다.
딱
보통 사람 →
장관님!

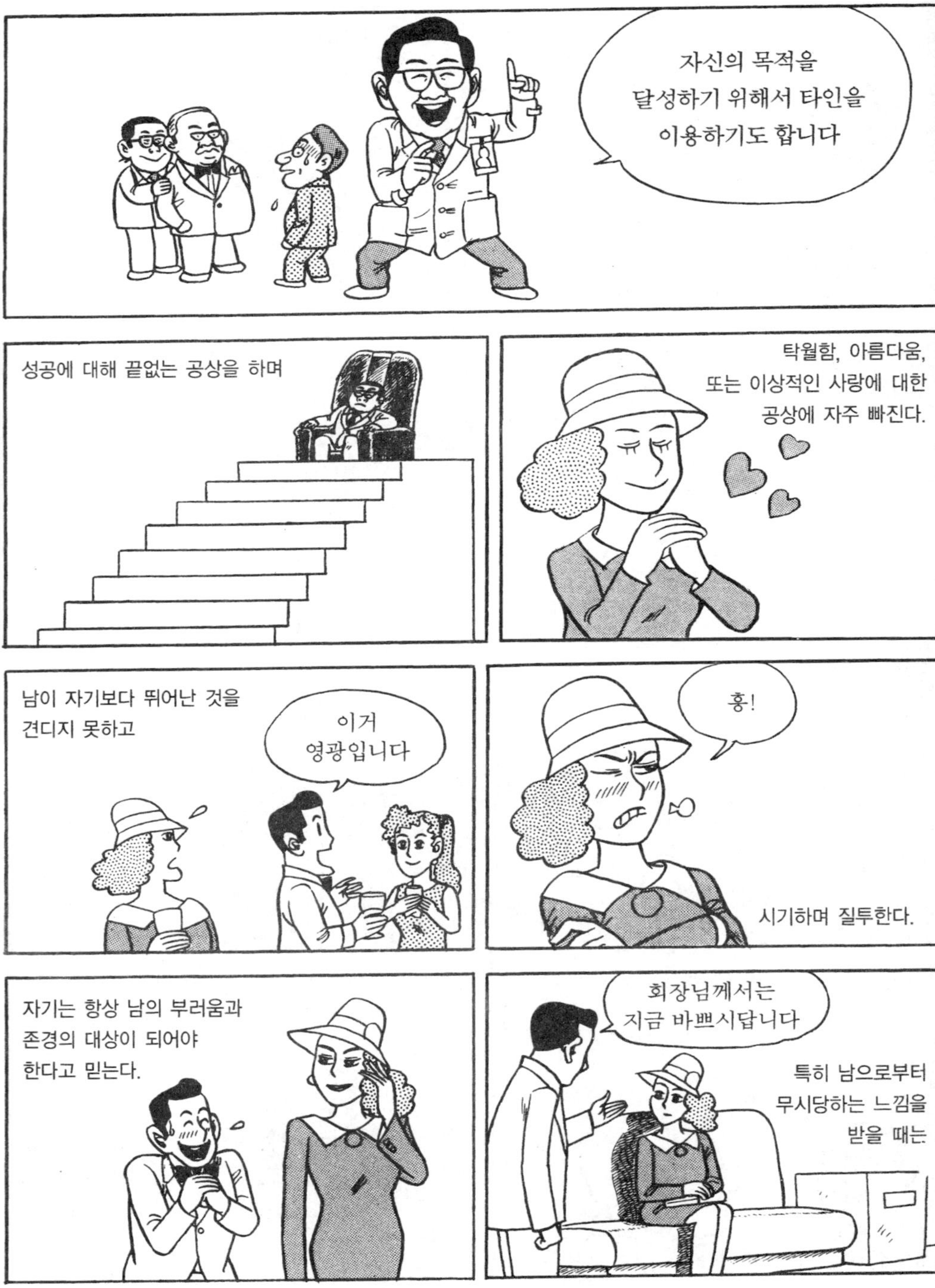
자신의 목적을
달성하기 위해서 타인을
이용하기도 합니다
성공에 대해 끝없는 공상을 하며
탁월함, 아름다움,
또는 이상적인 사랑에 대한
공상에 자주 빠진다.
남이 자기보다 뛰어난 것을
견디지 못하고
이거
영광입니다
흥!
시기하며 질투한다.
자기는 항상 남의 부러움과
존경의 대상이 되어야
한다고 믿는다.
회장님께서는
지금 바쁘시답니다
특히 남으로부터
무시당하는 느낌을
받을 때는

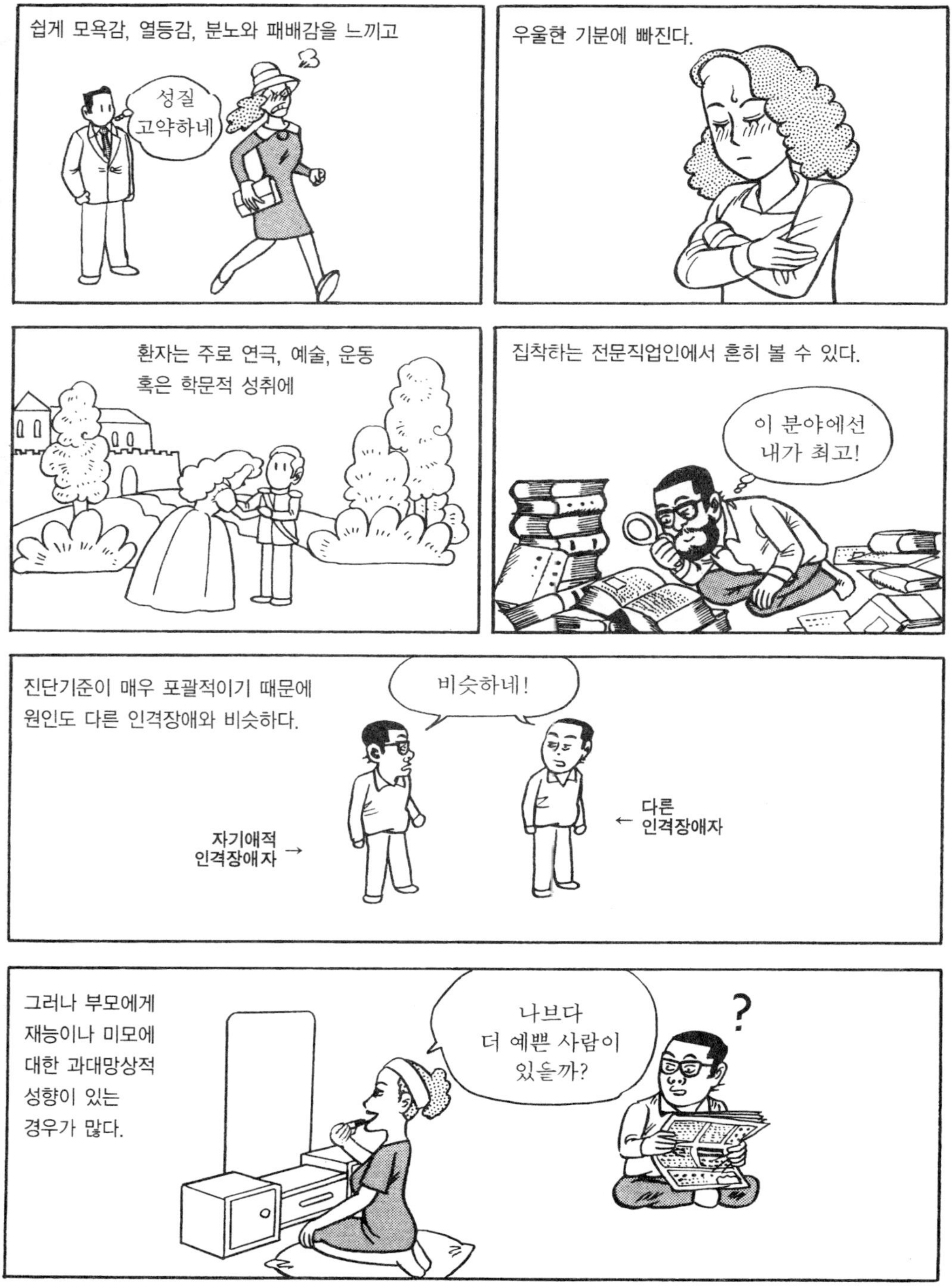
쉽게 모욕감, 열등감, 분노와 패배감을 느끼고
성질 고약하네
우울한 기분에 빠진다.
환자는 주로 연극, 예술, 운동 혹은 학문적 성취에
집착하는 전문직업인에서 흔히 볼 수 있다.
이 분야에선 내가 최고!
진단기준이 매우 포괄적이기 때문에 원인도 다른 인격장애와 비슷하다.
비슷하네!
자기애적 인격장애자 →
← 다른 인격장애자
그러나 부모에게 재능이나 미모에 대한 과대망상적 성향이 있는 경우가 많다.
나보다 더 예쁜 사람이 있을까?
?

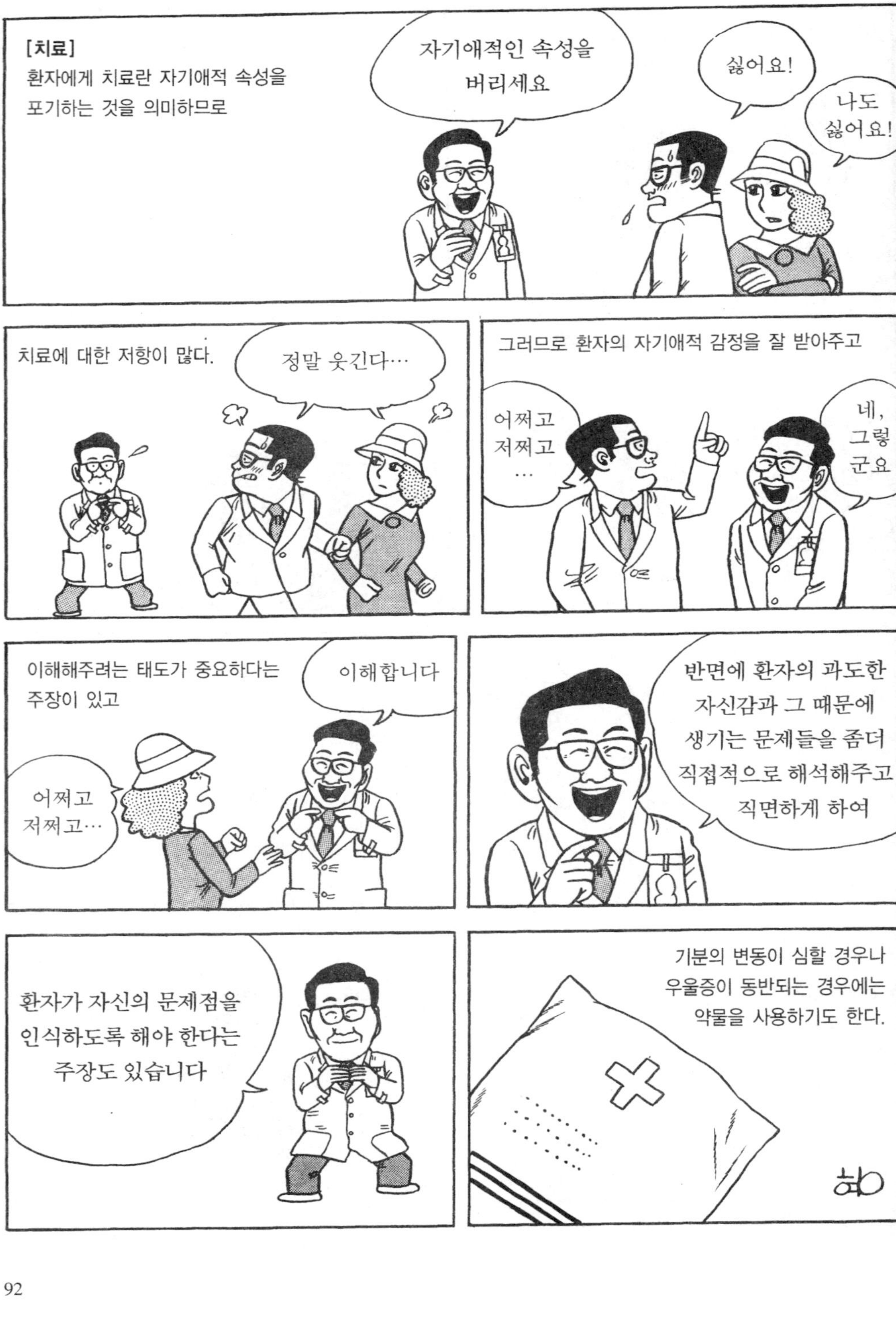
[치료]
환자에게 치료란 자기애적 속성을 포기하는 것을 의미하므로
자기애적인 속성을 버리세요
싫어요!
나도 싫어요!
치료에 대한 저항이 많다.
정말 웃긴다…
그러므로 환자의 자기애적 감정을 잘 받아주고
어쩌고 저쩌고 …
네, 그렇군요
이해해주려는 태도가 중요하다는 주장이 있고
이해합니다
어쩌고 저쩌고…
반면에 환자의 과도한 자신감과 그 때문에 생기는 문제들을 좀더 직접적으로 해석해주고 직면하게 하여
환자가 자신의 문제점을 인식하도록 해야 한다는 주장도 있습니다
기분의 변동이 심할 경우나 우울증이 동반되는 경우에는 약물을 사용하기도 한다.

20. 반사회적 인격장애

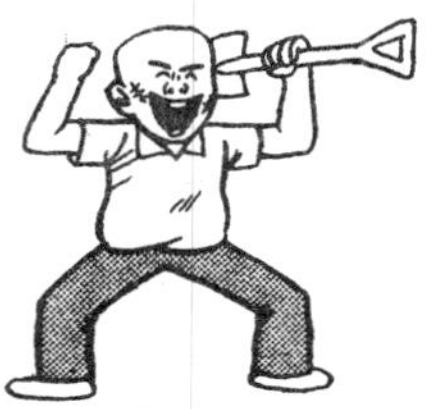

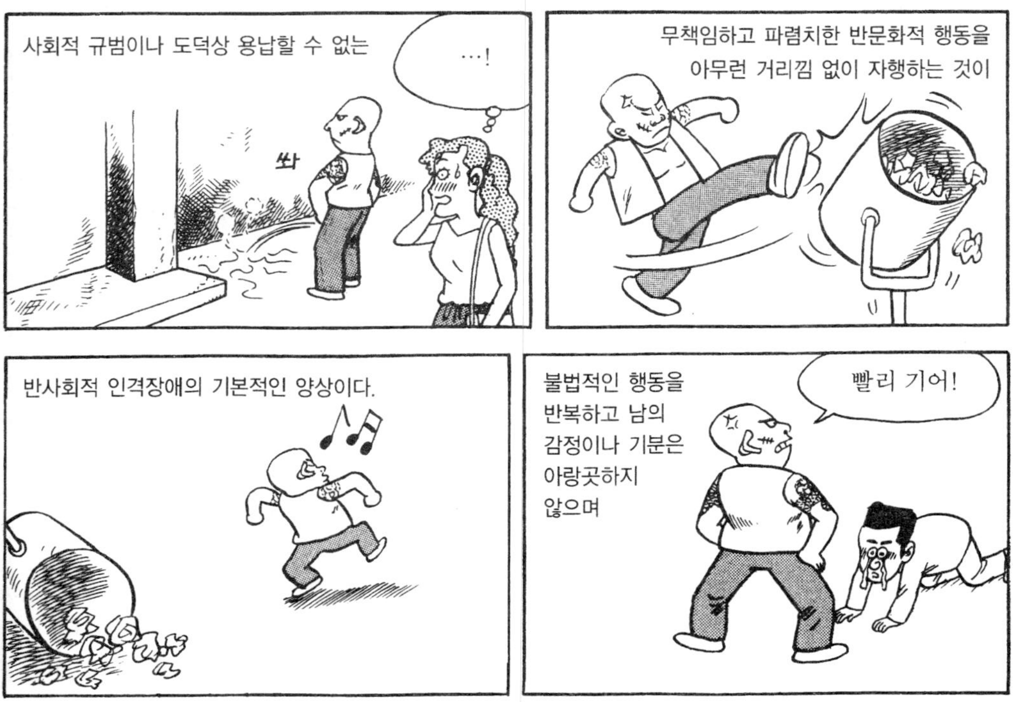
사회적 규범이나 도덕상 용납할 수 없는
…!
싹
무책임하고 파렴치한 반문화적 행동을
아무런 거리낌 없이 자행하는 것이
반사회적 인격장애의 기본적인 양상이다.
불법적인 행동을
반복하고 남의
감정이나 기분은
아랑곳하지
않으며
빨리 기어!

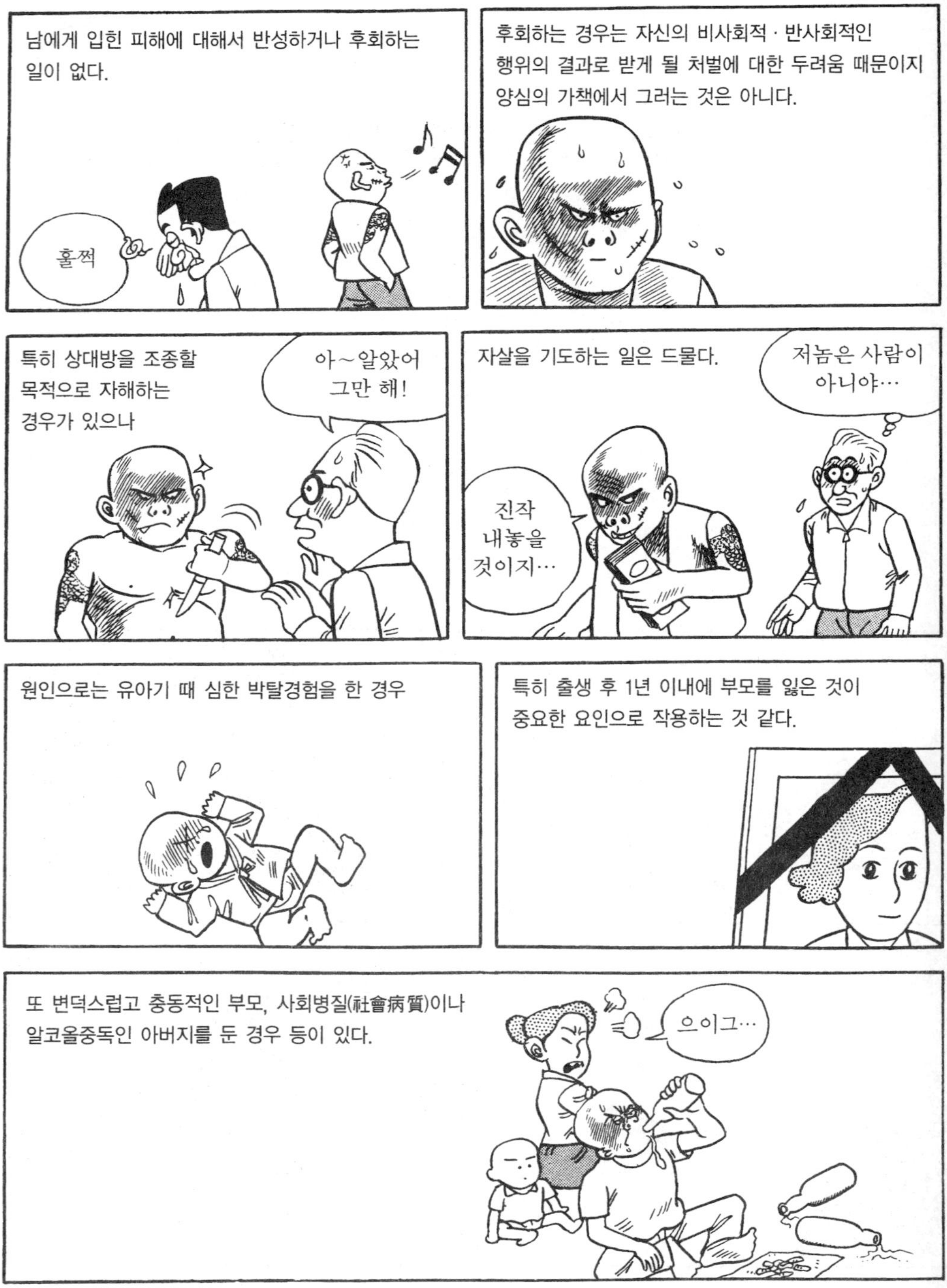
남에게 입힌 피해에 대해서 반성하거나 후회하는
일이 없다.
훌쩍
후회하는 경우는 자신의 비사회적 · 반사회적인
행위의 결과로 받게 될 처벌에 대한 두려움 때문이지
양심의 가책에서 그러는 것은 아니다.
특히 상대방을 조종할
목적으로 자해하는
경우가 있으나
아~알았어
그만 해!
자살을 기도하는 일은 드물다.
저놈은 사람이
아니야…
진작
내놓을
것이지…
원인으로는 유아기 때 심한 박탈경험을 한 경우
특히 출생 후 1년 이내에 부모를 잃은 것이
중요한 요인으로 작용하는 것 같다.
또 변덕스럽고 충동적인 부모, 사회병질(社會病質)이나
알코올중독인 아버지를 둔 경우 등이 있다.
으이그…

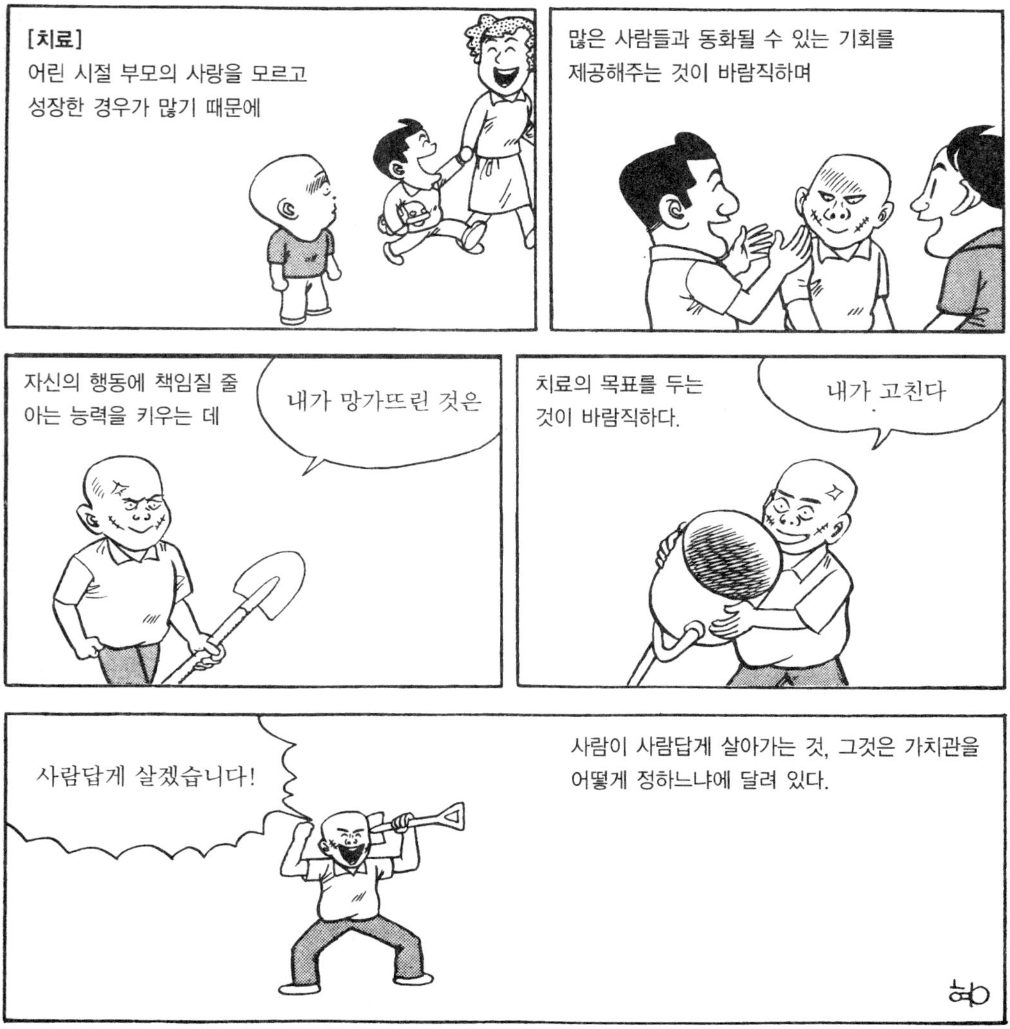
[치료]
어린 시절 부모의 사랑을 모르고
성장한 경우가 많기 때문에
많은 사람들과 동화될 수 있는 기회를
제공해주는 것이 바람직하며
자신의 행동에 책임질 줄
아는 능력을 키우는 데
내가 망가뜨린 것은
치료의 목표를 두는
것이 바람직하다.
내가 고친다
사람답게 살겠습니다!
사람이 사람답게 살아가는 것, 그것은 가치관을
어떻게 정하느냐에 달려 있다.

21. 경계성 인격장애

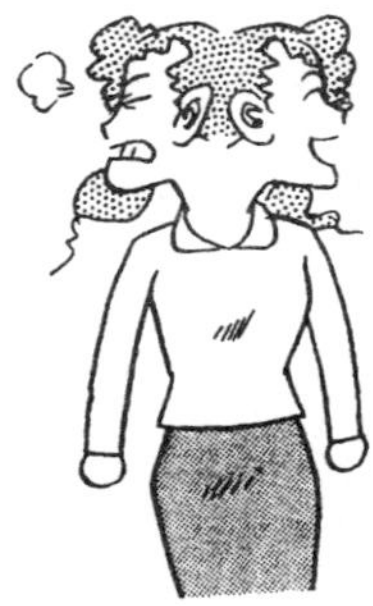

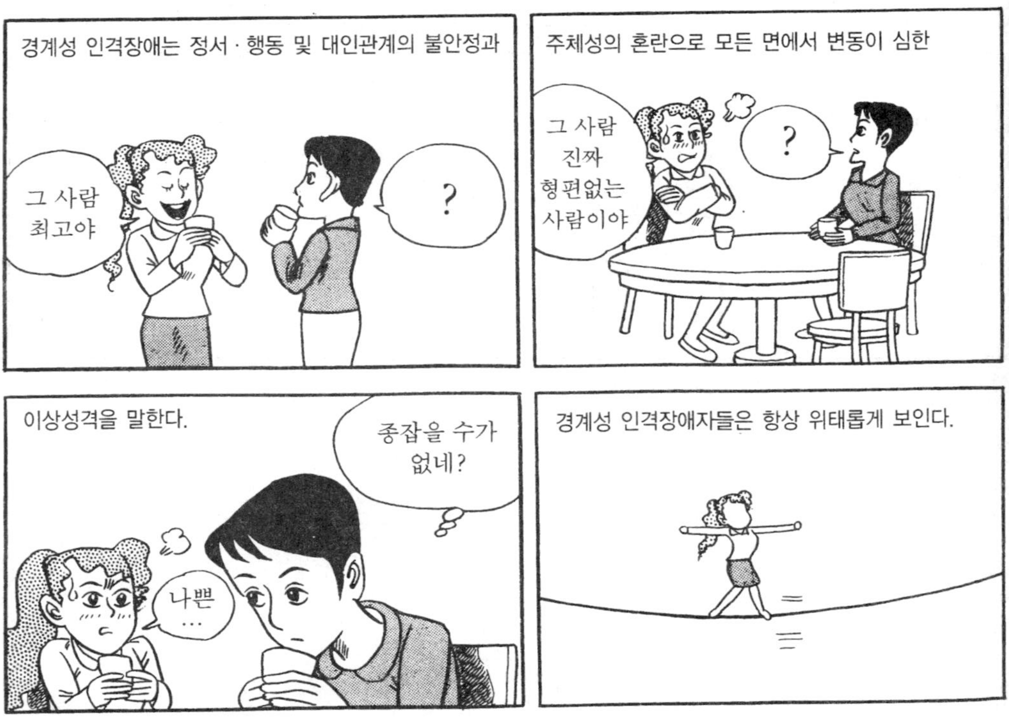
경계성 인격장애는 정서 · 행동 및 대인관계의 불안정과
그 사람 최고야
?
주체성의 혼란으로 모든 면에서 변동이 심한
그 사람 진짜 형편없는 사람이야
?
이상성격을 말한다.
종잡을 수가 없네?
나쁜 …
경계성 인격장애자들은 항상 위태롭게 보인다.

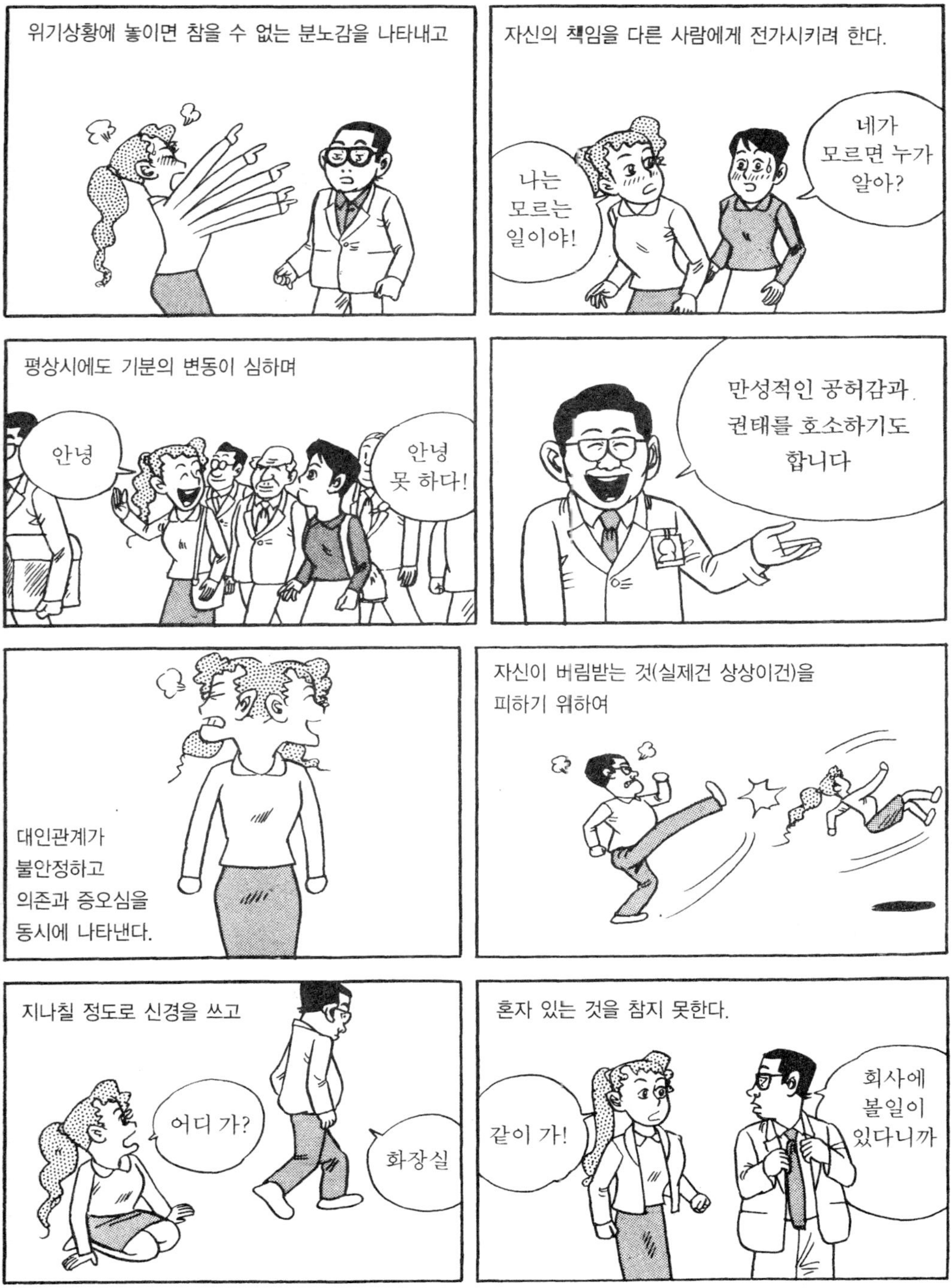
위기상황에 놓이면 참을 수 없는 분노감을 나타내고
자신의 책임을 다른 사람에게 전가시키려 한다.
나는 모르는 일이야!
네가 모르면 누가 알아?
평상시에도 기분의 변동이 심하며
안녕
안녕 못 하다!
만성적인 공허감과 권태를 호소하기도 합니다
대인관계가 불안정하고 의존과 증오심을 동시에 나타낸다.
자신이 버림받는 것(실제건 상상이건)을 피하기 위하여
지나칠 정도로 신경을 쓰고
어디 가?
화장실
혼자 있는 것을 참지 못한다.
같이 가!
회사에 볼일이 있다니까

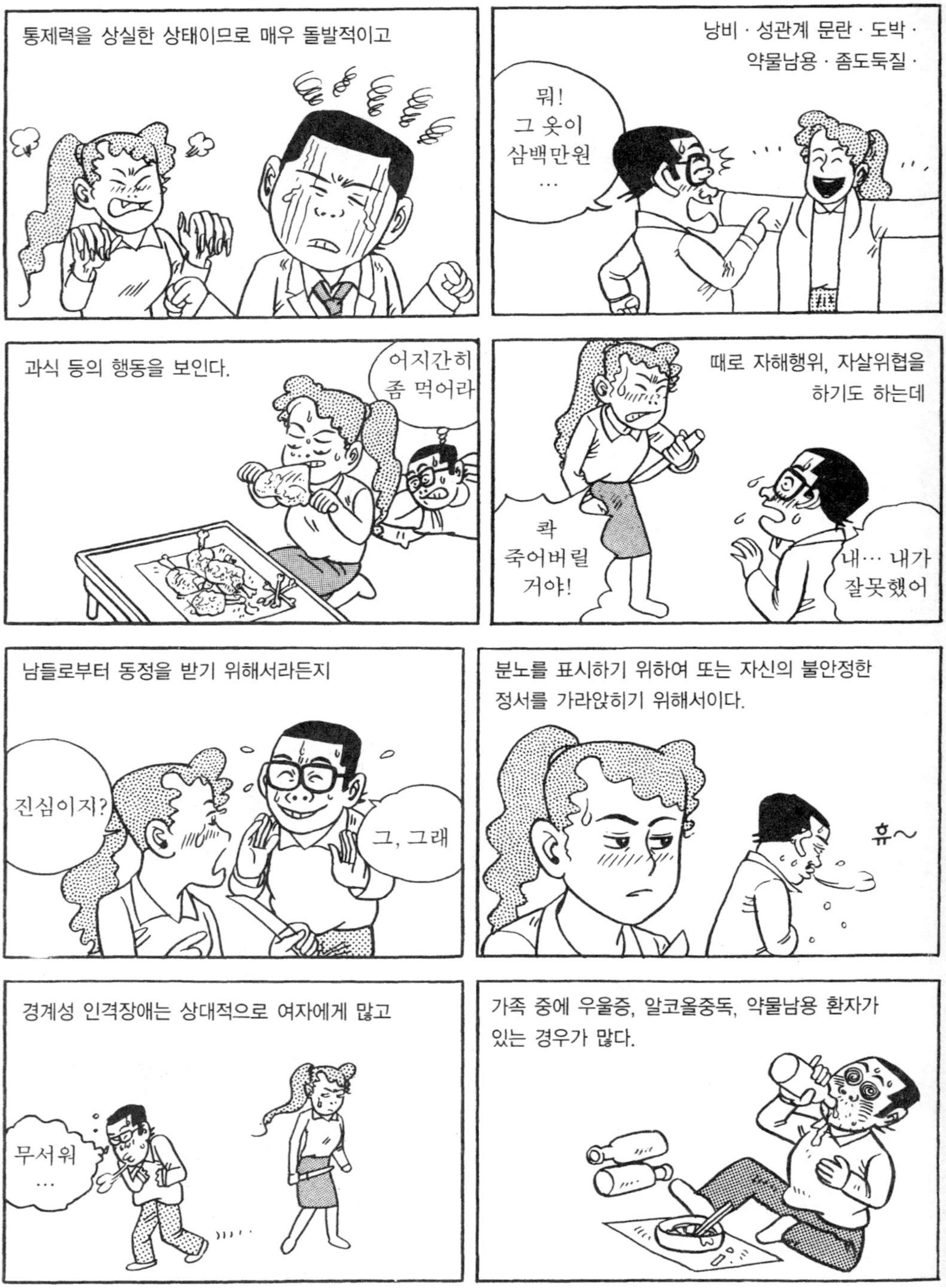
통제력을 상실한 상태이므로 매우 돌발적이고
낭비 · 성관계 문란 · 도박 ·
약물남용 · 좀도둑질 ·
뭐!
그 옷이
삼백만원
…
과식 등의 행동을 보인다.
어지간히
좀 먹어라
때로 자해행위, 자살위협을
하기도 하는데
콱
죽어버릴
거야!
내… 내가
잘못했어
남들로부터 동정을 받기 위해서라든지
진심이지?
그, 그래
분노를 표시하기 위하여 또는 자신의 불안정한
정서를 가라앉히기 위해서이다.
휴~
경계성 인격장애는 상대적으로 여자에게 많고
무서워
…
가족 중에 우울증, 알코올중독, 약물남용 환자가
있는 경우가 많다.

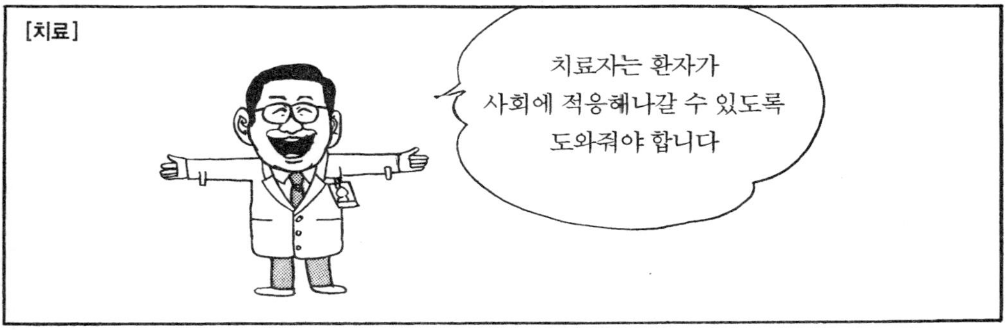
[치료]
치료자는 환자가
사회에 적응해나갈 수 있도록
도와줘야 합니다

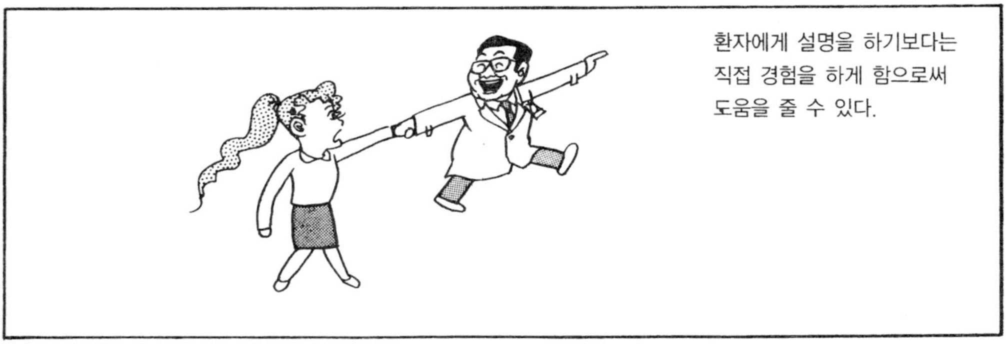
환자에게 설명을 하기보다는
직접 경험을 하게 함으로써
도움을 줄 수 있다.

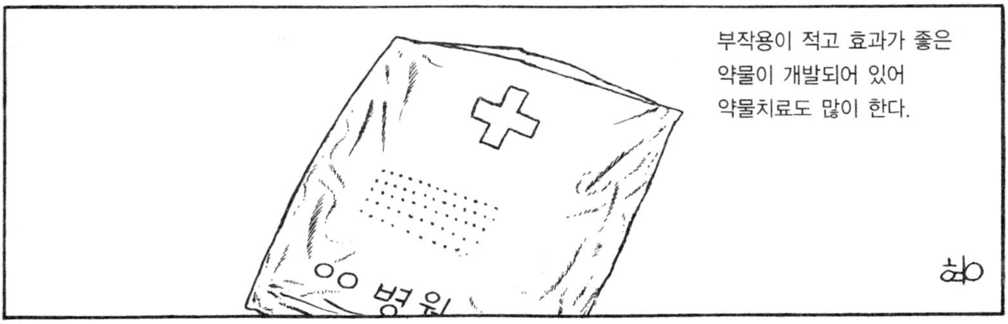
부작용이 적고 효과가 좋은
약물이 개발되어 있어
약물치료도 많이 한다.

22. 불안성(회피성) 인격장애

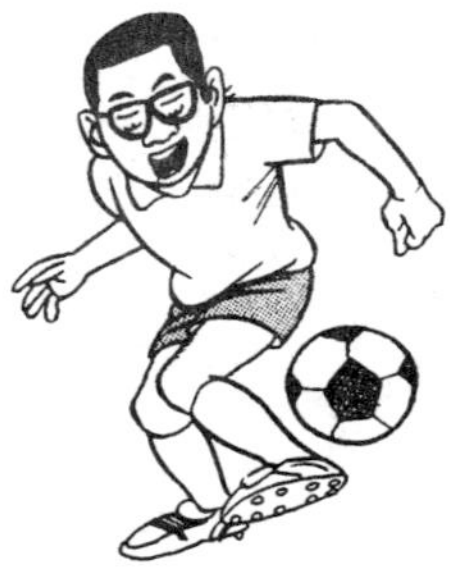

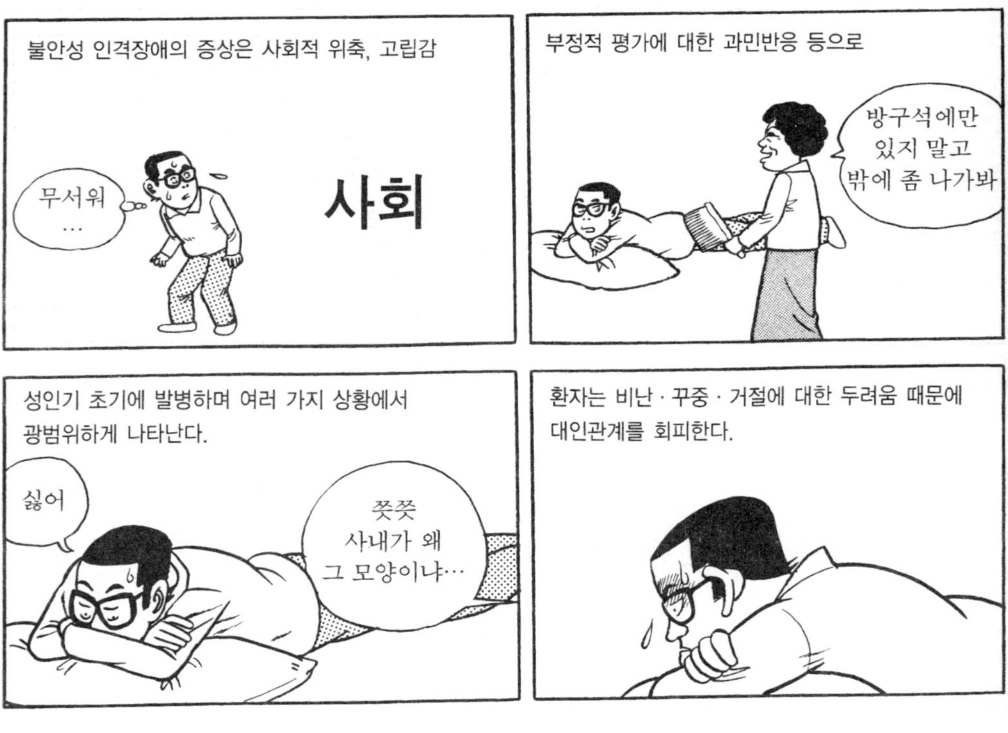

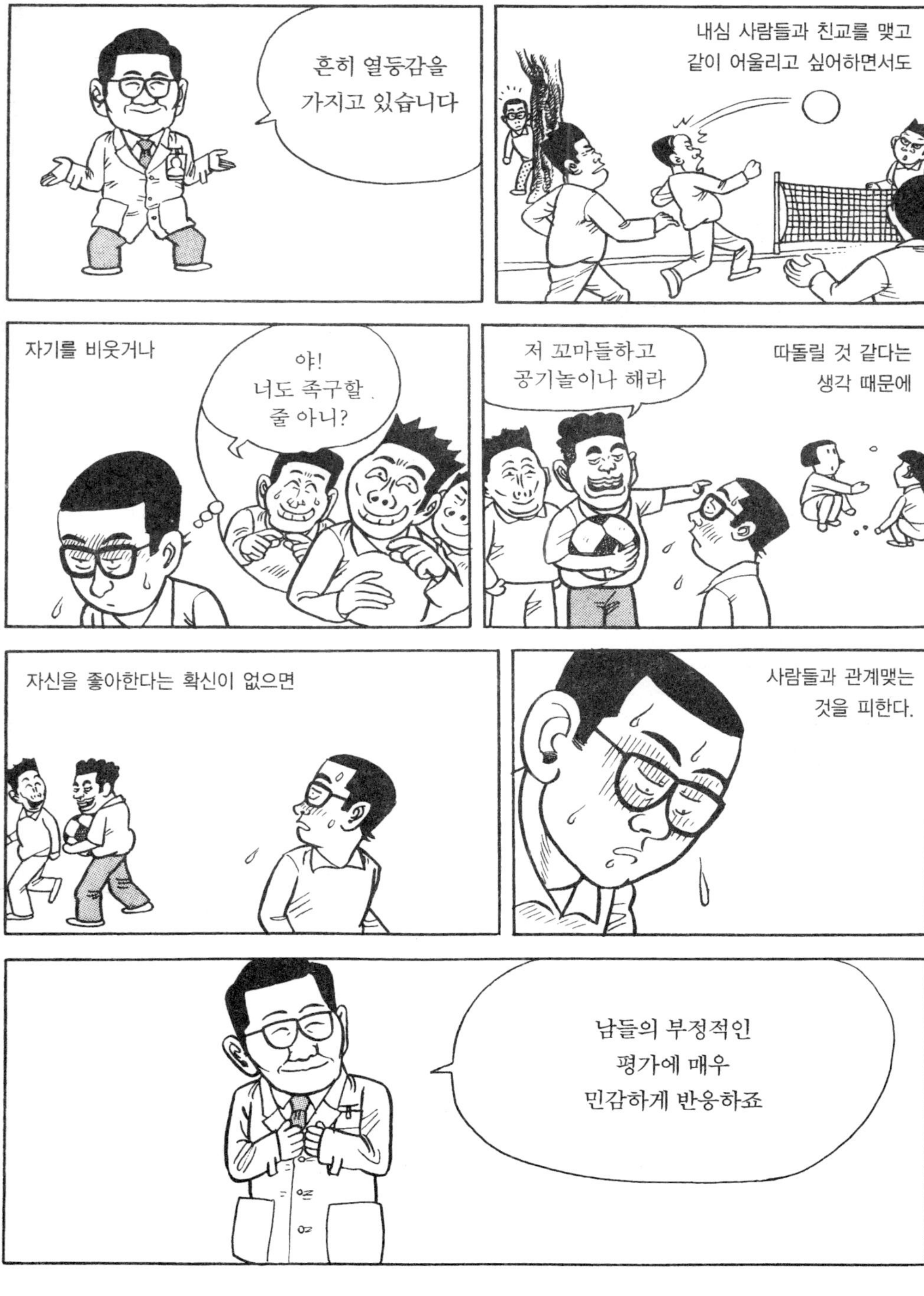
흔히 열등감을
가지고 있습니다
내심 사람들과 친교를 맺고
같이 어울리고 싶어하면서도
자기를 비웃거나
야!
너도 족구할
줄 아니?
저 꼬마들하고
공기놀이나 해라
따돌릴 것 같다는
생각 때문에
자신을 좋아한다는 확신이 없으면
사람들과 관계맺는
것을 피한다.
남들의 부정적인
평가에 매우
민감하게 반응하죠

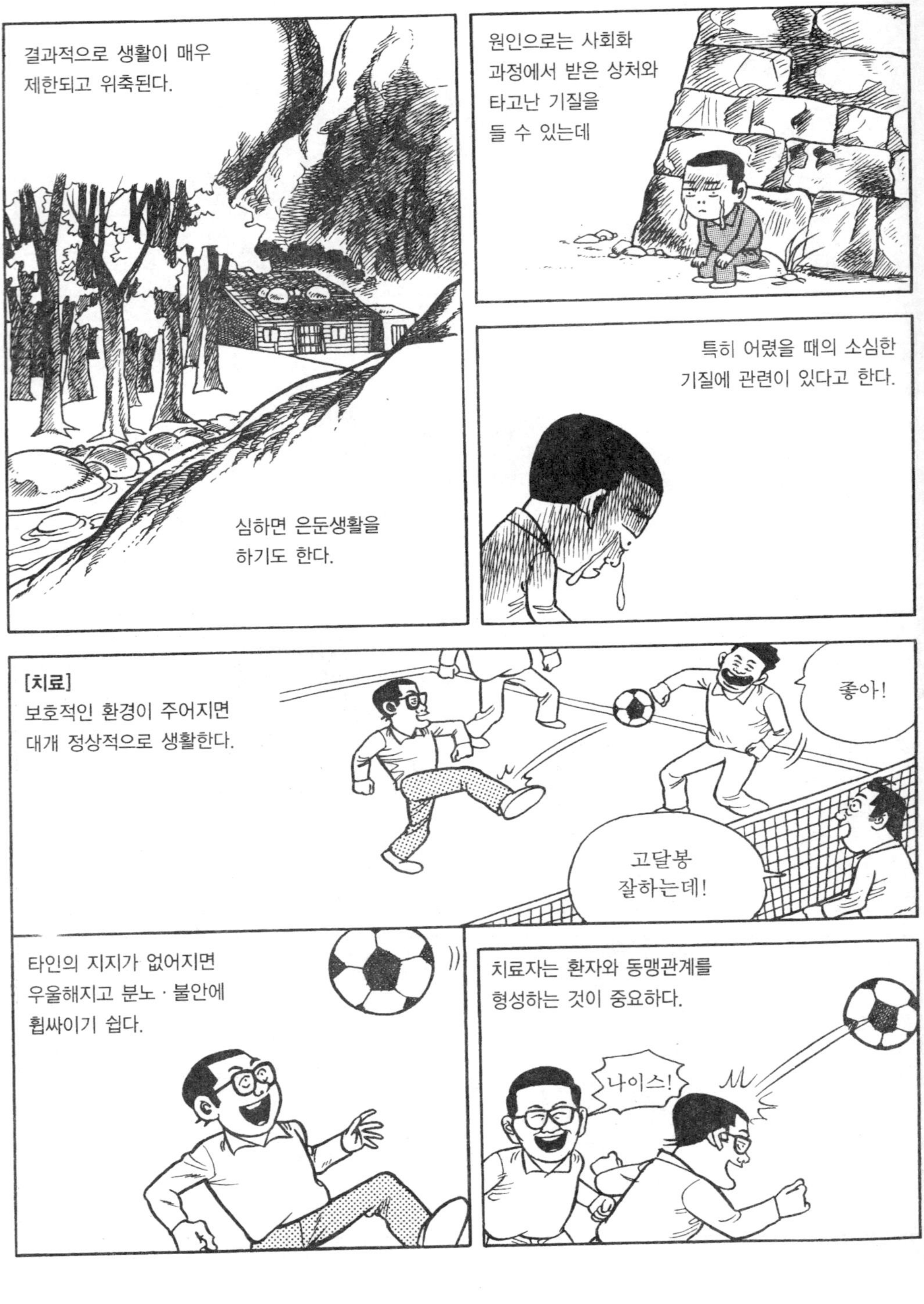
결과적으로 생활이 매우 제한되고 위축된다.
심하면 은둔생활을 하기도 한다.
원인으로는 사회화 과정에서 받은 상처와 타고난 기질을 들 수 있는데
특히 어렸을 때의 소심한 기질에 관련이 있다고 한다.
[치료]
보호적인 환경이 주어지면 대개 정상적으로 생활한다.
좋아!
고달봉 잘하는데!
타인의 지지가 없어지면 우울해지고 분노 · 불안에 휩싸이기 쉽다.
치료자는 환자와 동맹관계를 형성하는 것이 중요하다.
나이스!

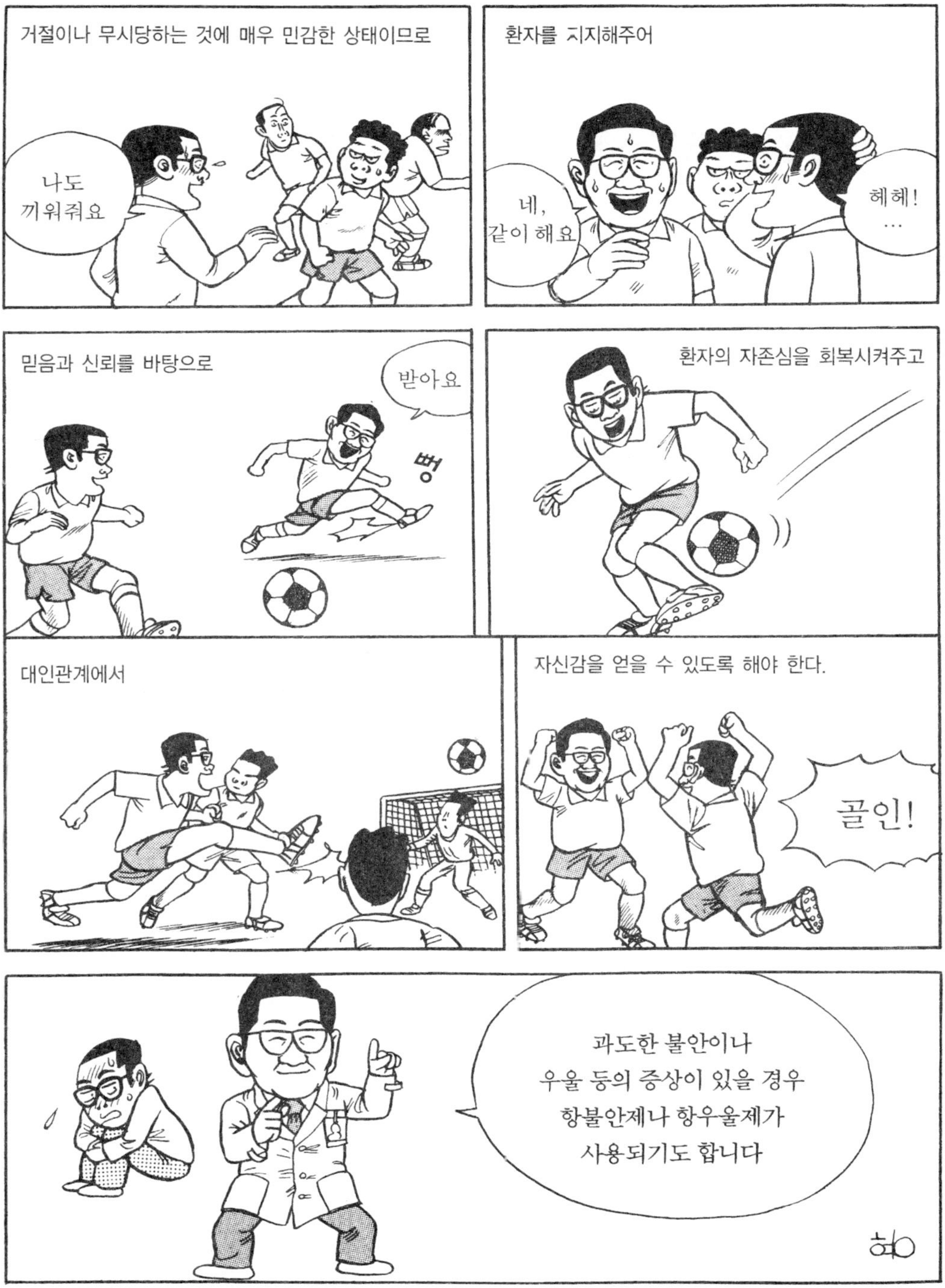
거절이나 무시당하는 것에 매우 민감한 상태이므로
나도 끼워줘요
환자를 지지해주어
네, 같이 해요
헤헤! …
믿음과 신뢰를 바탕으로
받아요
뻥
환자의 자존심을 회복시켜주고
대인관계에서
자신감을 얻을 수 있도록 해야 한다.
골인!
과도한 불안이나 우울 등의 증상이 있을 경우 항불안제나 항우울제가 사용되기도 합니다

23. 의존성 인격장애

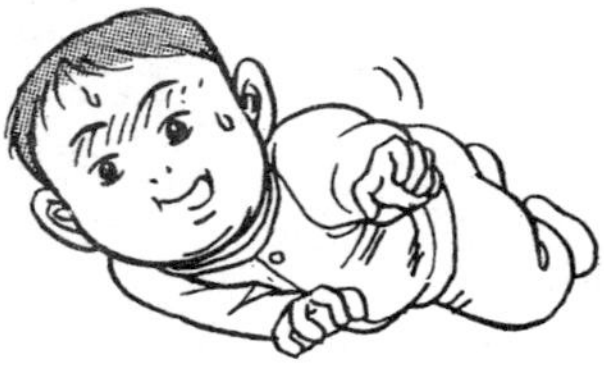

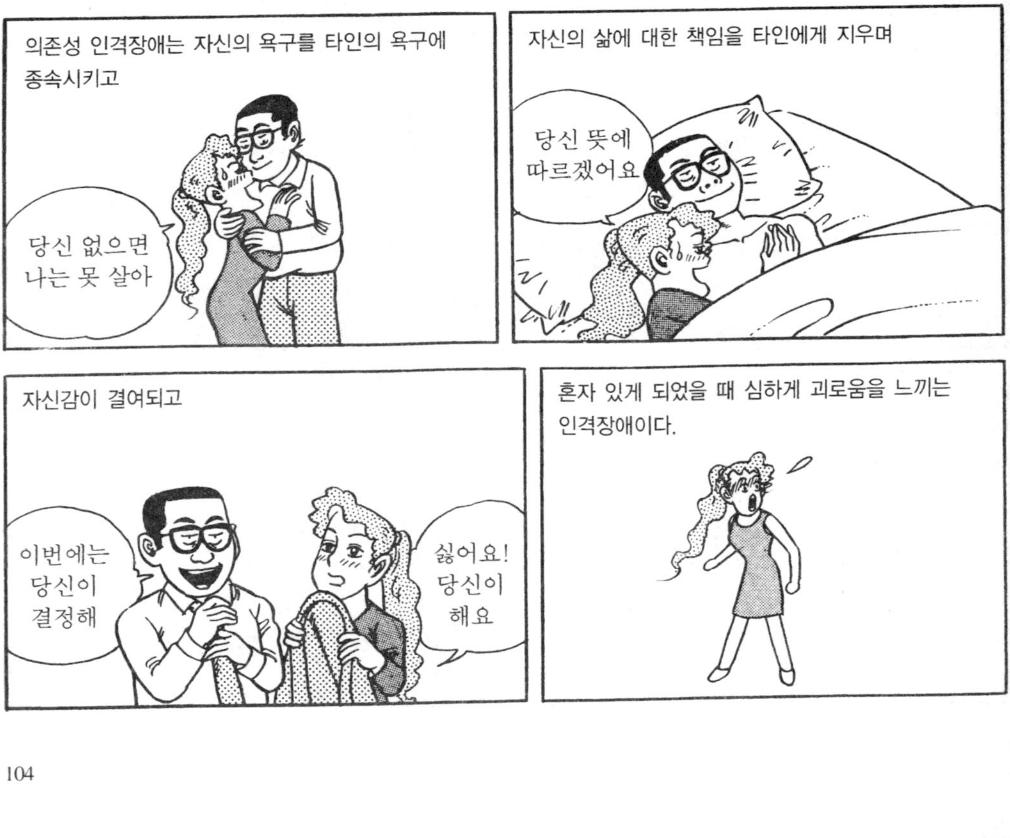
의존성 인격장애는 자신의 욕구를 타인의 욕구에 종속시키고
당신 없으면 나는 못 살아
자신의 삶에 대한 책임을 타인에게 지우며
당신 뜻에 따르겠어요
자신감이 결여되고
이번에는 당신이 결정해
싫어요! 당신이 해요
혼자 있게 되었을 때 심하게 괴로움을 느끼는 인격장애이다.

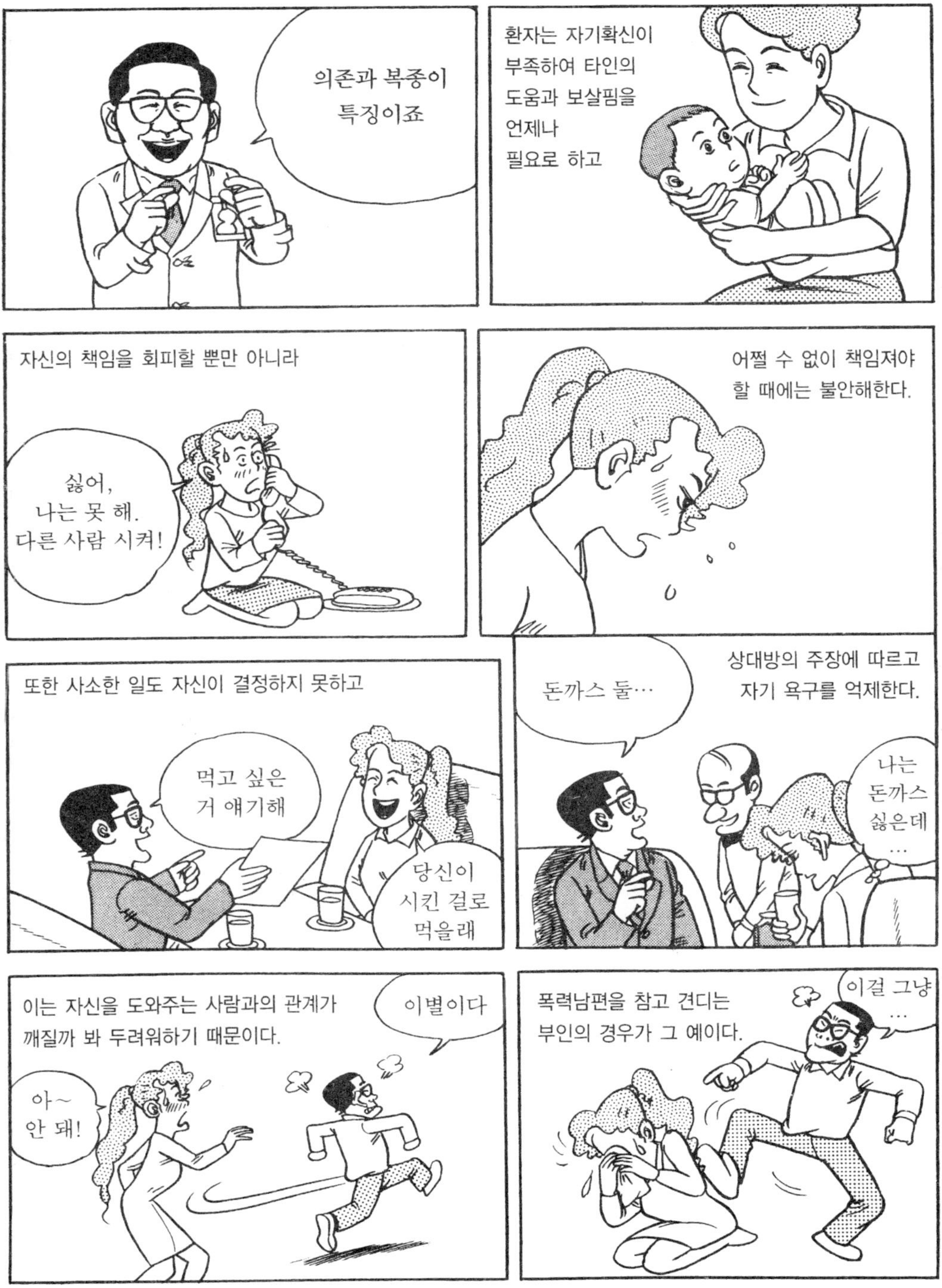
의존과 복종이 특징이죠
환자는 자기확신이 부족하여 타인의 도움과 보살핌을 언제나 필요로 하고
자신의 책임을 회피할 뿐만 아니라
싫어, 나는 못 해. 다른 사람 시켜!
어쩔 수 없이 책임져야 할 때에는 불안해한다.
또한 사소한 일도 자신이 결정하지 못하고
먹고 싶은 거 얘기해
당신이 시킨 걸로 먹을래
돈까스 둘…
상대방의 주장에 따르고 자기 욕구를 억제한다.
나는 돈까스 싫은데…
이는 자신을 도와주는 사람과의 관계가 깨질까 봐 두려워하기 때문이다.
이별이다
아~ 안 돼!
폭력남편을 참고 견디는 부인의 경우가 그 예이다.
이걸 그냥…

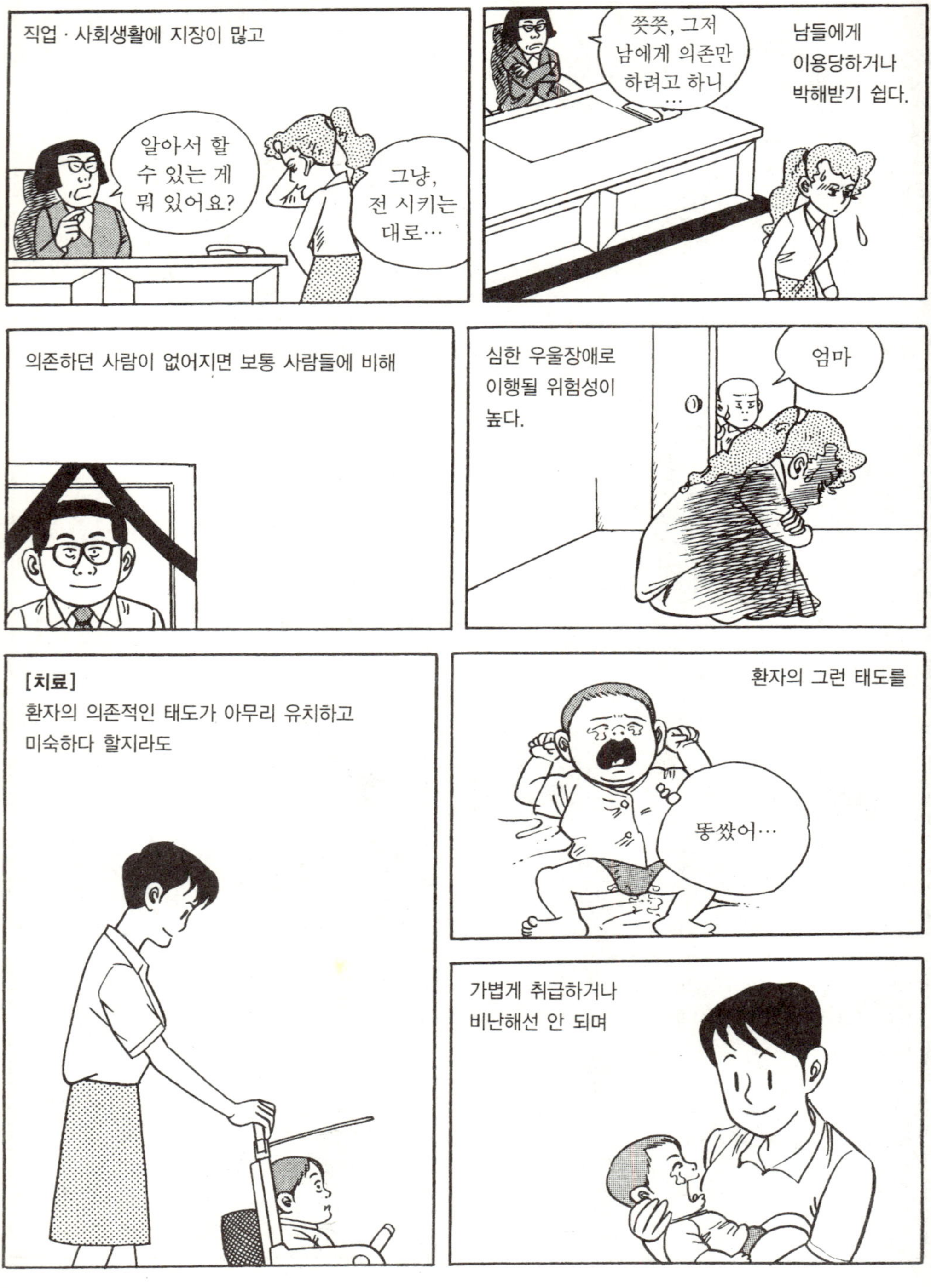
직업 · 사회생활에 지장이 많고
알아서 할 수 있는 게 뭐 있어요?
그냥, 전 시키는 대로…
쯧쯧, 그저 남에게 의존만 하려고 하니…
남들에게 이용당하거나 박해받기 쉽다.
의존하던 사람이 없어지면 보통 사람들에 비해
심한 우울장애로 이행될 위험성이 높다.
엄마
[치료]
환자의 의존적인 태도가 아무리 유치하고 미숙하다 할지라도
환자의 그런 태도를
똥쌌어…
가볍게 취급하거나 비난해선 안 되며

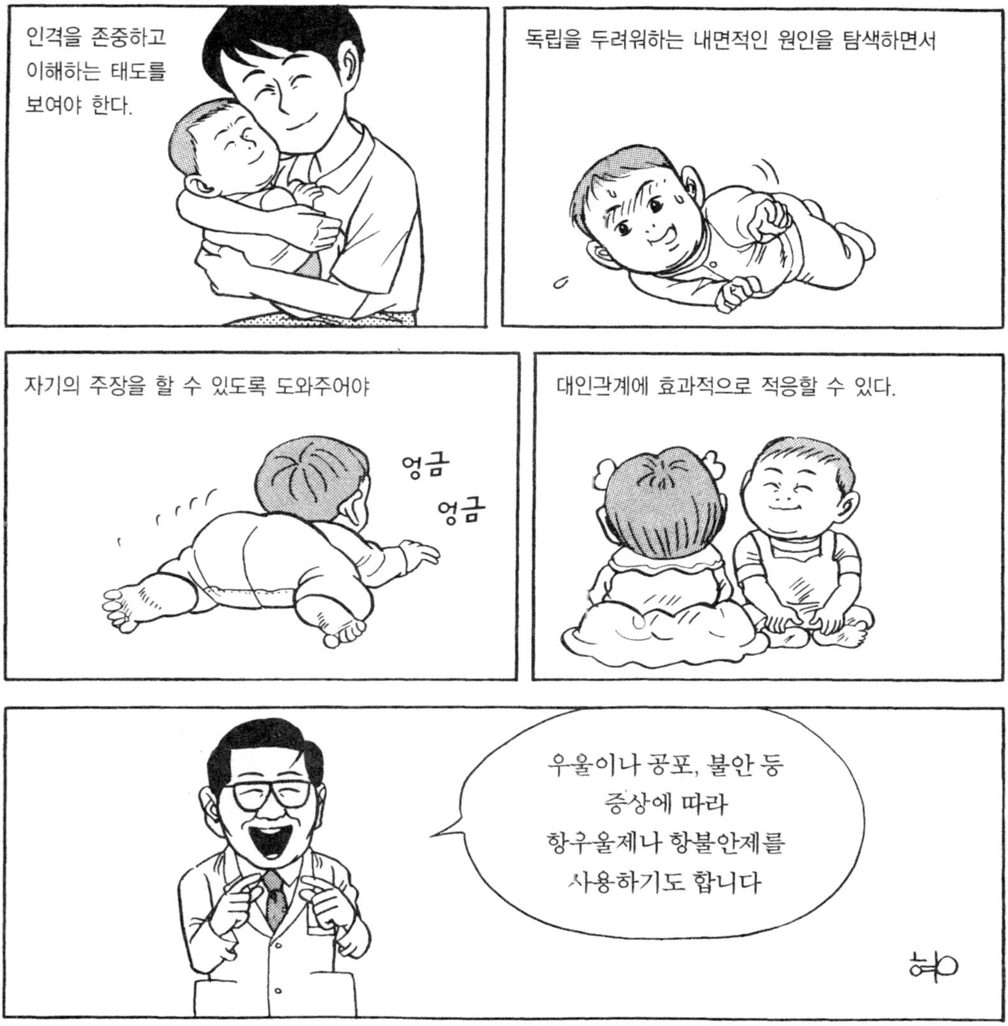
인격을 존중하고
이해하는 태도를
보여야 한다.
독립을 두려워하는 내면적인 원인을 탐색하면서
자기의 주장을 할 수 있도록 도와주어야
엉금
엉금
대인관계에 효과적으로 적응할 수 있다.
우울이나 공포, 불안 등
증상에 따라
항우울제나 항불안제를
사용하기도 합니다

24. 적응장애

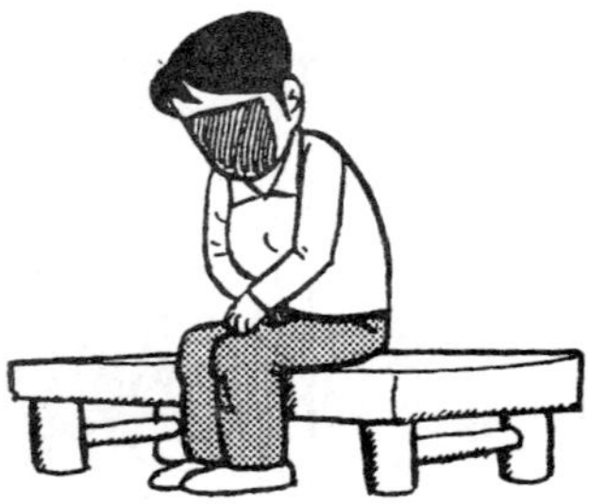

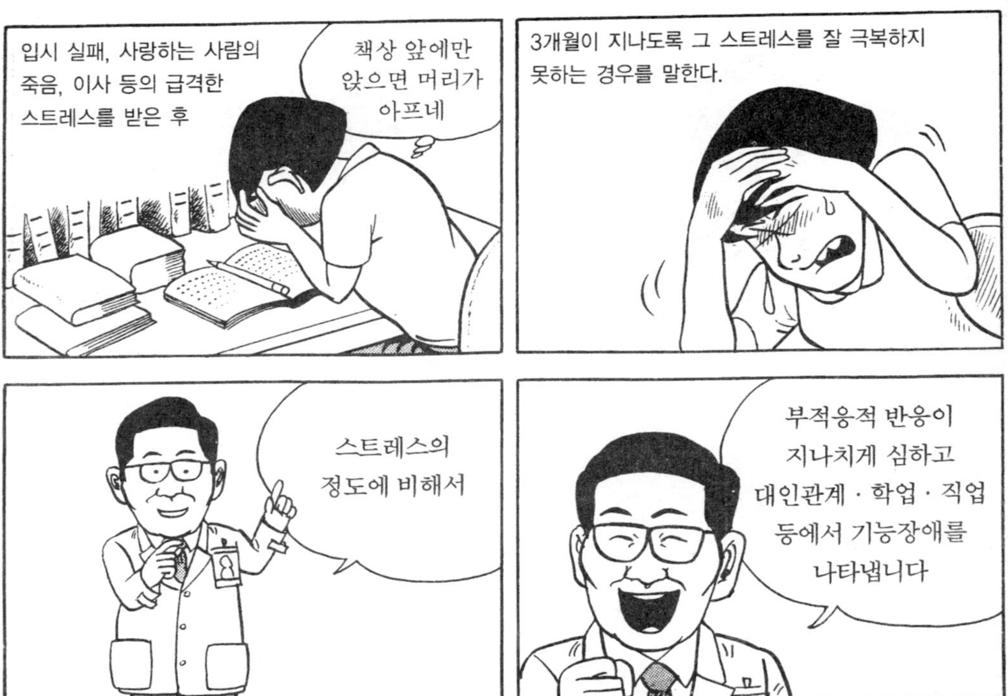
입시 실패, 사랑하는 사람의 죽음, 이사 등의 급격한 스트레스를 받은 후
책상 앞에만 앉으면 머리가 아프네
3개월이 지나도록 그 스트레스를 잘 극복하지 못하는 경우를 말한다.
스트레스의 정도에 비해서
부적응적 반응이 지나치게 심하고 대인관계 · 학업 · 직업 등에서 기능장애를 나타냅니다

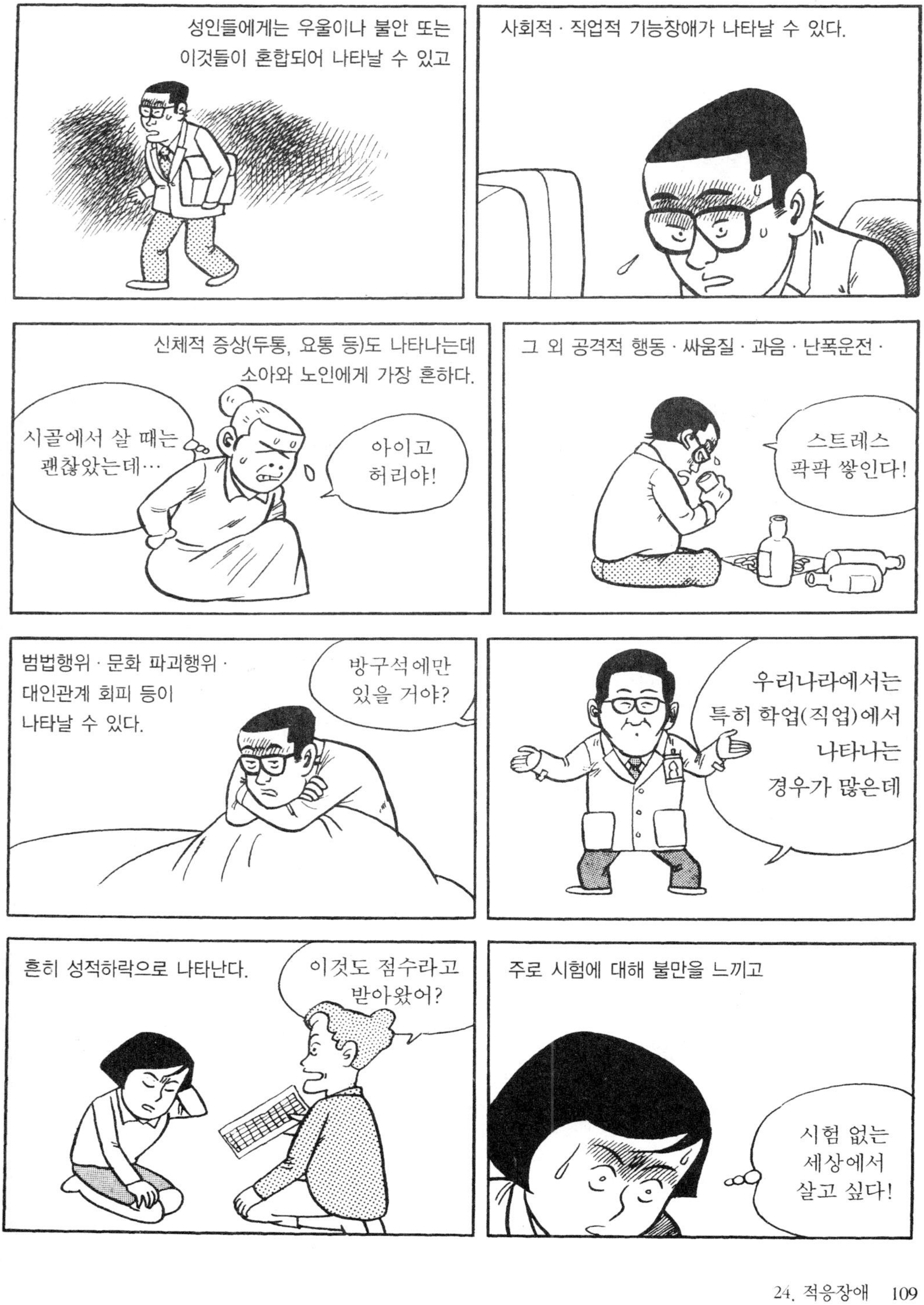
성인들에게는 우울이나 불안 또는 이것들이 혼합되어 나타날 수 있고
사회적 · 직업적 기능장애가 나타날 수 있다.
신체적 증상(두통, 요통 등)도 나타나는데 소아와 노인에게 가장 흔하다.
시골에서 살 때는 괜찮았는데…
아이고 허리야!
그 외 공격적 행동 · 싸움질 · 과음 · 난폭운전 ·
스트레스 팍팍 쌓인다!
범법행위 · 문화 파괴행위 · 대인관계 회피 등이 나타날 수 있다.
방구석에만 있을 거야?
우리나라에서는 특히 학업(직업)에서 나타나는 경우가 많은데
흔히 성적하락으로 나타난다.
이것도 점수라고 받아왔어?
주로 시험에 대해 불만을 느끼고
시험 없는 세상에서 살고 싶다!

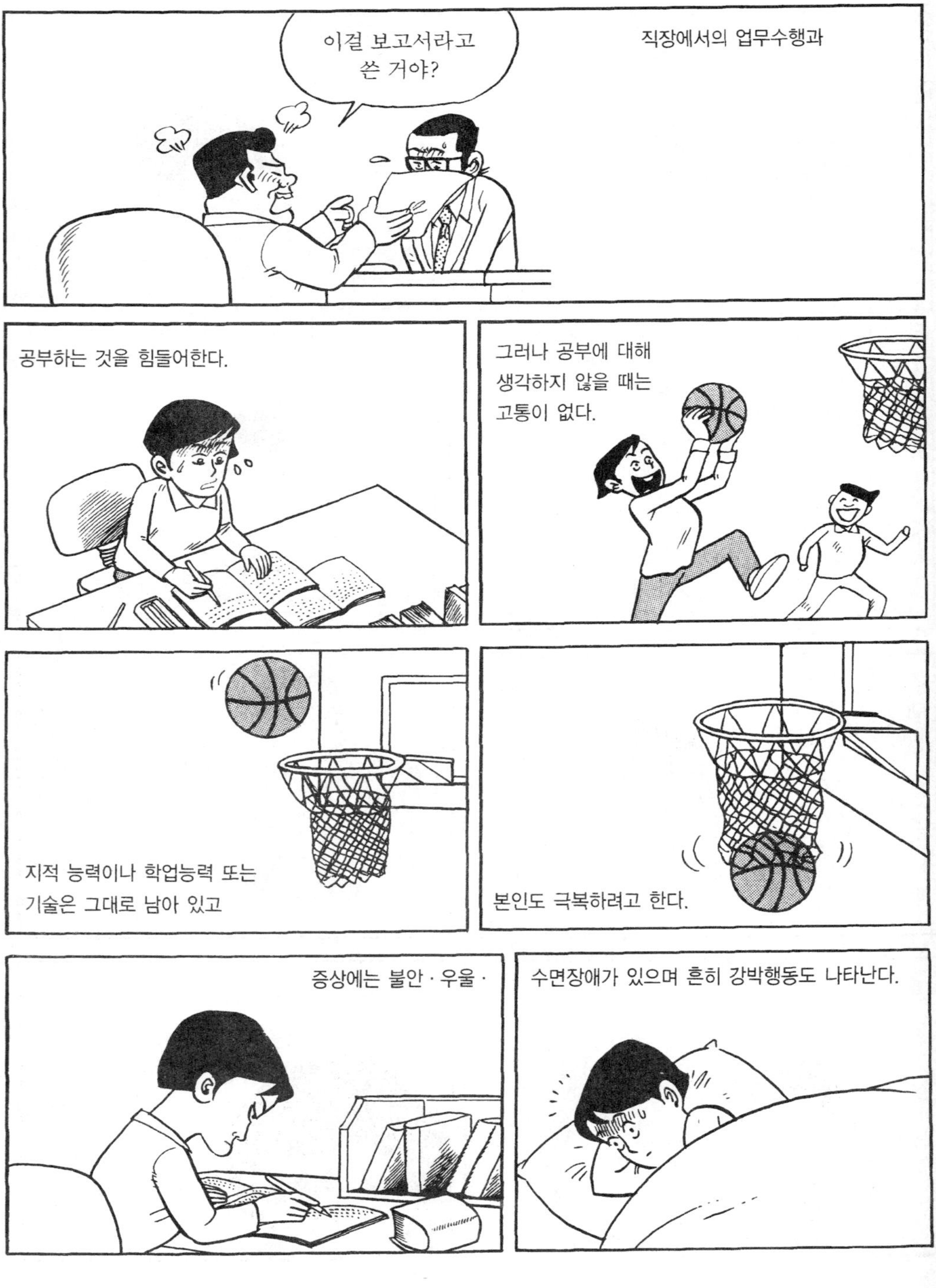
이걸 보고서라고 쓴 거야?
직장에서의 업무수행과
공부하는 것을 힘들어한다.
그러나 공부에 대해 생각하지 않을 때는 고통이 없다.
지적 능력이나 학업능력 또는 기술은 그대로 남아 있고
본인도 극복하려고 한다.
증상에는 불안 · 우울 ·
수면장애가 있으며 흔히 강박행동도 나타난다.

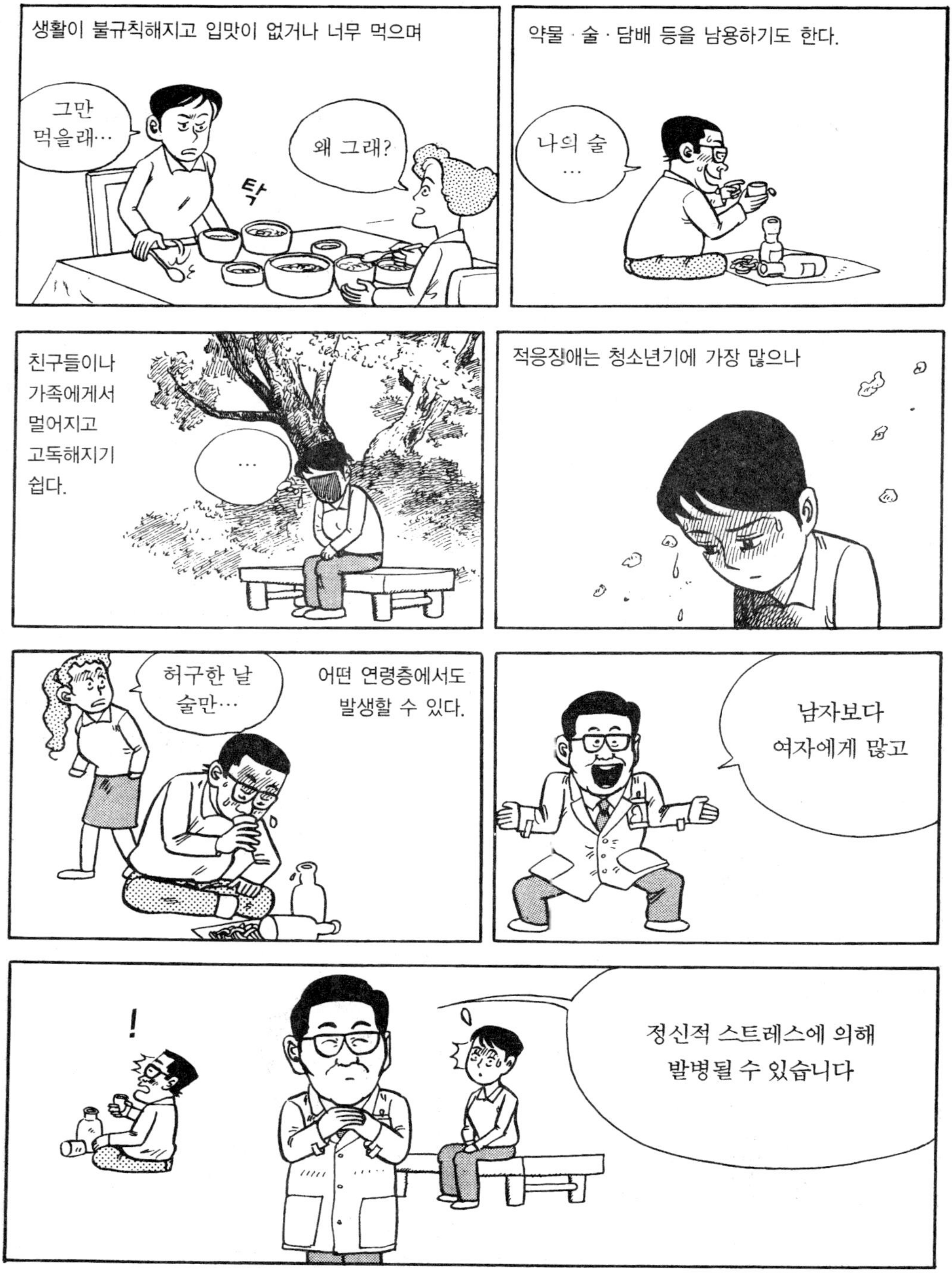
생활이 불규칙해지고 입맛이 없거나 너무 먹으며
그만 먹을래…
탁
왜 그래?
약물 · 술 · 담배 등을 남용하기도 한다.
나의 술 …
친구들이나 가족에게서 멀어지고 고독해지기 쉽다.
…
적응장애는 청소년기에 가장 많으나
허구한 날 술만…
어떤 연령층에서도 발생할 수 있다.
남자보다 여자에게 많고
!
정신적 스트레스에 의해 발병될 수 있습니다

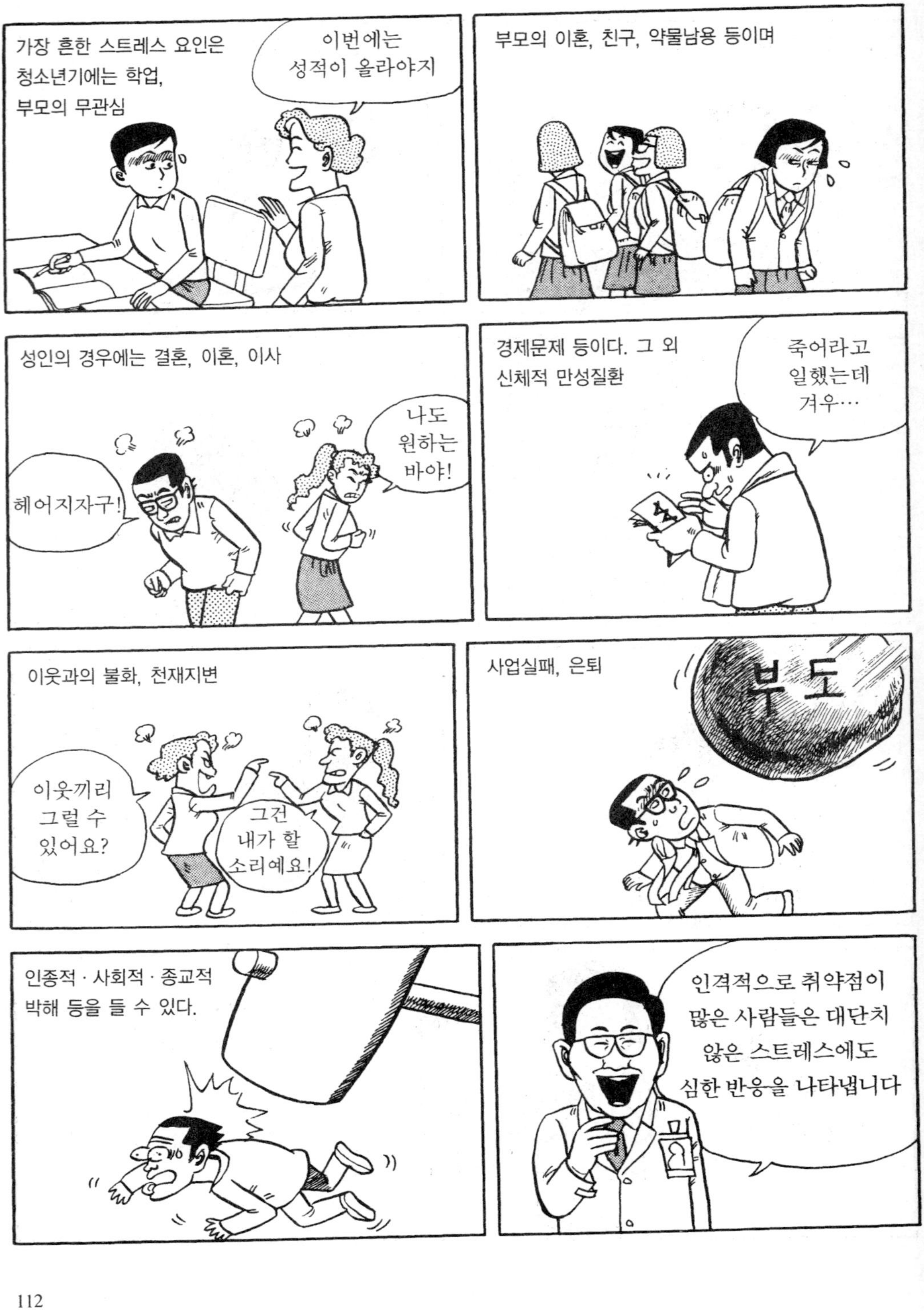
가장 흔한 스트레스 요인은 청소년기에는 학업, 부모의 무관심
이번에는 성적이 올라야지
부모의 이혼, 친구, 약물남용 등이며
성인의 경우에는 결혼, 이혼, 이사
헤어지자구!
나도 원하는 바야!
경제문제 등이다. 그 외 신체적 만성질환
죽어라고 일했는데 겨우…
이웃과의 불화, 천재지변
이웃끼리 그럴 수 있어요?
그건 내가 할 소리예요!
사업실패, 은퇴
부도
인종적 · 사회적 · 종교적 박해 등을 들 수 있다.
인격적으로 취약점이 많은 사람들은 대단치 않은 스트레스에도 심한 반응을 나타냅니다

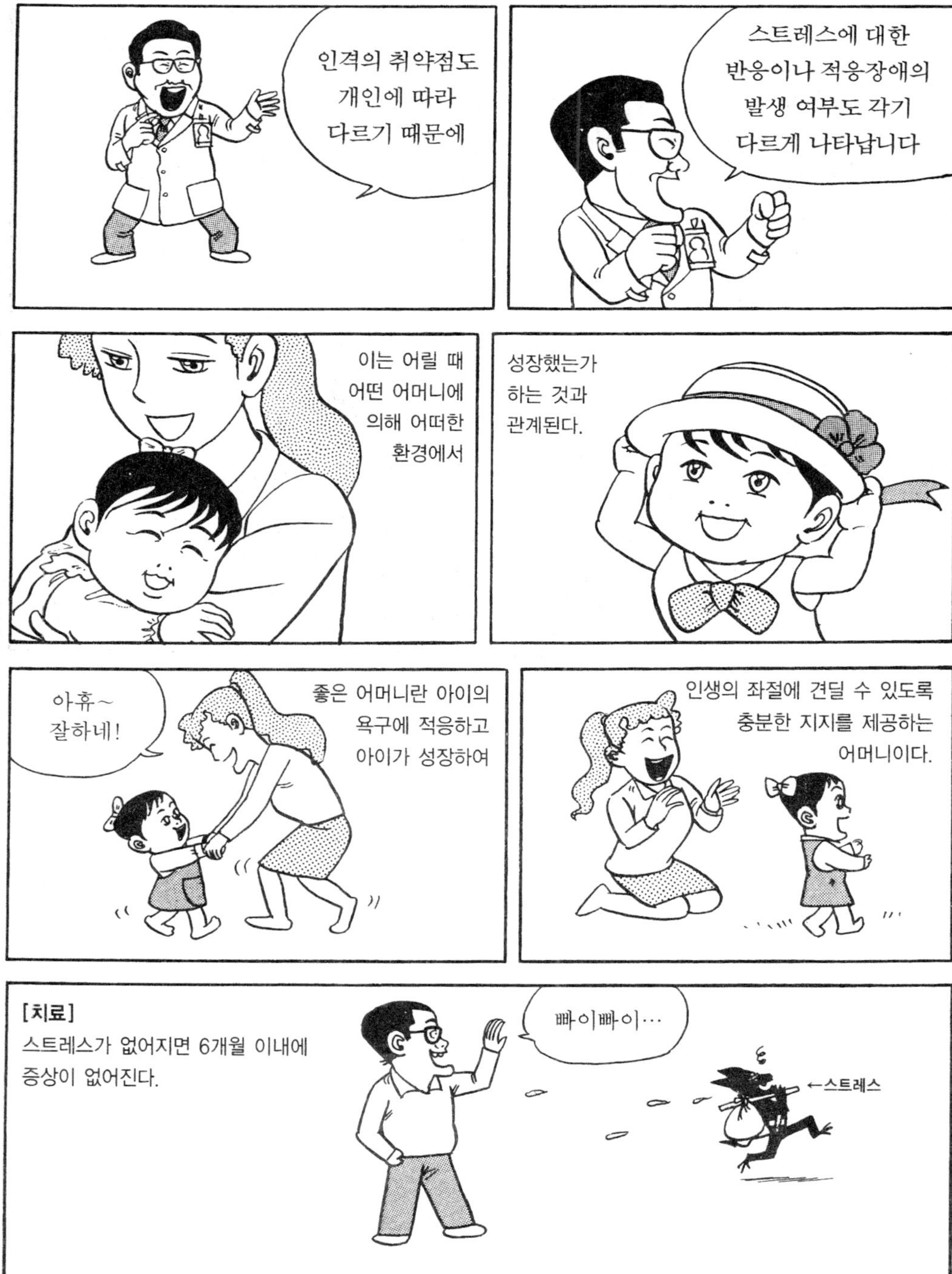
인격의 취약점도
개인에 따라
다르기 때문에
스트레스에 대한
반응이나 적응장애의
발생 여부도 각기
다르게 나타납니다
이는 어릴 때
어떤 어머니에
의해 어떠한
환경에서
성장했는가
하는 것과
관계된다.
아휴~
잘하네!
좋은 어머니란 아이의
욕구에 적응하고
아이가 성장하여
인생의 좌절에 견딜 수 있도록
충분한 지지를 제공하는
어머니이다.
[치료]
스트레스가 없어지면 6개월 이내에
증상이 없어진다.
빠이빠이…
←스트레스

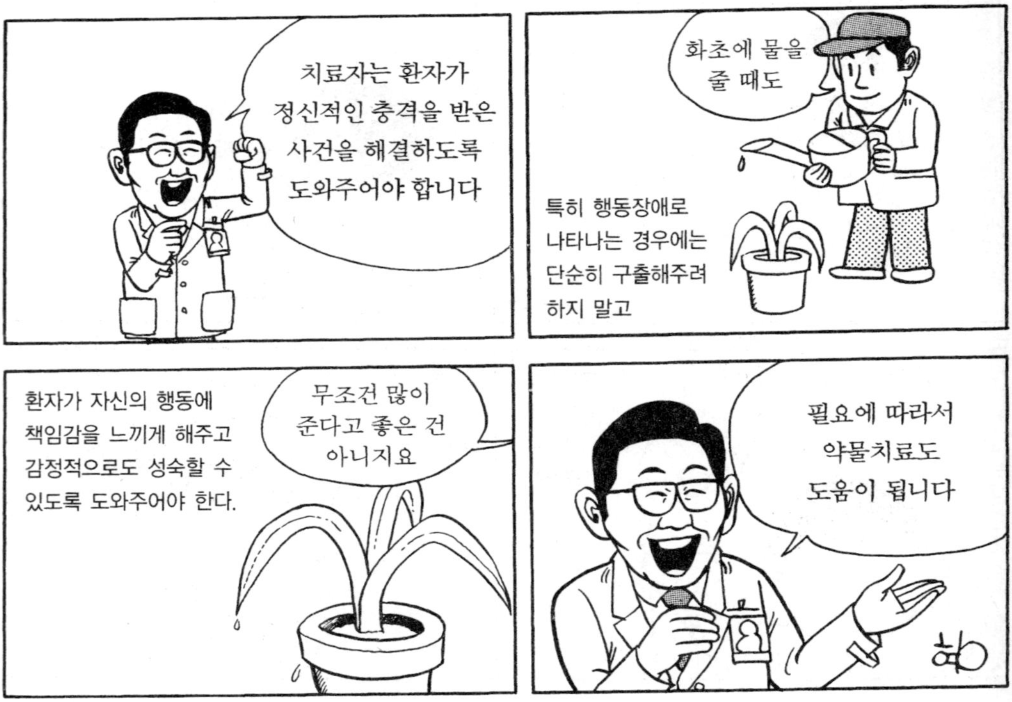
치료자는 환자가 정신적인 충격을 받은 사건을 해결하도록 도와주어야 합니다
화초에 물을 줄 때도
특히 행동장애로 나타나는 경우에는 단순히 구출해주려 하지 말고
환자가 자신의 행동에 책임감을 느끼게 해주고 감정적으로도 성숙할 수 있도록 도와주어야 한다.
무조건 많이 준다고 좋은 건 아니지요
필요에 따라서 약물치료도 도움이 됩니다

25. 직장스트레스

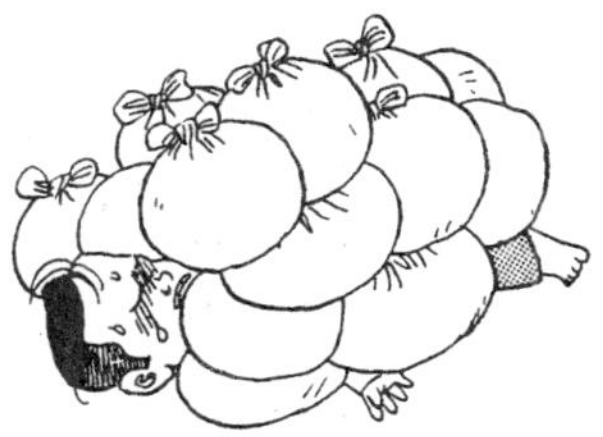

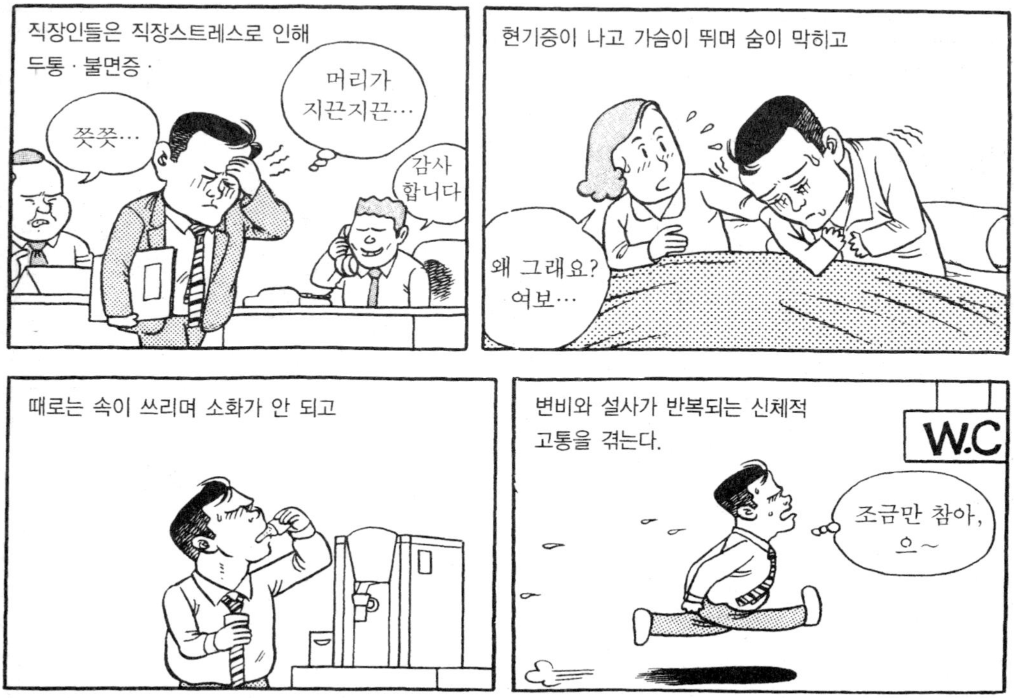
직장인들은 직장스트레스로 인해
두통 · 불면증 ·
쯧쯧…
머리가 지끈지끈…
감사합니다
현기증이 나고 가슴이 뛰며 숨이 막히고
왜 그래요? 여보…
때로는 속이 쓰리며 소화가 안 되고
변비와 설사가 반복되는 신체적
고통을 겪는다.
W.C
조금만 참아, 으~

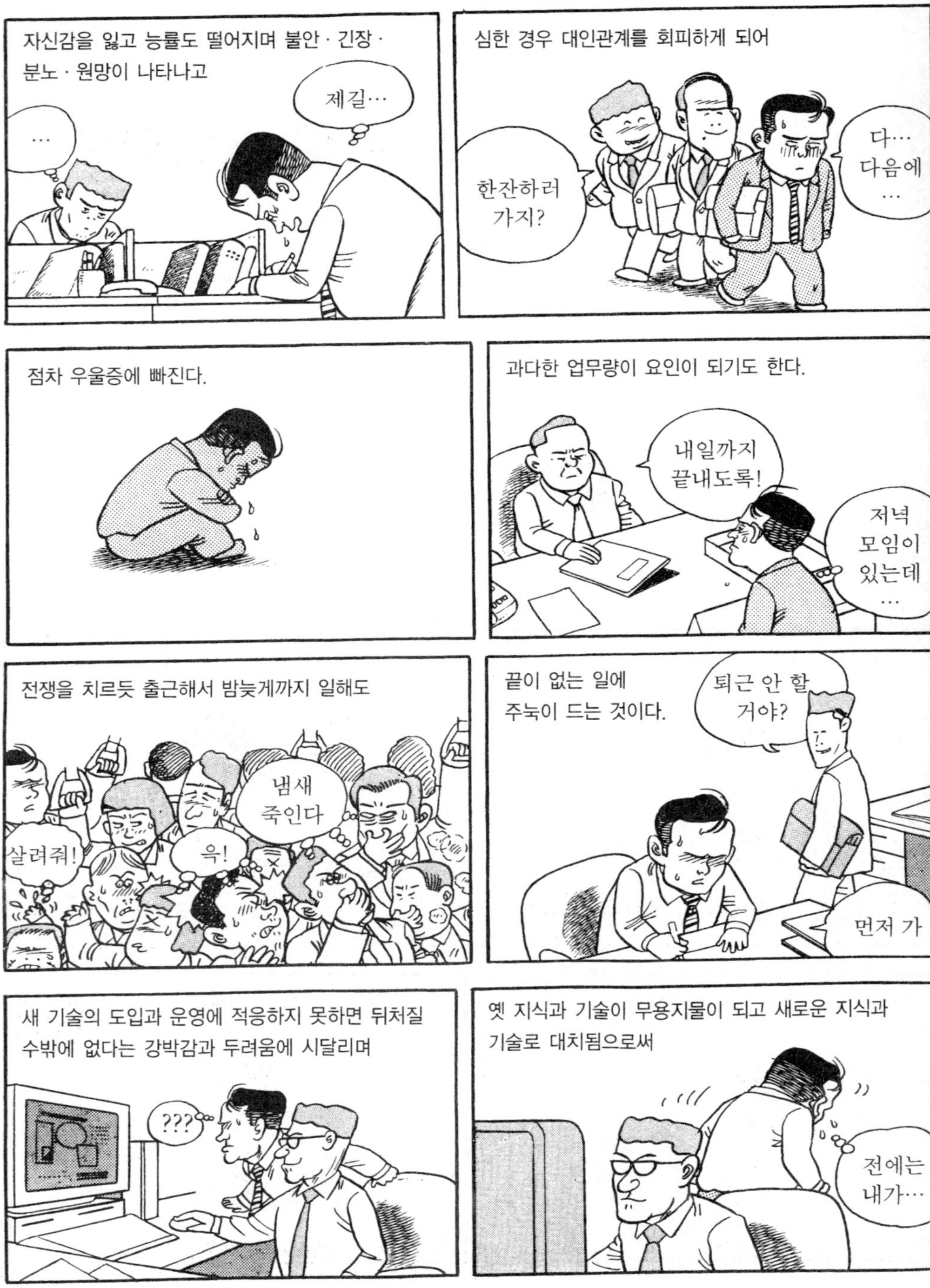
자신감을 잃고 능률도 떨어지며 불안 · 긴장 · 분노 · 원망이 나타나고
…
제길…
심한 경우 대인관계를 회피하게 되어
한잔하러 가지?
다… 다음에 …
점차 우울증에 빠진다.
과다한 업무량이 요인이 되기도 한다.
내일까지 끝내도록!
저녁 모임이 있는데 …
전쟁을 치르듯 출근해서 밤늦게까지 일해도
냄새 죽인다
살려줘!
윽!
끝이 없는 일에 주눅이 드는 것이다.
퇴근 안 할 거야?
먼저 가
새 기술의 도입과 운영에 적응하지 못하면 뒤처질 수밖에 없다는 강박감과 두려움에 시달리며
???
옛 지식과 기술이 무용지물이 되고 새로운 지식과 기술로 대치됨으로써
전에는 내가…

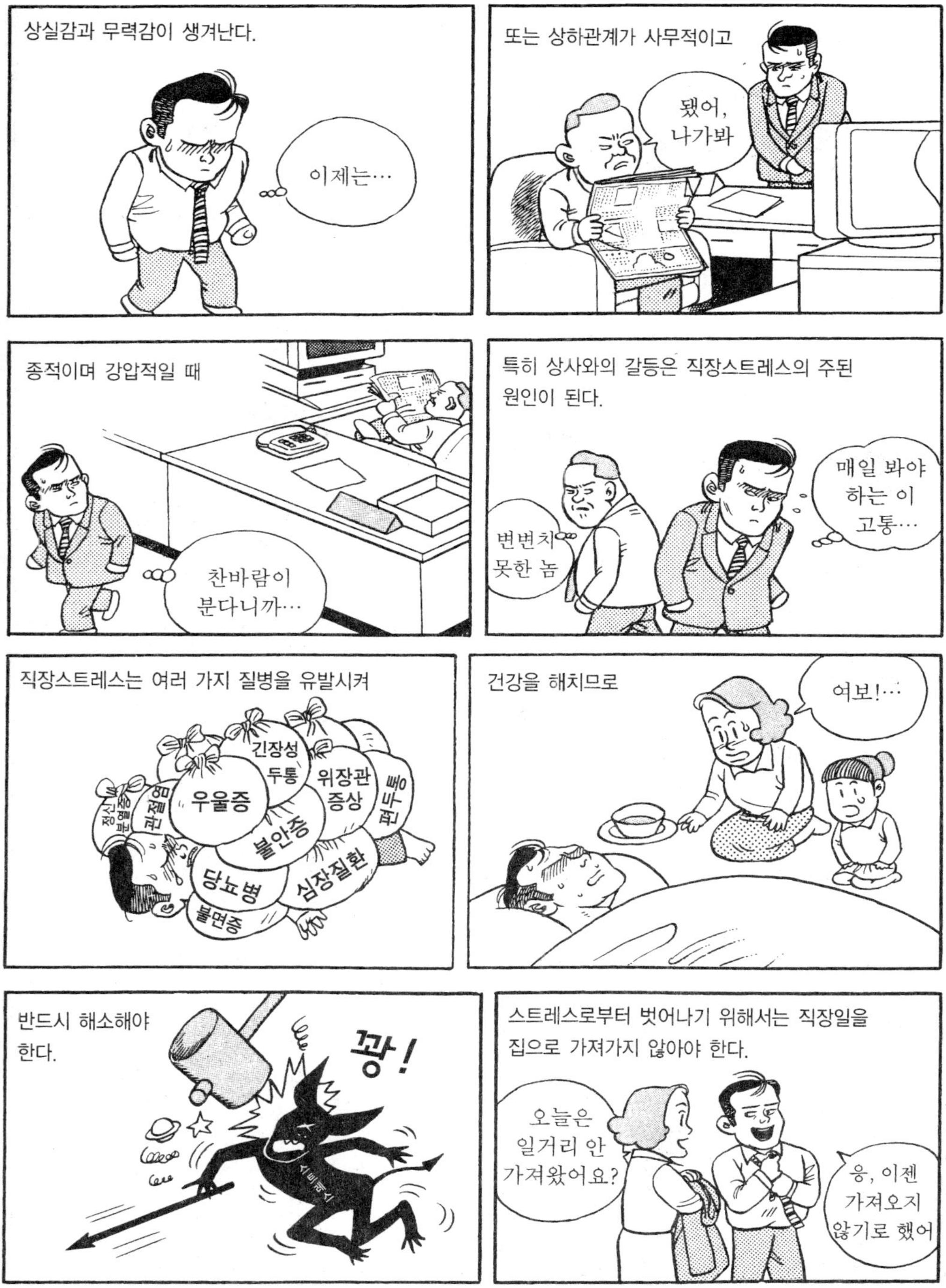
상실감과 무력감이 생겨난다.
이제는…
또는 상하관계가 사무적이고
됐어, 나가봐
종적이며 강압적일 때
찬바람이 분다니까…
특히 상사와의 갈등은 직장스트레스의 주된 원인이 된다.
변변치 못한 놈
매일 봐야 하는 이 고통…
직장스트레스는 여러 가지 질병을 유발시켜
긴장성 두통
위장관 증상
우울증
불안증
당뇨병
심장질환
불면증
건강을 해치므로
여보!…
반드시 해소해야 한다.
꽝!
스트레스로부터 벗어나기 위해서는 직장일을 집으로 가져가지 않아야 한다.
오늘은 일거리 안 가져왔어요?
응, 이젠 가져오지 않기로 했어

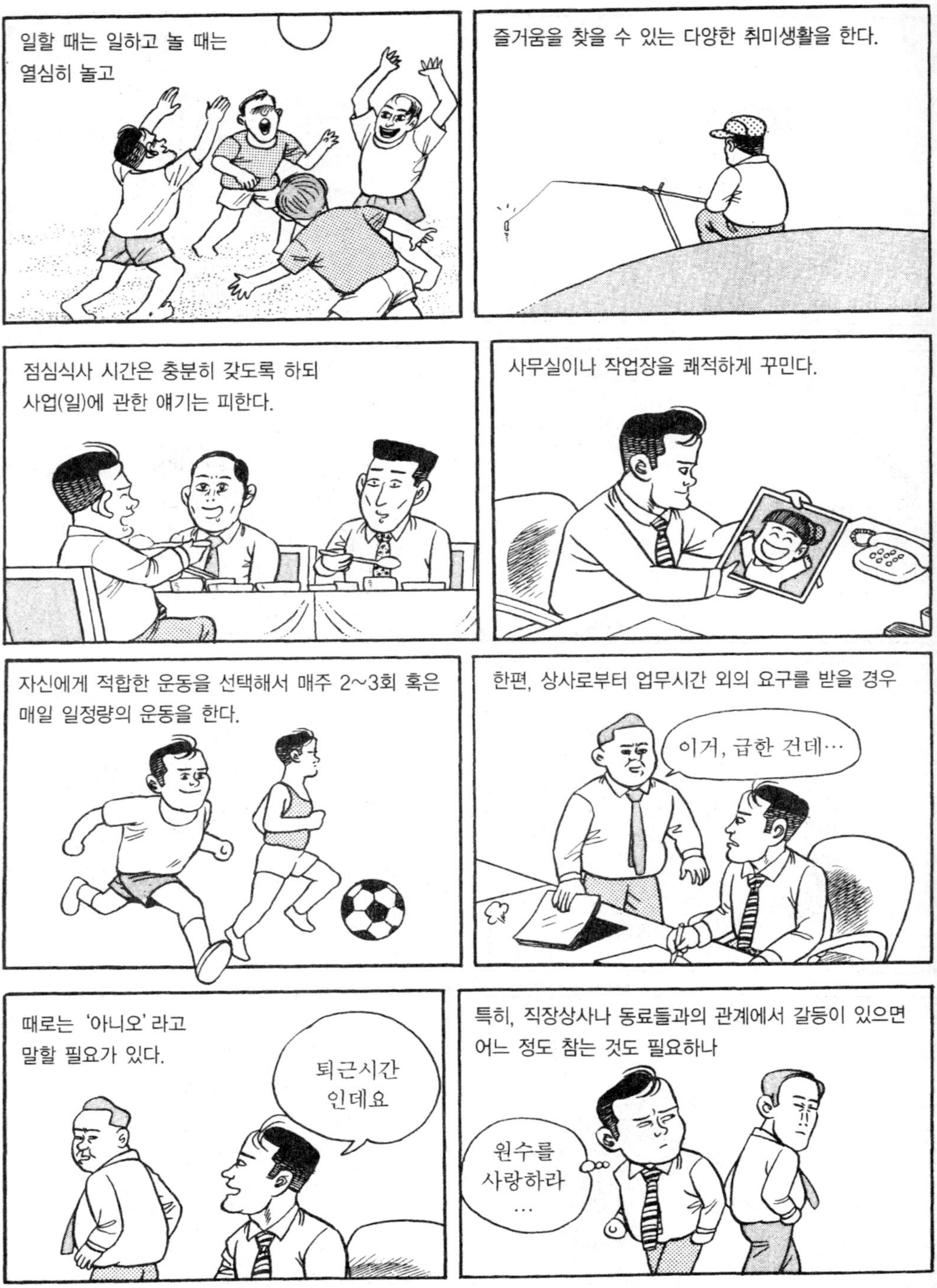
일할 때는 일하고 놀 때는
열심히 놀고
즐거움을 찾을 수 있는 다양한 취미생활을 한다.
점심식사 시간은 충분히 갖도록 하되
사업(일)에 관한 얘기는 피한다.
사무실이나 작업장을 쾌적하게 꾸민다.
자신에게 적합한 운동을 선택해서 매주 2~3회 혹은
매일 일정량의 운동을 한다.
한편, 상사로부터 업무시간 외의 요구를 받을 경우
이거, 급한 건데…
때로는 '아니오' 라고
말할 필요가 있다.
퇴근시간
인데요
특히, 직장상사나 동료들과의 관계에서 갈등이 있으면
어느 정도 참는 것도 필요하나
원수를
사랑하라
…

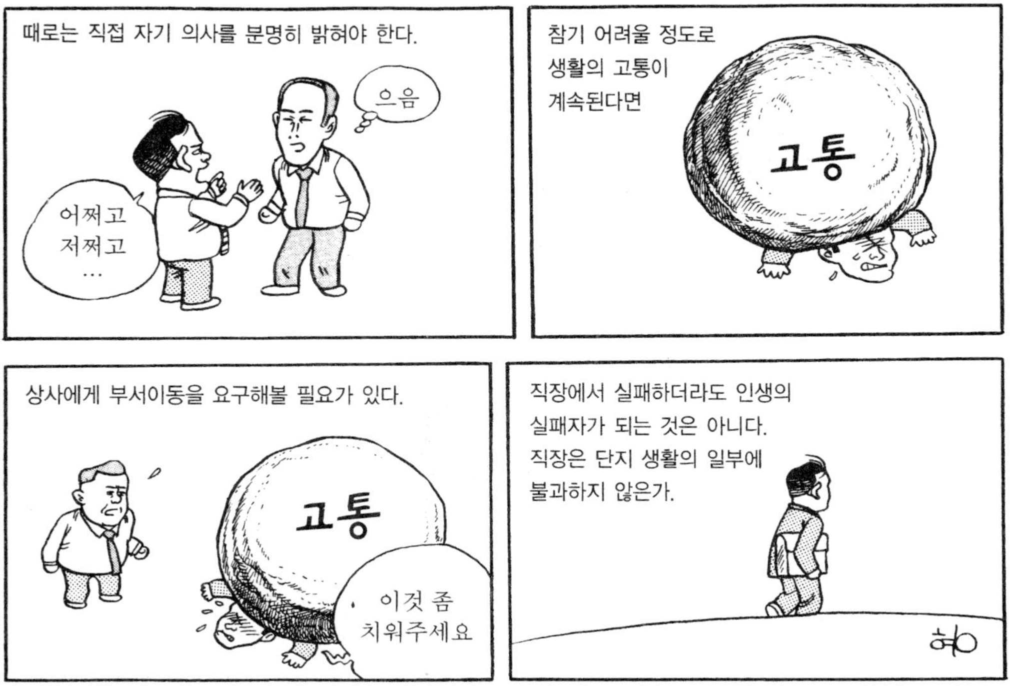
때로는 직접 자기 의사를 분명히 밝혀야 한다.
어쩌고 저쩌고 …
으음
참기 어려울 정도로 생활의 고통이 계속된다면
고통
상사에게 부서이동을 요구해볼 필요가 있다.
고통
이것 좀 치워주세요
직장에서 실패하더라도 인생의 실패자가 되는 것은 아니다. 직장은 단지 생활의 일부에 불과하지 않은가.

26. 병적 도박

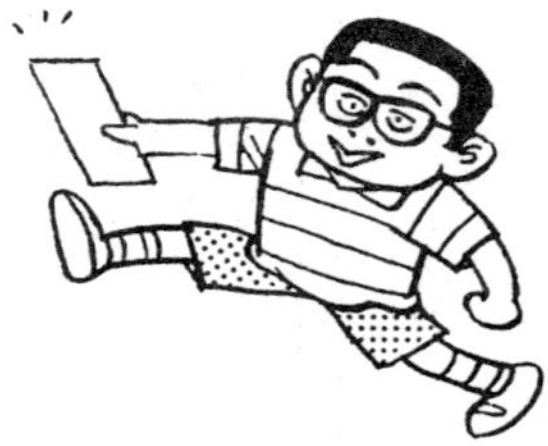

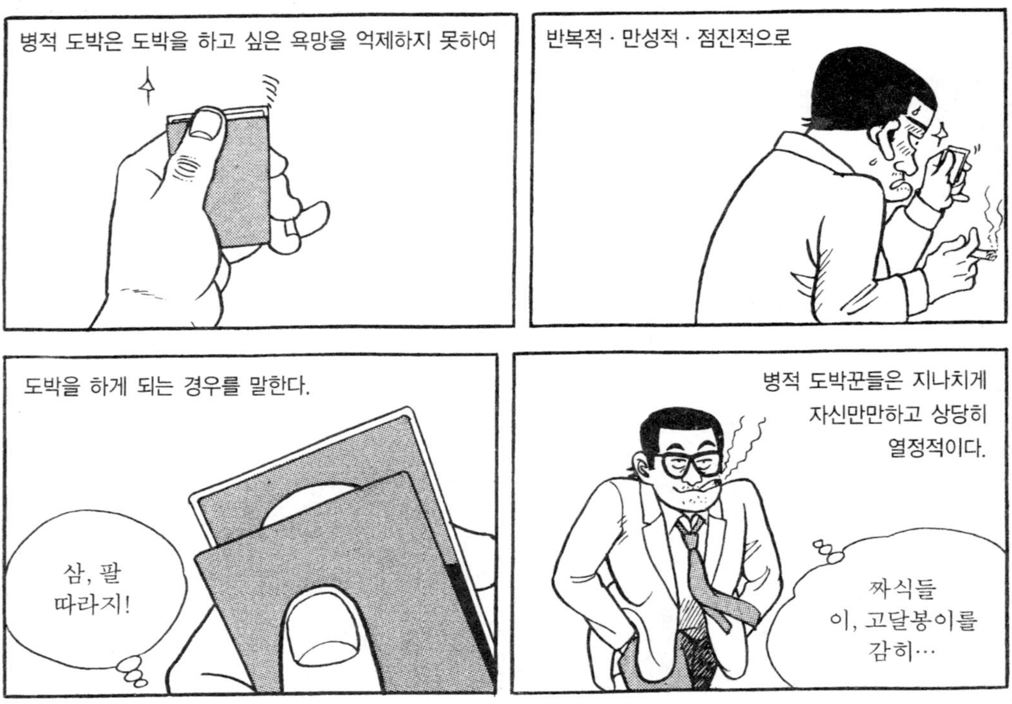
병적 도박은 도박을 하고 싶은 욕망을 억제하지 못하여
반복적 · 만성적 · 점진적으로
도박을 하게 되는 경우를 말한다.
삼, 팔 따라지!
병적 도박꾼들은 지나치게 자신만만하고 상당히 열정적이다.
짜식들 이, 고달봉이를 감히…

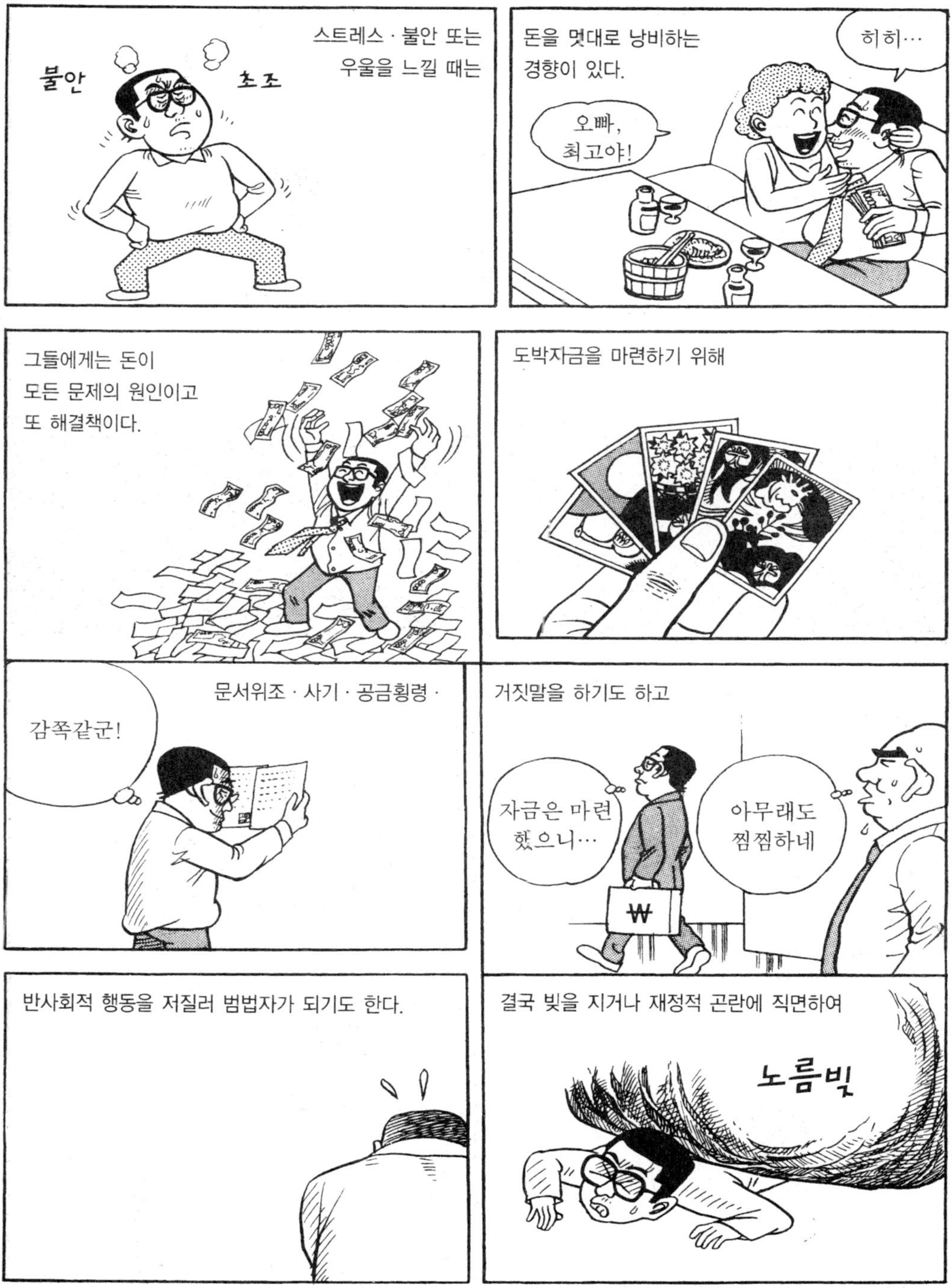
스트레스 · 불안 또는
우울을 느낄 때는
불안
초조
돈을 멋대로 낭비하는
경향이 있다.
히히…
오빠,
최고야!
그들에게는 돈이
모든 문제의 원인이고
또 해결책이다.
도박자금을 마련하기 위해
문서위조 · 사기 · 공금횡령 ·
감쪽같군!
거짓말을 하기도 하고
자금은 마련
했으니…
아무래도
찜찜하네
₩
반사회적 행동을 저질러 범법자가 되기도 한다.
결국 빚을 지거나 재정적 곤란에 직면하여
노름빚

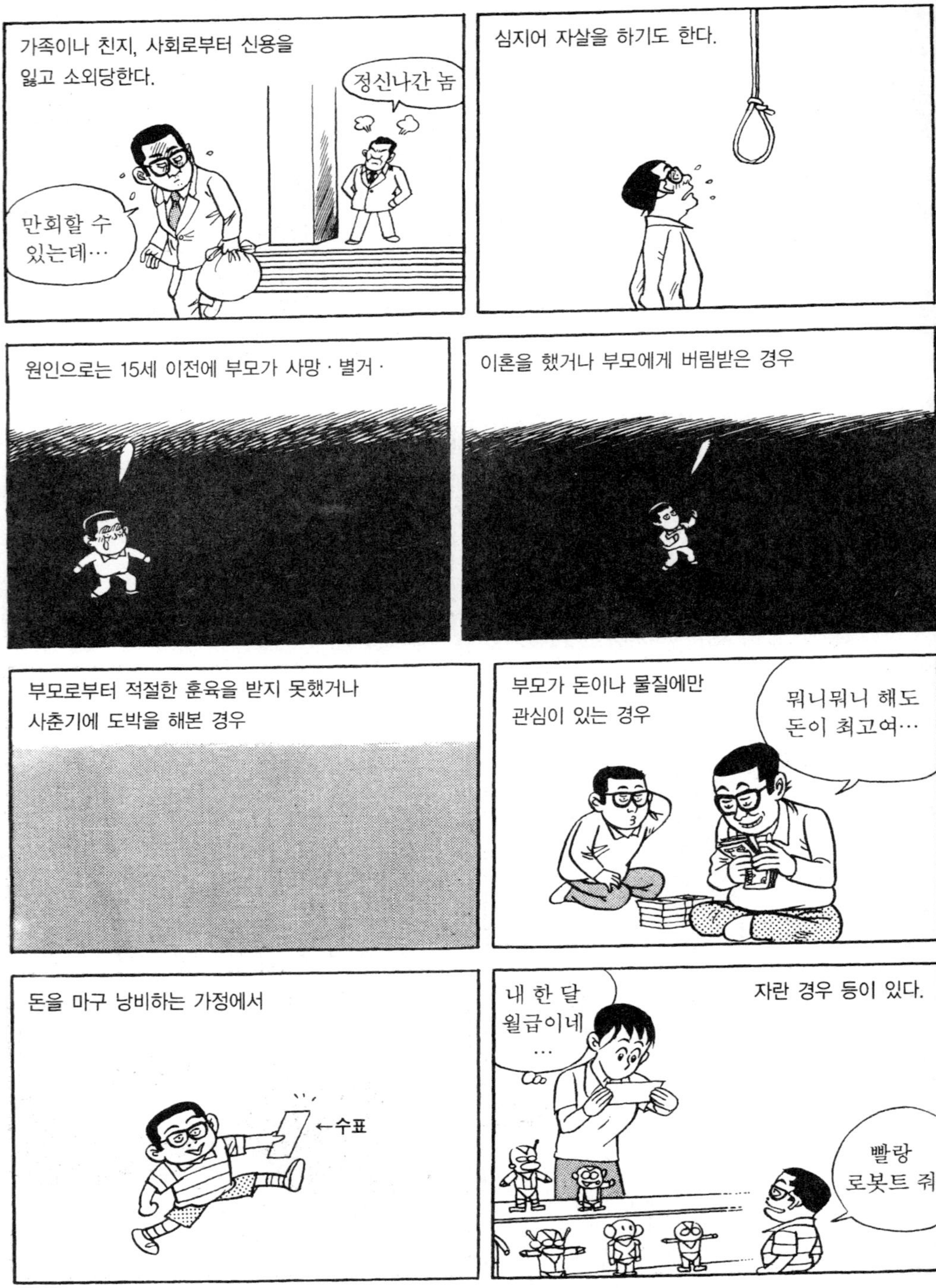
가족이나 친지, 사회로부터 신용을
잃고 소외당한다.
정신나간 놈
만회할 수 있는데…
심지어 자살을 하기도 한다.
원인으로는 15세 이전에 부모가 사망 · 별거 ·
이혼을 했거나 부모에게 버림받은 경우
부모로부터 적절한 훈육을 받지 못했거나
사춘기에 도박을 해본 경우
부모가 돈이나 물질에만
관심이 있는 경우
뭐니뭐니 해도 돈이 최고여…
돈을 마구 낭비하는 가정에서
←수표
내 한 달 월급이네…
자란 경우 등이 있다.
빨랑 로봇트 줘

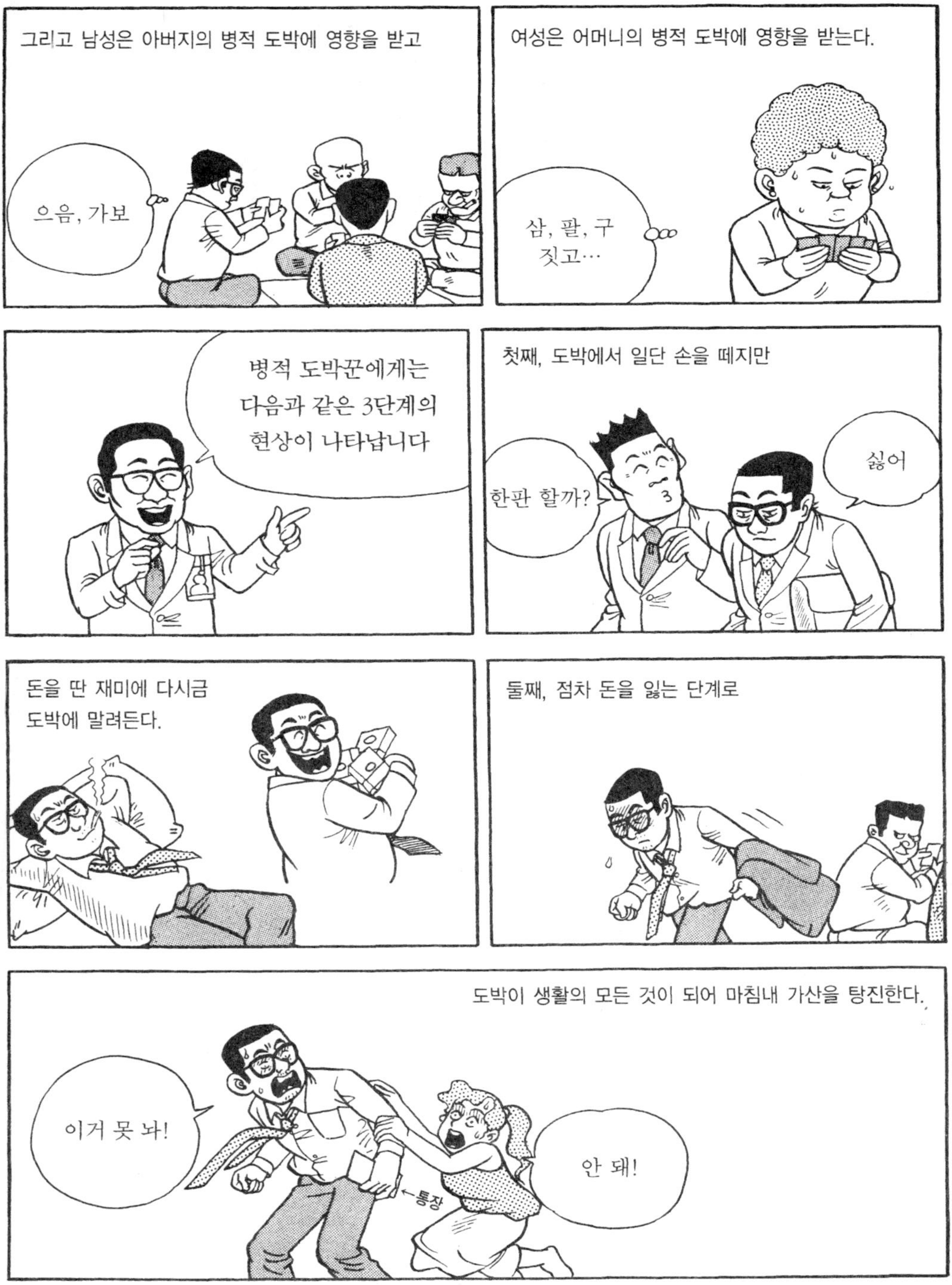
그리고 남성은 아버지의 병적 도박에 영향을 받고
으음, 가보
여성은 어머니의 병적 도박에 영향을 받는다.
삼, 팔, 구
짓고…
병적 도박꾼에게는
다음과 같은 3단계의
현상이 나타납니다
첫째, 도박에서 일단 손을 떼지만
한판 할까?
싫어
돈을 딴 재미에 다시금
도박에 말려든다.
둘째, 점차 돈을 잃는 단계로
도박이 생활의 모든 것이 되어 마침내 가산을 탕진한다.
이거 못 놔!
←통장
안 돼!

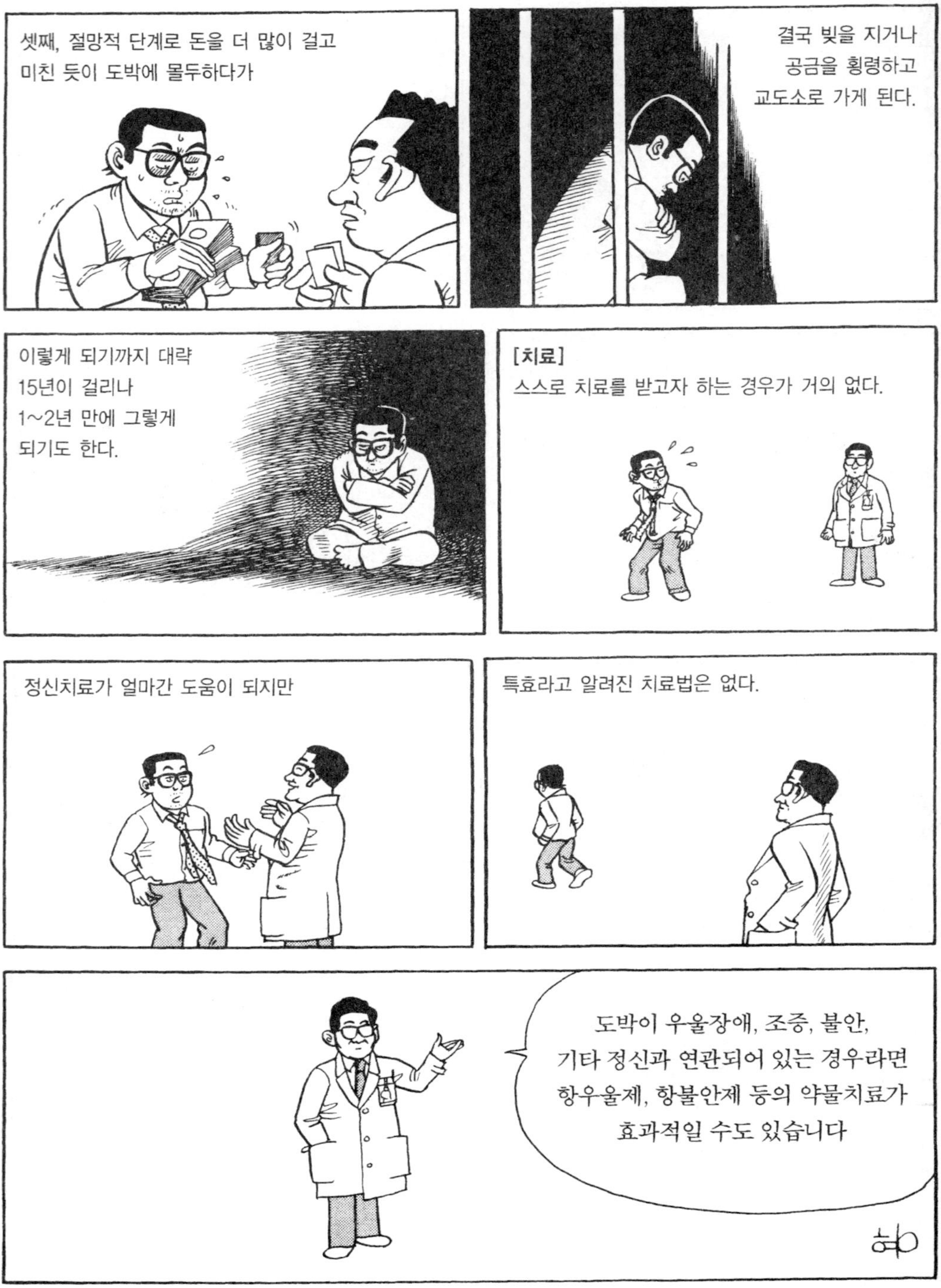
셋째, 절망적 단계로 돈을 더 많이 걸고
미친 듯이 도박에 몰두하다가
결국 빚을 지거나
공금을 횡령하고
교도소로 가게 된다.
이렇게 되기까지 대략
15년이 걸리나
1~2년 만에 그렇게
되기도 한다.
[치료]
스스로 치료를 받고자 하는 경우가 거의 없다.
정신치료가 얼마간 도움이 되지만
특효라고 알려진 치료법은 없다.
도박이 우울장애, 조증, 불안,
기타 정신과 연관되어 있는 경우라면
항우울제, 항불안제 등의 약물치료가
효과적일 수도 있습니다

27. 절도광(병적 도벽)

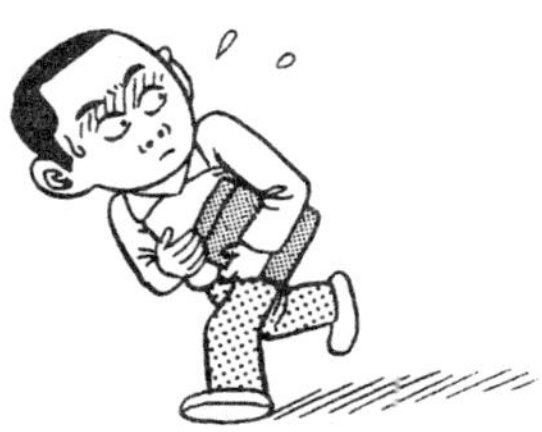

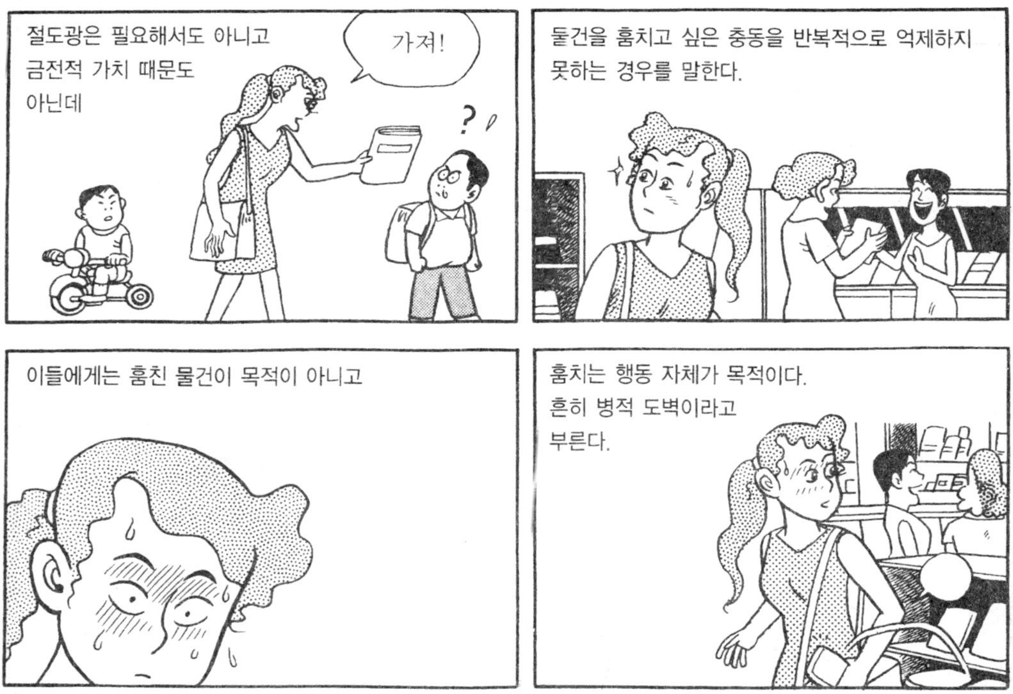

절도광은 필요해서도 아니고 금전적 가치 때문도 아닌데
가져!
?
물건을 훔치고 싶은 충동을 반복적으로 억제하지 못하는 경우를 말한다.
이들에게는 훔친 물건이 목적이 아니고
훔치는 행동 자체가 목적이다. 흔히 병적 도벽이라고 부른다.

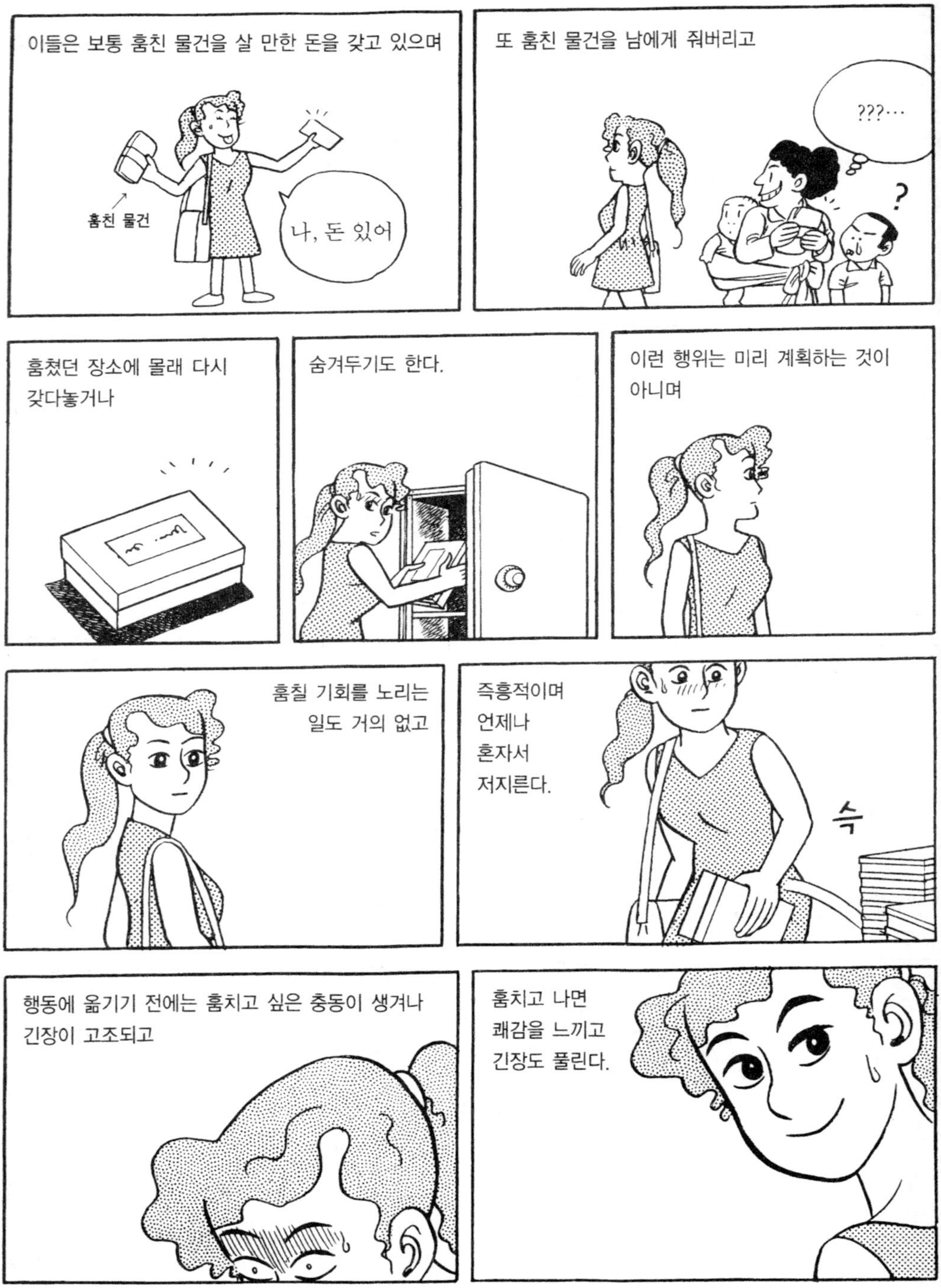
이들은 보통 훔친 물건을 살 만한 돈을 갖고 있으며
훔친 물건
나, 돈 있어
또 훔친 물건을 남에게 줘버리고
???…
?
훔쳤던 장소에 몰래 다시 갖다놓거나
숨겨두기도 한다.
이런 행위는 미리 계획하는 것이 아니며
훔칠 기회를 노리는 일도 거의 없고
즉흥적이며 언제나 혼자서 저지른다.
슥
행동에 옮기기 전에는 훔치고 싶은 충동이 생겨나 긴장이 고조되고
훔치고 나면 쾌감을 느끼고 긴장도 풀린다.

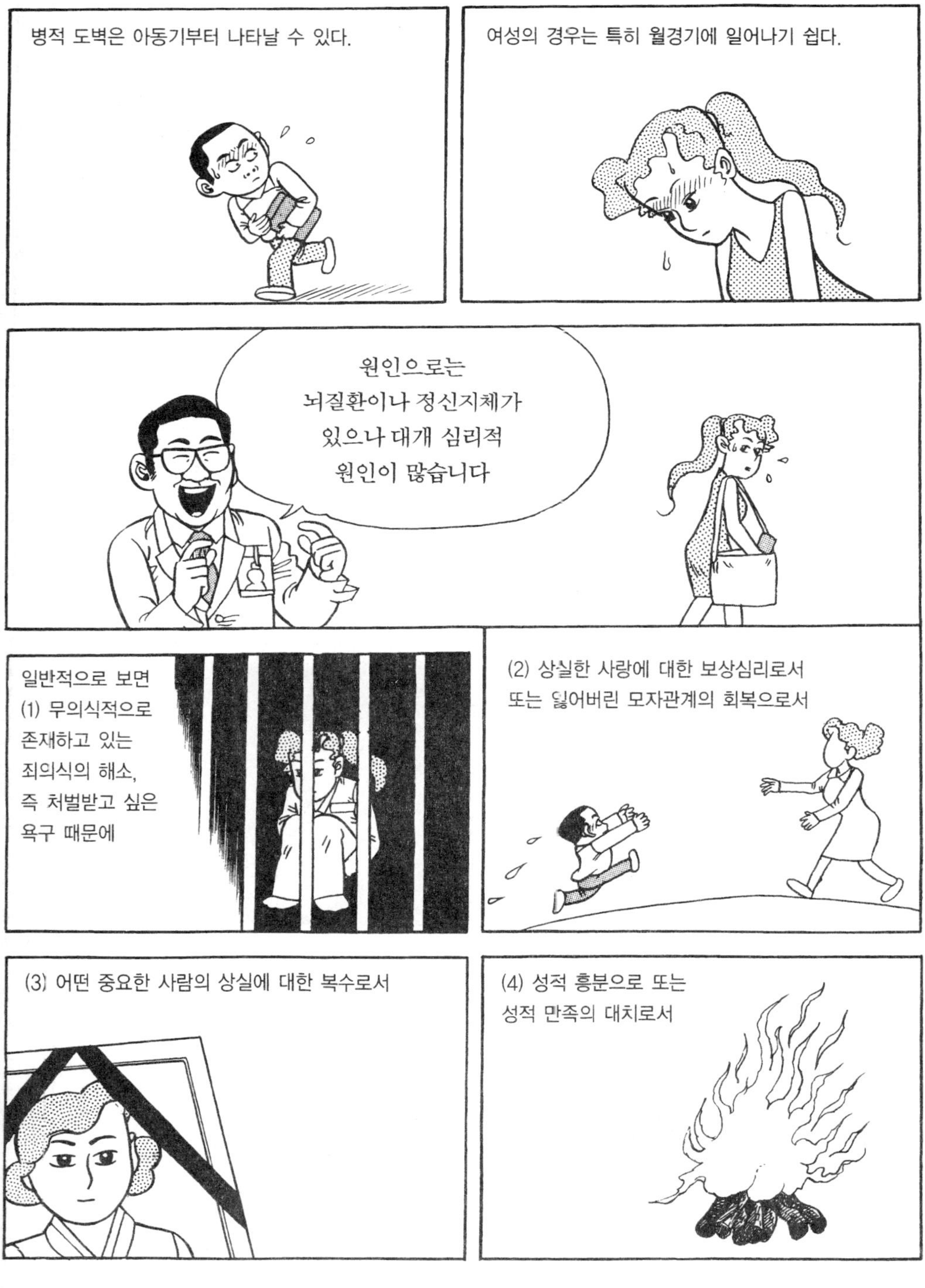
병적 도벽은 아동기부터 나타날 수 있다.
여성의 경우는 특히 월경기에 일어나기 쉽다.
원인으로는 뇌질환이나 정신지체가 있으나 대개 심리적 원인이 많습니다
일반적으로 보면 (1) 무의식적으로 존재하고 있는 죄의식의 해소, 즉 처벌받고 싶은 욕구 때문에
(2) 상실한 사랑에 대한 보상심리로서 또는 잃어버린 모자관계의 회복으로서
(3) 어떤 중요한 사람의 상실에 대한 복수로서
(4) 성적 흥분으로 또는 성적 만족의 대치로서

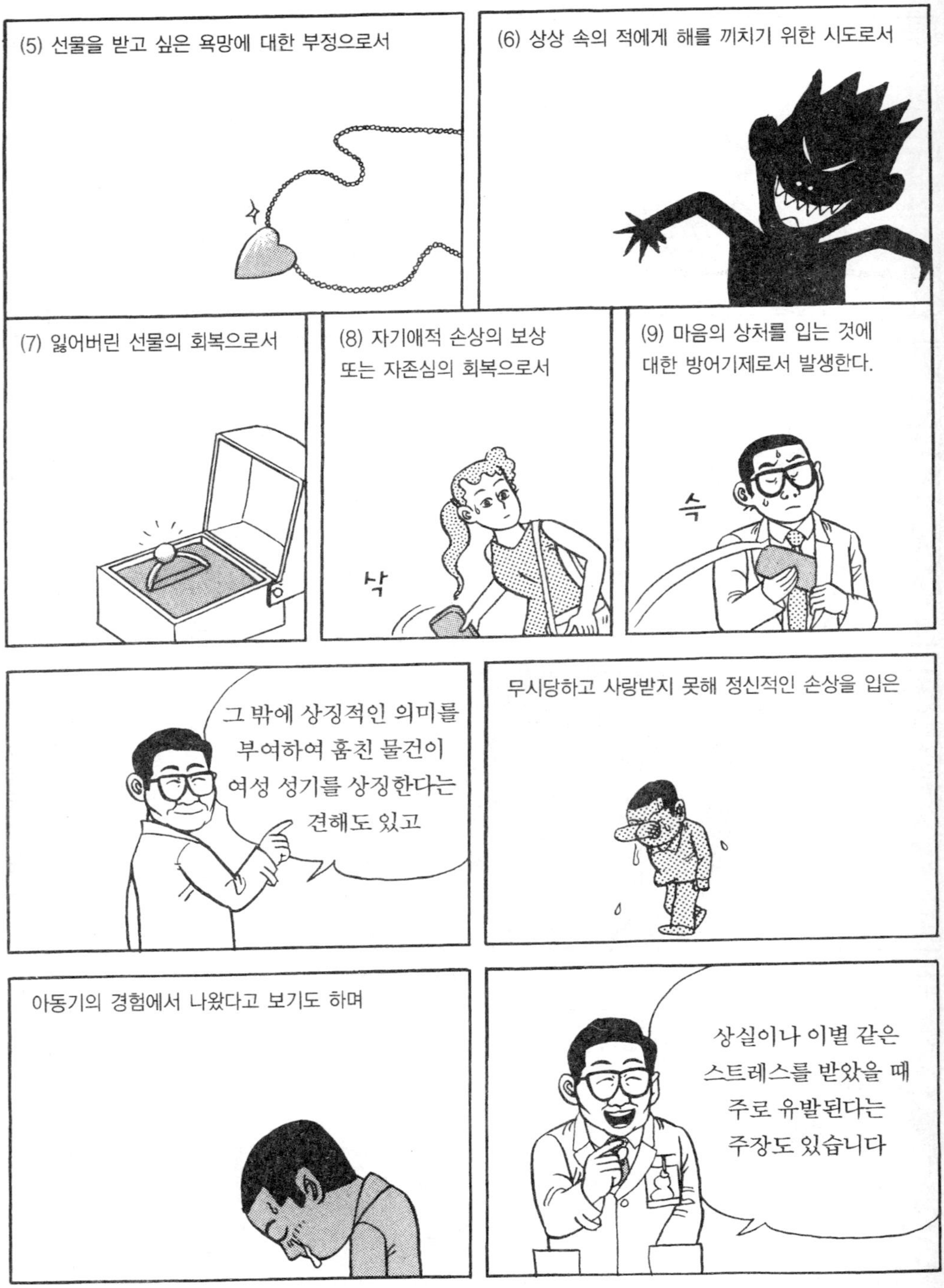
(5) 선물을 받고 싶은 욕망에 대한 부정으로서
(6) 상상 속의 적에게 해를 끼치기 위한 시도로서
(7) 잃어버린 선물의 회복으로서
(8) 자기애적 손상의 보상 또는 자존심의 회복으로서
삭
(9) 마음의 상처를 입는 것에 대한 방어기제로서 발생한다.
슥
그 밖에 상징적인 의미를 부여하여 훔친 물건이 여성 성기를 상징한다는 견해도 있고
무시당하고 사랑받지 못해 정신적인 손상을 입은
아동기의 경험에서 나왔다고 보기도 하며
상실이나 이별 같은 스트레스를 받았을 때 주로 유발된다는 주장도 있습니다

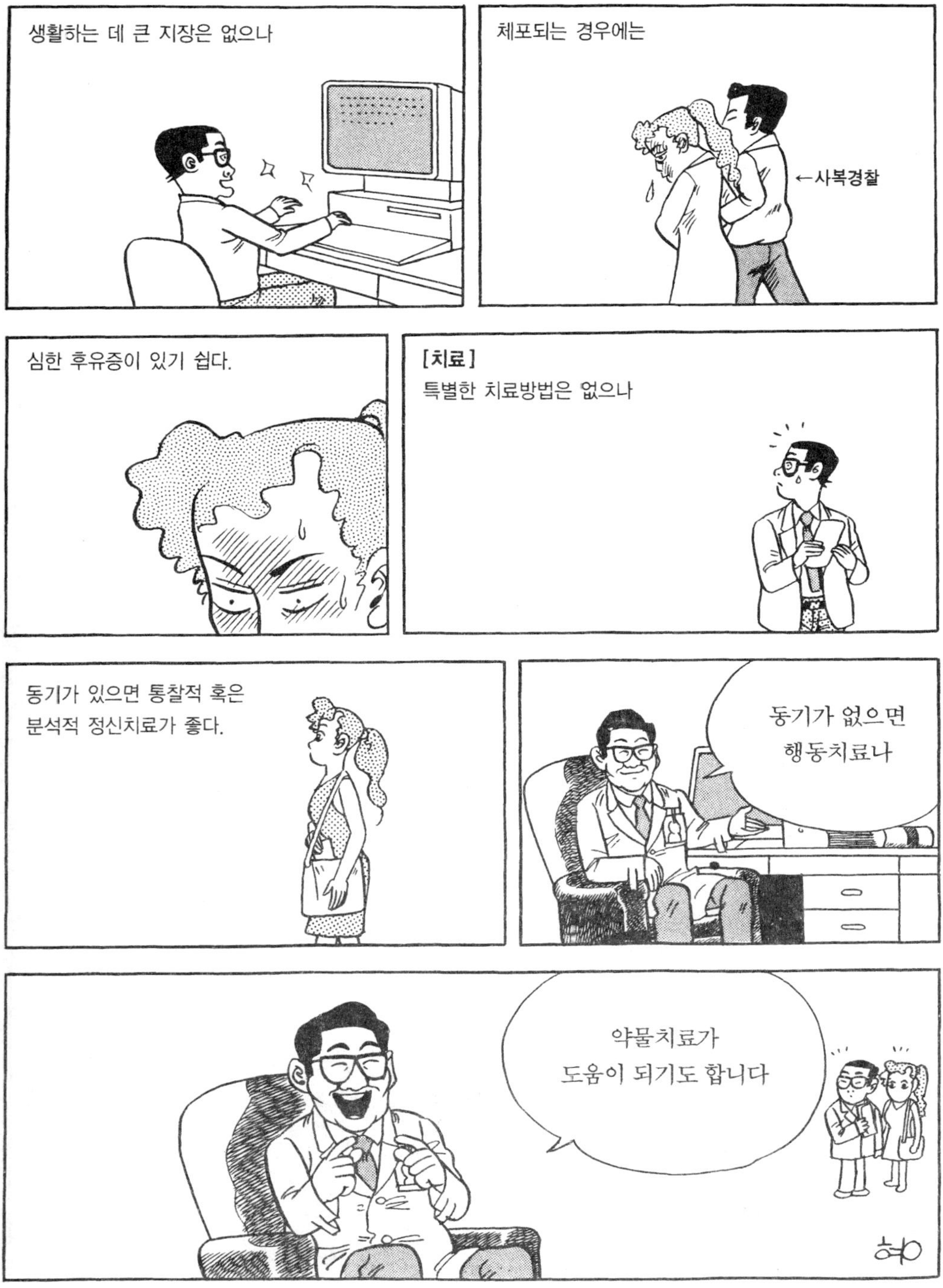
생활하는 데 큰 지장은 없으나
체포되는 경우에는
←사복경찰
심한 후유증이 있기 쉽다.
[치료]
특별한 치료방법은 없으나
동기가 있으면 통찰적 혹은
분석적 정신치료가 좋다.
동기가 없으면
행동치료나
약물치료가
도움이 되기도 합니다

28. 방화광

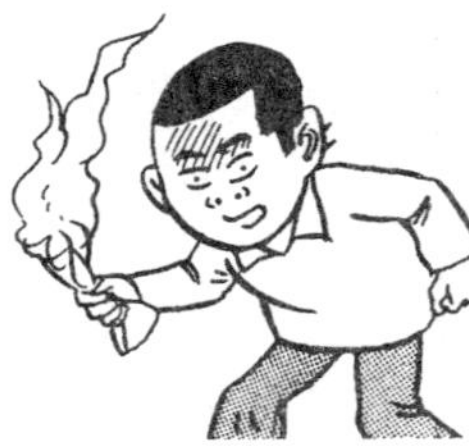

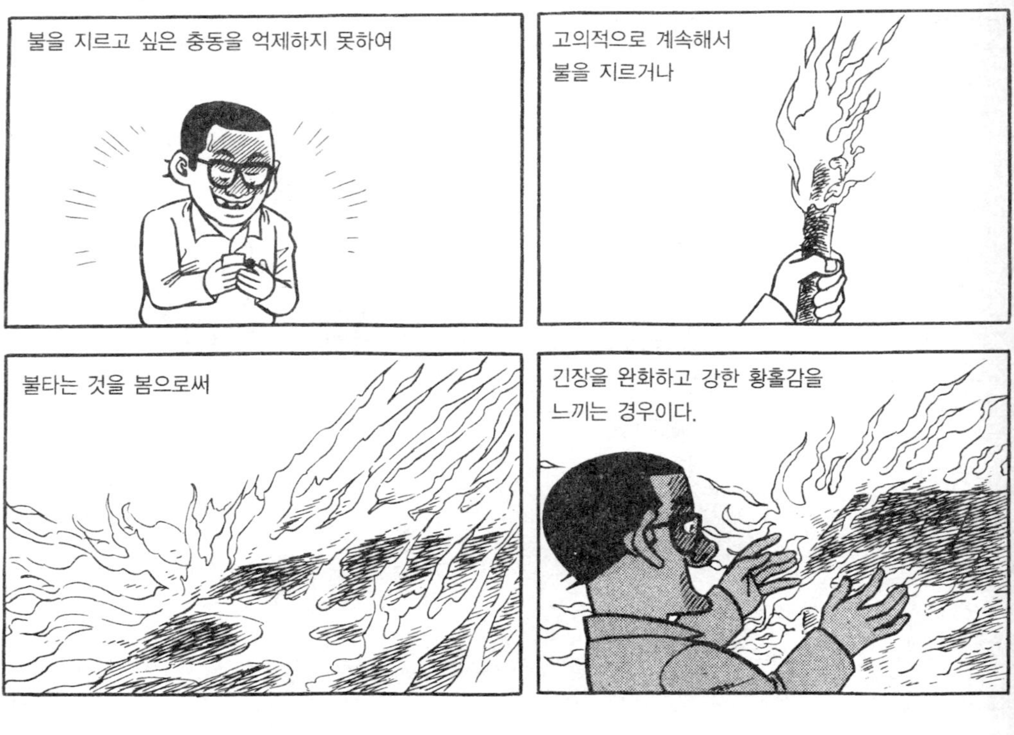
불을 지르고 싶은 충동을 억제하지 못하여
고의적으로 계속해서 불을 지르거나
불타는 것을 봄으로써
긴장을 완화하고 강한 황홀감을 느끼는 경우이다.

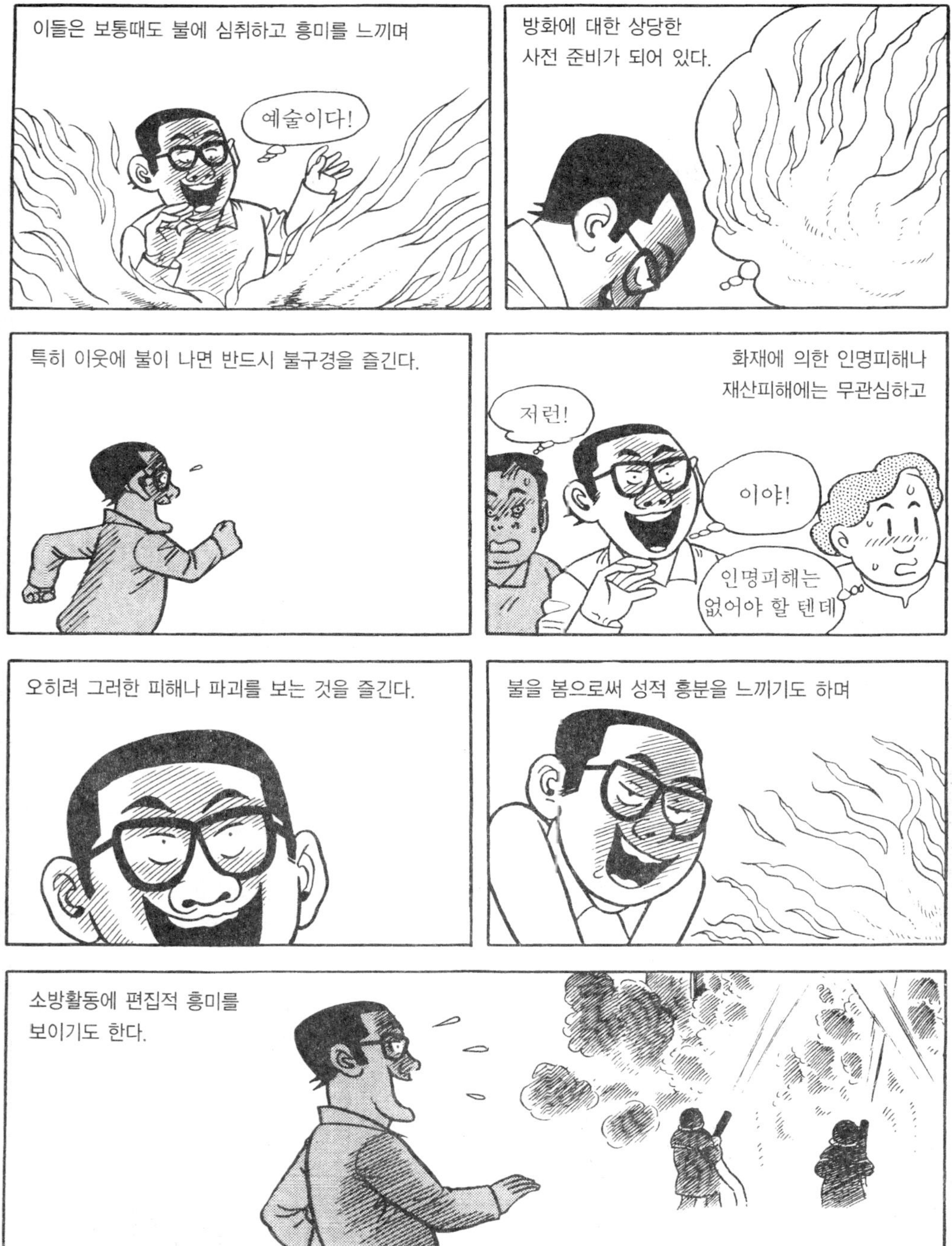
이들은 보통때도 불에 심취하고 흥미를 느끼며
예술이다!
방화에 대한 상당한
사전 준비가 되어 있다.
특히 이웃에 불이 나면 반드시 불구경을 즐긴다.
화재에 의한 인명피해나
재산피해에는 무관심하고
저런!
이야!
인명피해는
없어야 할 텐데
오히려 그러한 피해나 파괴를 보는 것을 즐긴다.
불을 봄으로써 성적 흥분을 느끼기도 하며
소방활동에 편집적 흥미를
보이기도 한다.

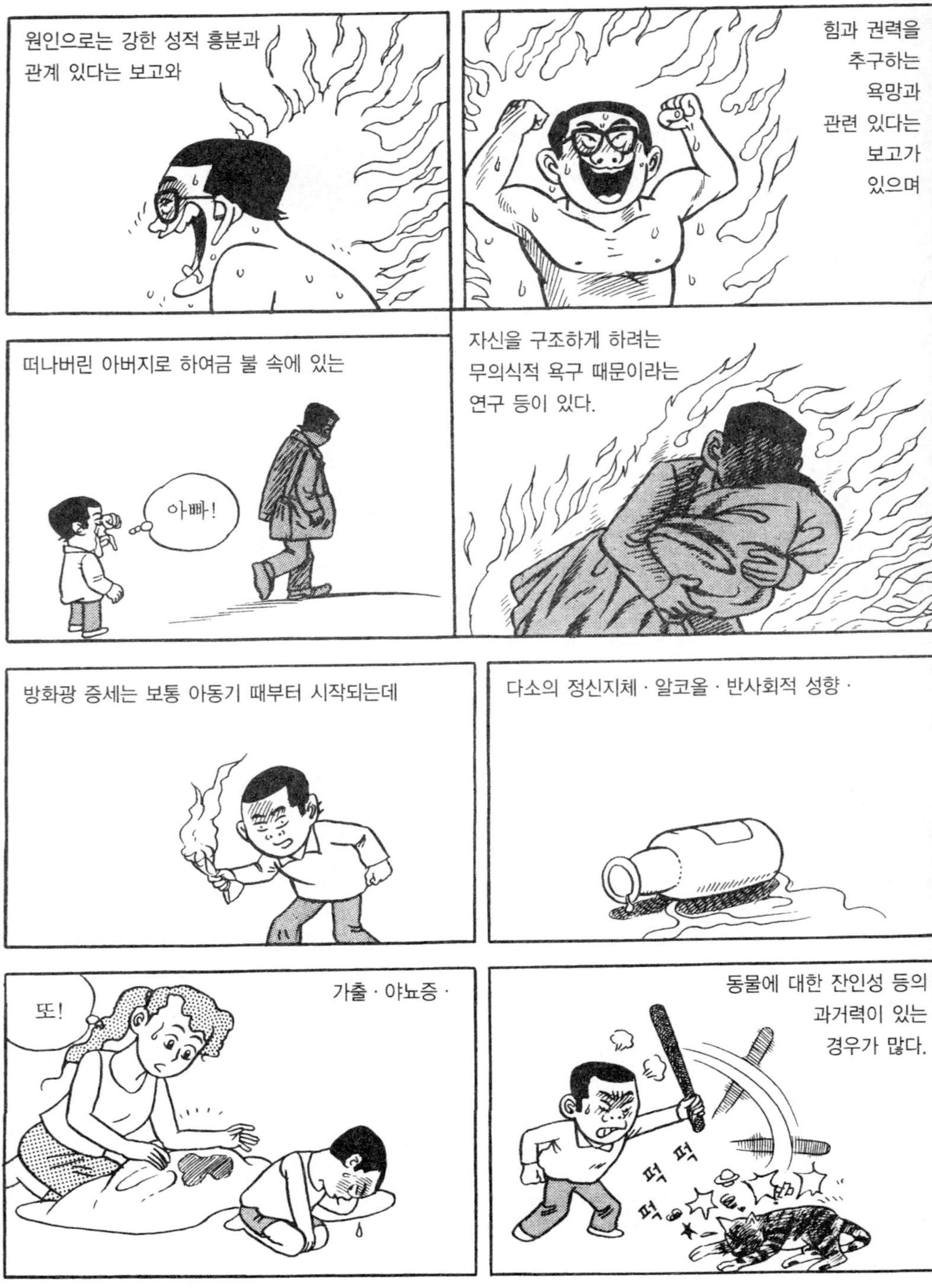
원인으로는 강한 성적 흥분과
관계 있다는 보고와
힘과 권력을
추구하는
욕망과
관련 있다는
보고가
있으며
떠나버린 아버지로 하여금 불 속에 있는
아빠!
자신을 구조하게 하려는
무의식적 욕구 때문이라는
연구 등이 있다.
방화광 증세는 보통 아동기 때부터 시작되는데
다소의 정신지체 · 알코올 · 반사회적 성향 ·
가출 · 야뇨증 ·
또!
동물에 대한 잔인성 등의
과거력이 있는
경우가 많다.
퍽 퍽
퍽

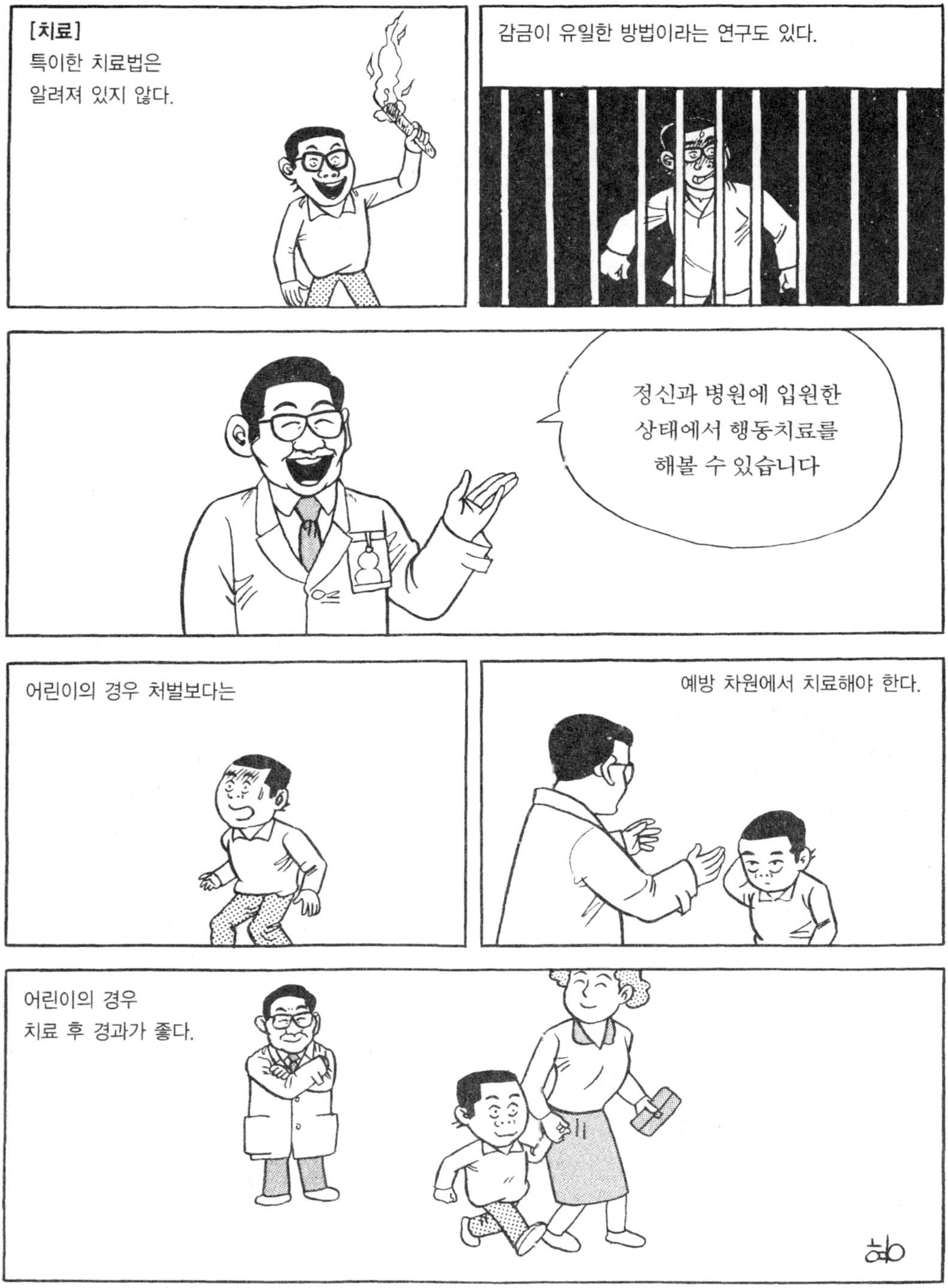
[치료]
특이한 치료법은
알려져 있지 않다.
감금이 유일한 방법이라는 연구도 있다.
정신과 병원에 입원한
상태에서 행동치료를
해볼 수 있습니다
어린이의 경우 처벌보다는
예방 차원에서 치료해야 한다.
어린이의 경우
치료 후 경과가 좋다.

29. 간헐적 폭발성장애

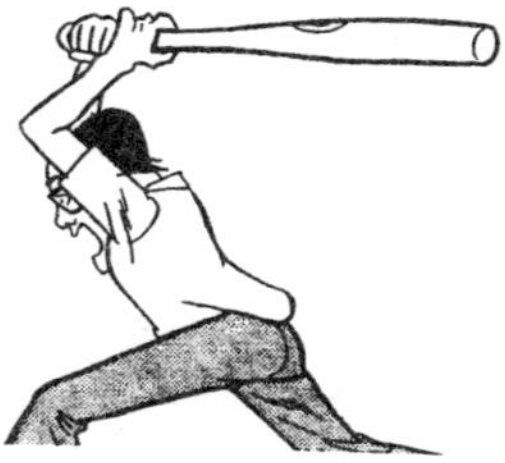

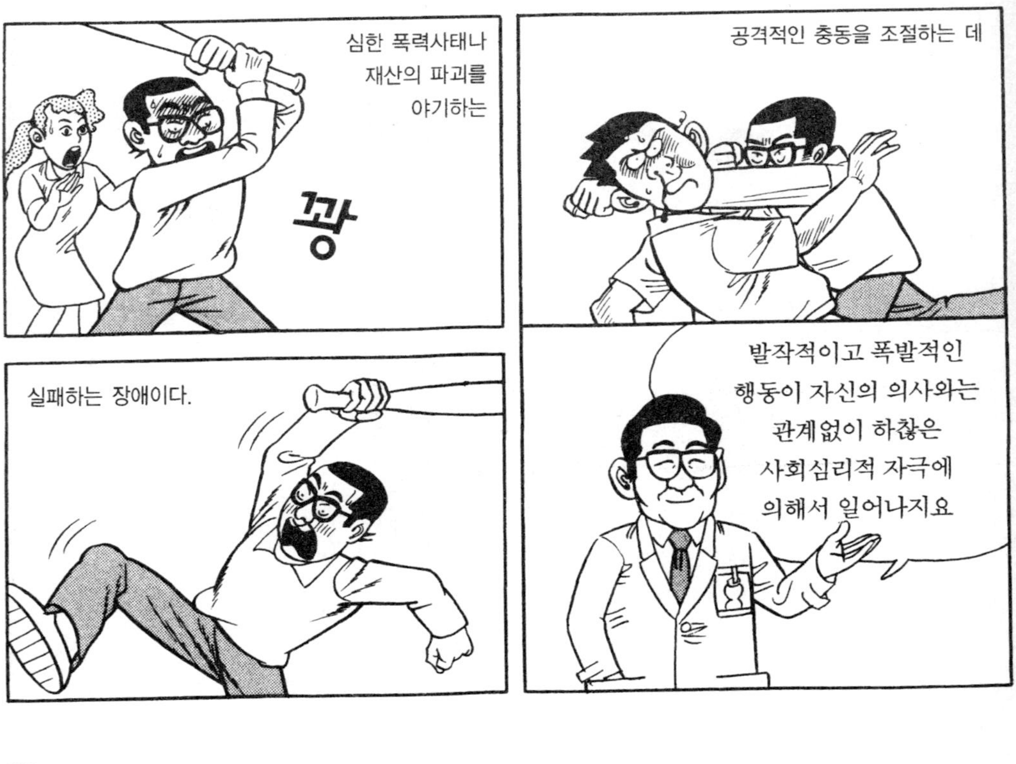
심한 폭력사태나
재산의 파괴를
야기하는
꽝
공격적인 충동을 조절하는 데
실패하는 장애이다.
발작적이고 폭발적인
행동이 자신의 의사와는
관계없이 하찮은
사회심리적 자극에
의해서 일어나지요

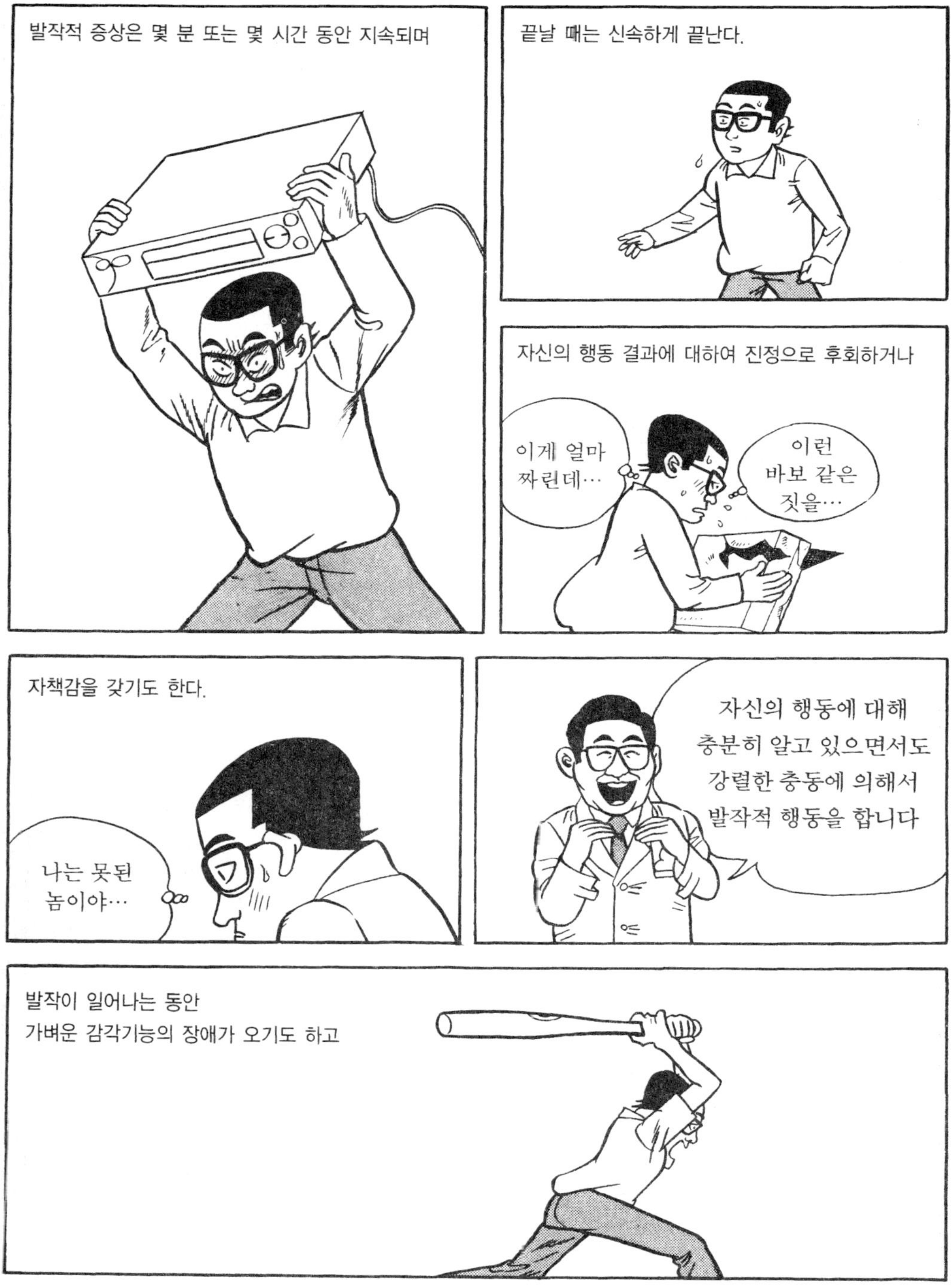
발작적 증상은 몇 분 또는 몇 시간 동안 지속되며
끝날 때는 신속하게 끝난다.
자신의 행동 결과에 대하여 진정으로 후회하거나
이게 얼마 짜린데…
이런 바보 같은 짓을…
자책감을 갖기도 한다.
나는 못된 놈이야…
자신의 행동에 대해 충분히 알고 있으면서도 강렬한 충동에 의해서 발작적 행동을 합니다
발작이 일어나는 동안
가벼운 감각기능의 장애가 오기도 하고

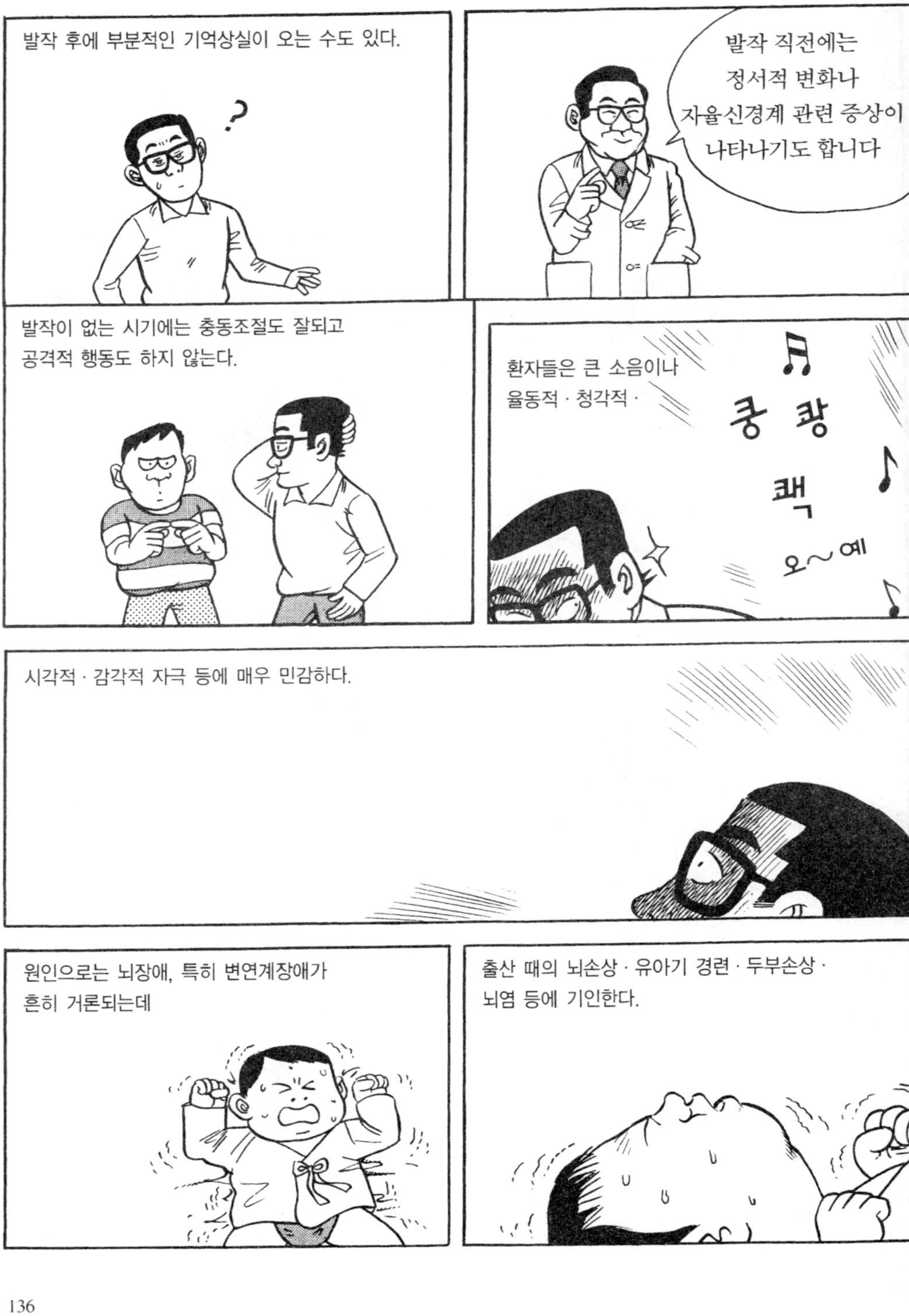

발작 후에 부분적인 기억상실이 오는 수도 있다.
?
발작 직전에는 정서적 변화나 자율신경계 관련 증상이 나타나기도 합니다
발작이 없는 시기에는 충동조절도 잘되고 공격적 행동도 하지 않는다.
환자들은 큰 소음이나 율동적 · 청각적 ·
쿵 쾅
쾍
오~예
시각적 · 감각적 자극 등에 매우 민감하다.
원인으로는 뇌장애, 특히 변연계장애가 흔히 거론되는데
출산 때의 뇌손상 · 유아기 경련 · 두부손상 · 뇌염 등에 기인한다.

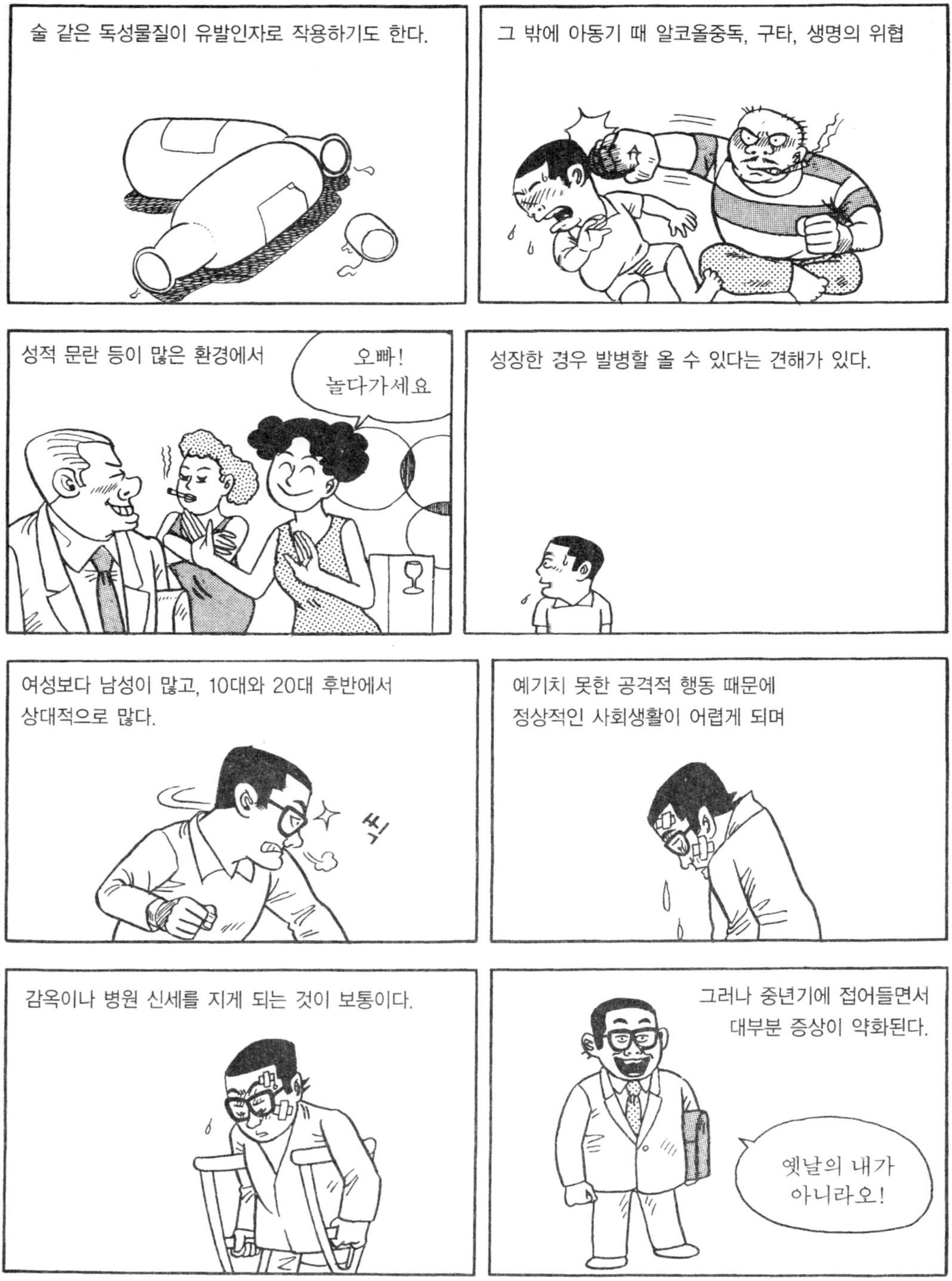
술 같은 독성물질이 유발인자로 작용하기도 한다.
그 밖에 아동기 때 알코올중독, 구타, 생명의 위협
성적 문란 등이 많은 환경에서
오빠!
놀다가세요
성장한 경우 발병할 올 수 있다는 견해가 있다.
여성보다 남성이 많고, 10대와 20대 후반에서
상대적으로 많다.
예기치 못한 공격적 행동 때문에
정상적인 사회생활이 어렵게 되며
감옥이나 병원 신세를 지게 되는 것이 보통이다.
그러나 중년기에 접어들면서
대부분 증상이 약화된다.
옛날의 내가
아니라오!

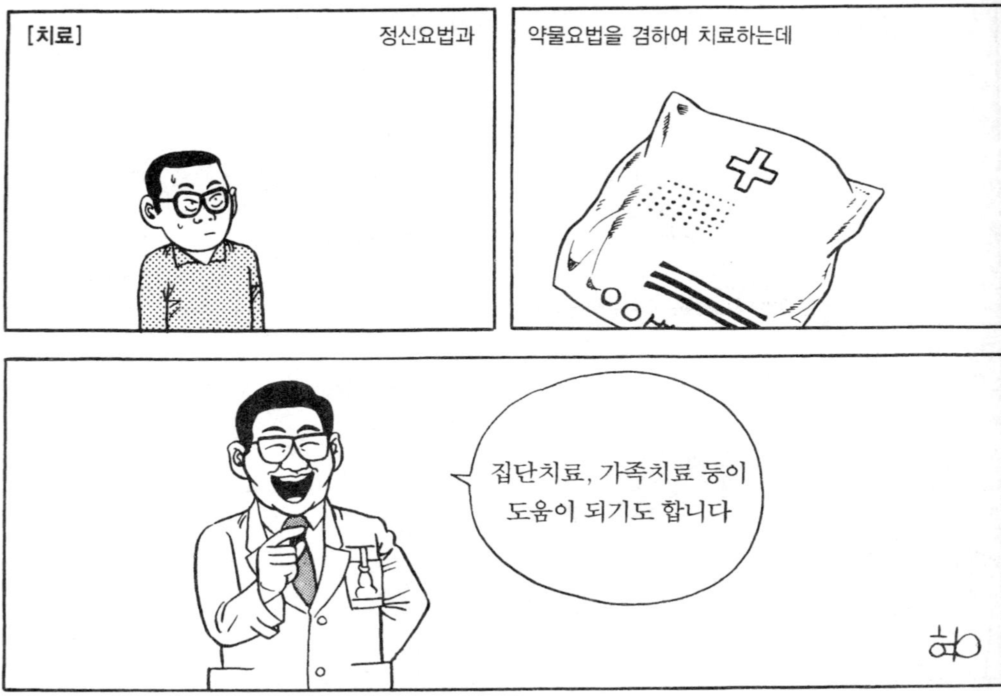
[치료]
정신요법과
약물요법을 겸하여 치료하는데
집단치료, 가족치료 등이 도움이 되기도 합니다

30. 알코올중독

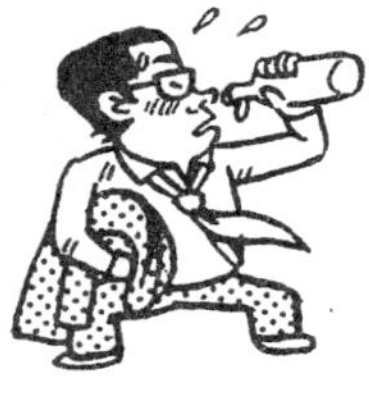

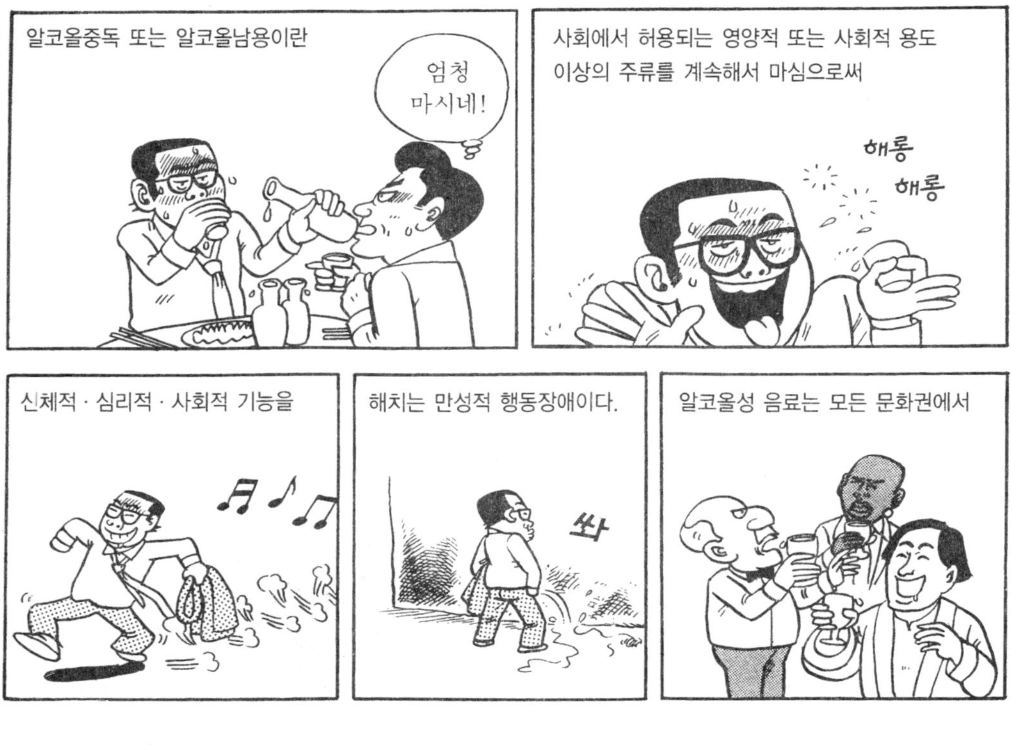
알코올중독 또는 알코올남용이란
엄청 마시네!
사회에서 허용되는 영양적 또는 사회적 용도 이상의 주류를 계속해서 마심으로써
해롱 해롱
신체적 · 심리적 · 사회적 기능을
해치는 만성적 행동장애이다.
싹
알코올성 음료는 모든 문화권에서

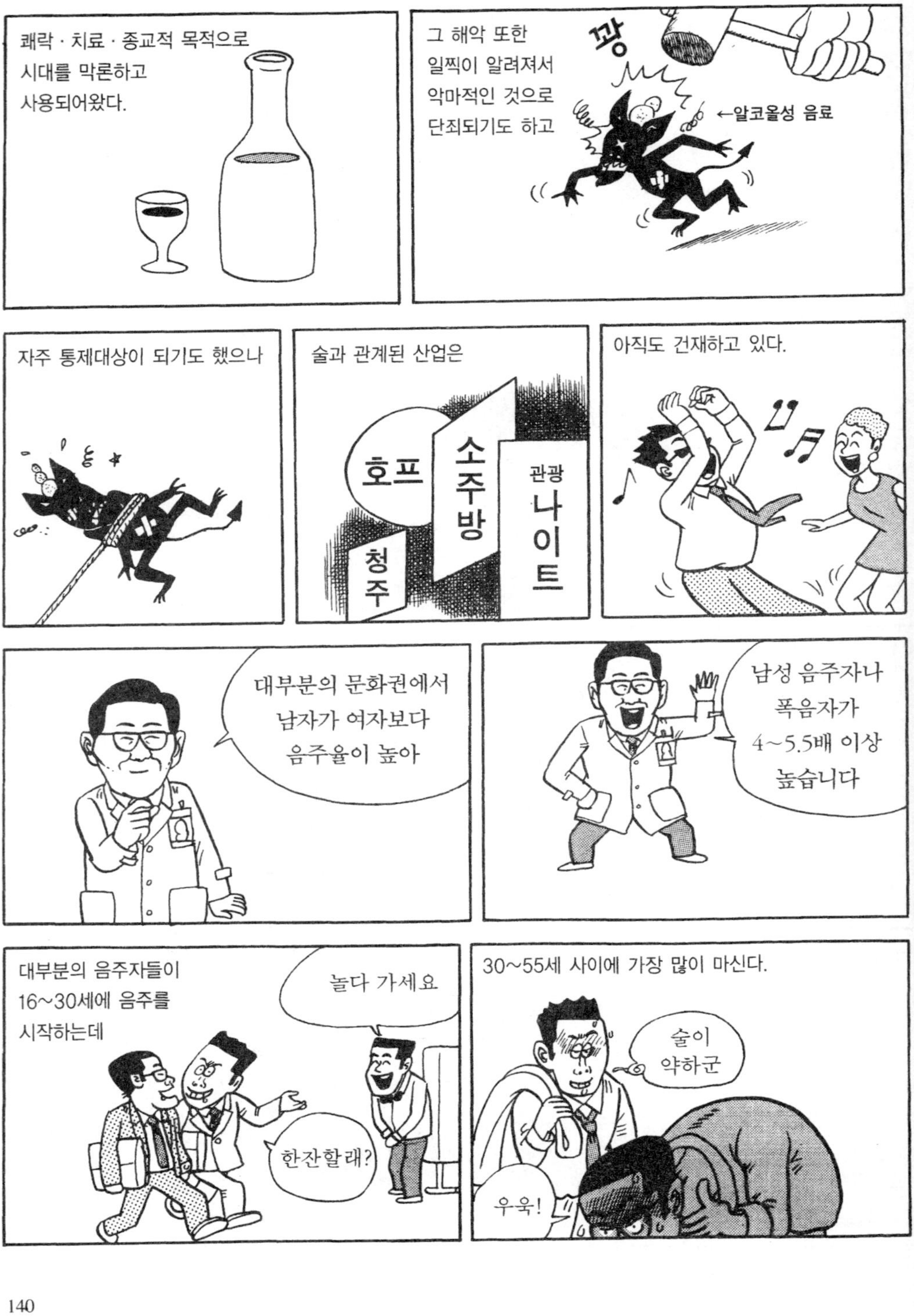
쾌락 · 치료 · 종교적 목적으로
시대를 막론하고
사용되어왔다.
그 해악 또한
일찍이 알려져서
악마적인 것으로
단죄되기도 하고
꽝
←알코올성 음료
자주 통제대상이 되기도 했으나
술과 관계된 산업은
호프
소주방
관광 나이트
청주
아직도 건재하고 있다.
대부분의 문화권에서
남자가 여자보다
음주율이 높아
남성 음주자나
폭음자가
4~5.5배 이상
높습니다
대부분의 음주자들이
16~30세에 음주를
시작하는데
놀다 가세요
한잔할래?
30~55세 사이에 가장 많이 마신다.
술이
약하군
우웩!

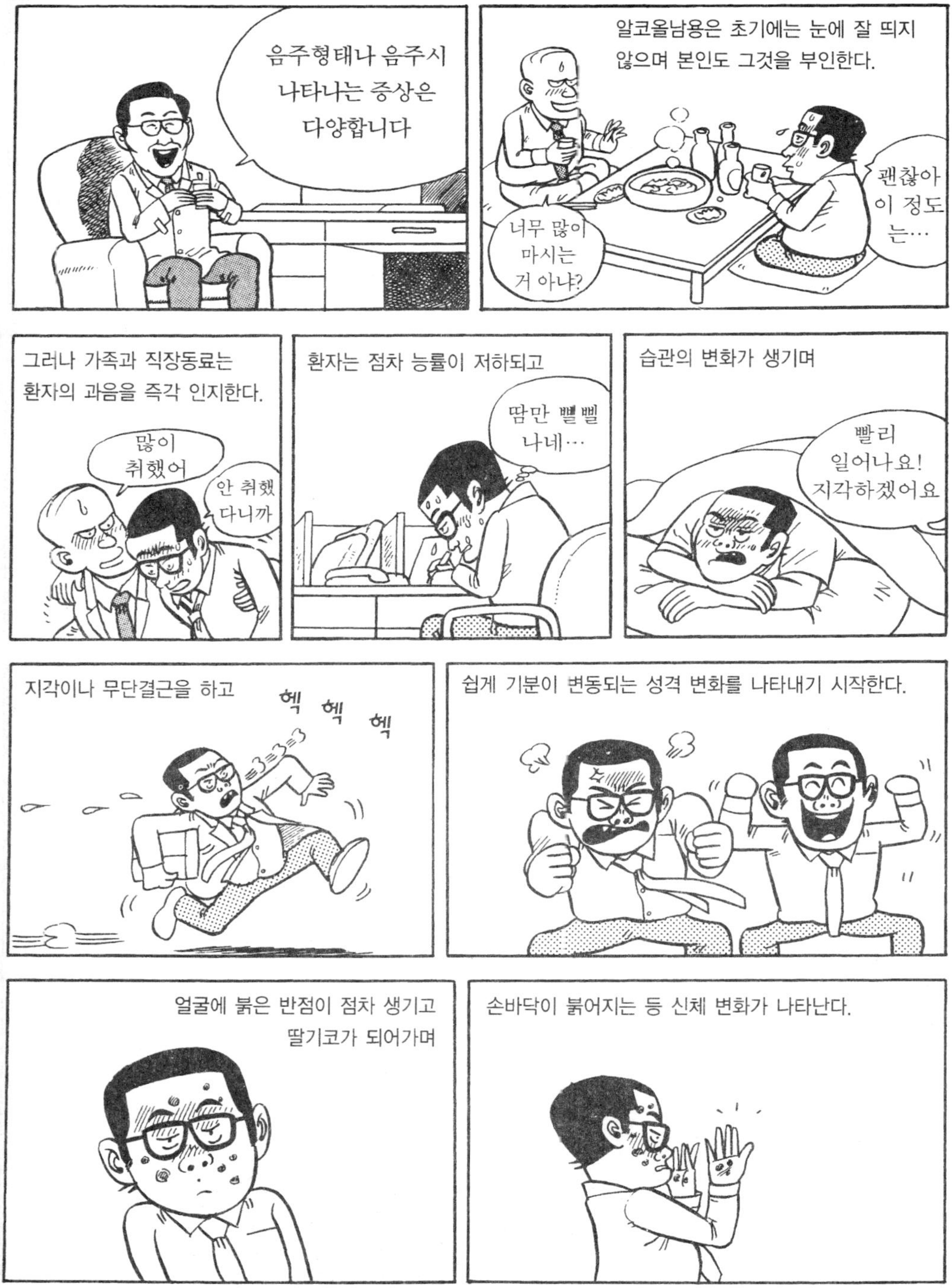

음주형태나 음주시
나타나는 증상은
다양합니다
알코올남용은 초기에는 눈에 잘 띄지
않으며 본인도 그것을 부인한다.
너무 많이
마시는
거 아냐?
괜찮아
이 정도
는…
그러나 가족과 직장동료는
환자의 과음을 즉각 인지한다.
많이
취했어
안 취했
다니까
환자는 점차 능률이 저하되고
땀만 삘삘
나네…
습관의 변화가 생기며
빨리
일어나요!
지각하겠어요
지각이나 무단결근을 하고
헥 헥 헥
쉽게 기분이 변동되는 성격 변화를 나타내기 시작한다.
얼굴에 붉은 반점이 점차 생기고
딸기코가 되어가며
손바닥이 붉어지는 등 신체 변화가 나타난다.

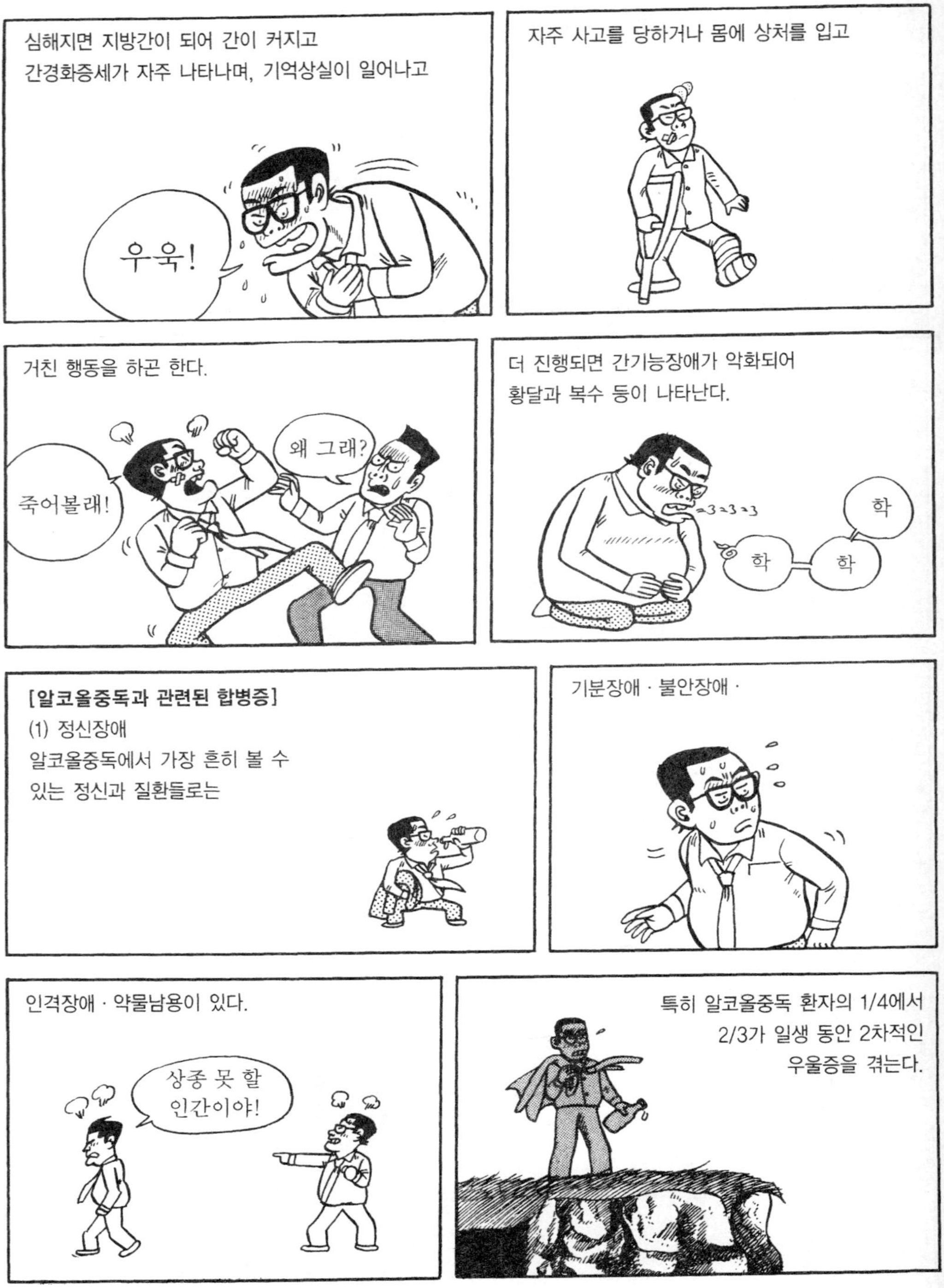
심해지면 지방간이 되어 간이 커지고
간경화증세가 자주 나타나며, 기억상실이 일어나고
우욱!
자주 사고를 당하거나 몸에 상처를 입고
거친 행동을 하곤 한다.
죽어볼래!
왜 그래?
더 진행되면 간기능장애가 악화되어
황달과 복수 등이 나타난다.
학
학
학
[알코올중독과 관련된 합병증]
(1) 정신장애
알코올중독에서 가장 흔히 볼 수
있는 정신과 질환들로는
기분장애 · 불안장애 ·
인격장애 · 약물남용이 있다.
상종 못 할
인간이야!
특히 알코올중독 환자의 1/4에서
2/3가 일생 동안 2차적인
우울증을 겪는다.

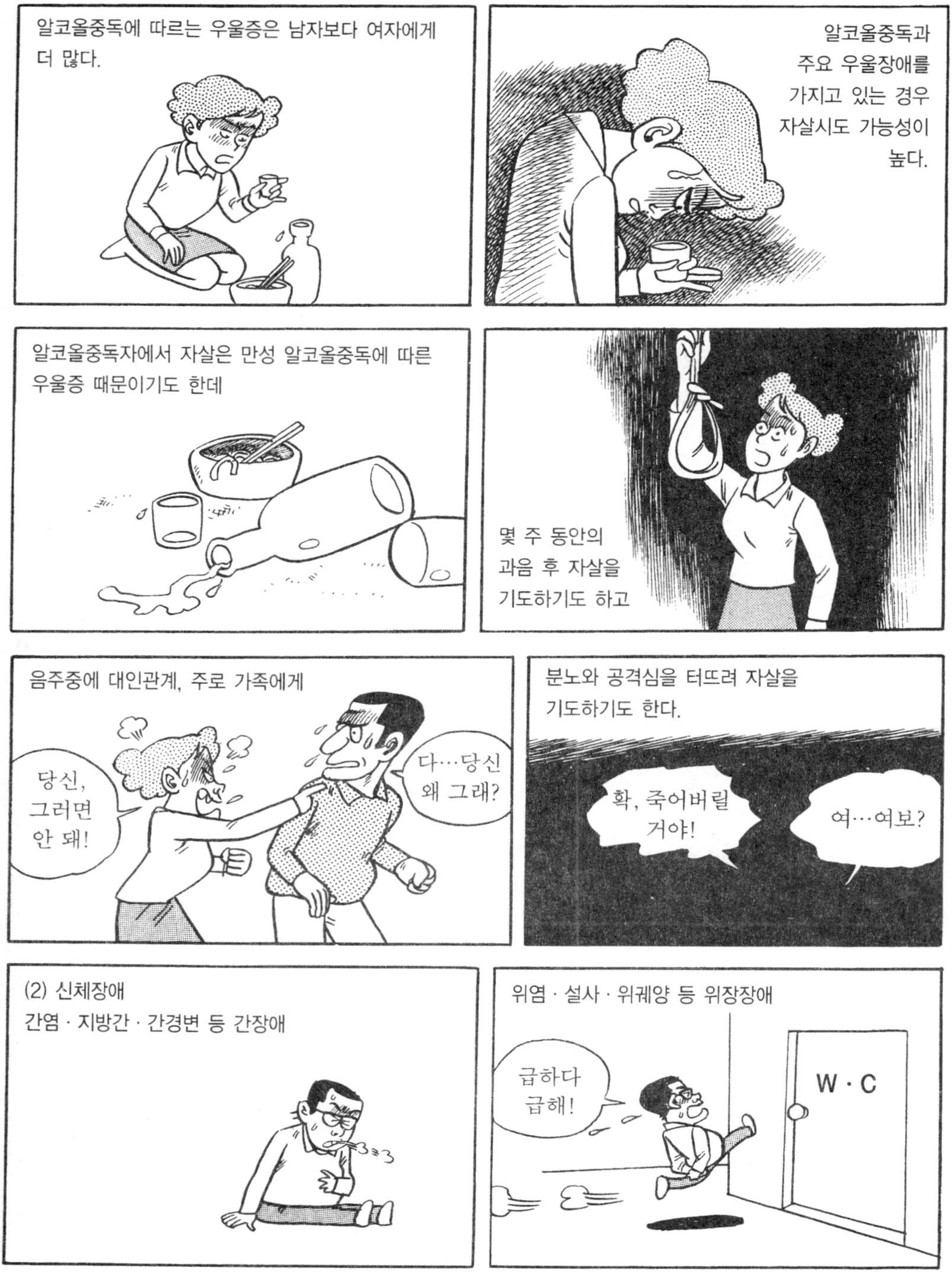
알코올중독에 따르는 우울증은 남자보다 여자에게 더 많다.
알코올중독과 주요 우울장애를 가지고 있는 경우 자살시도 가능성이 높다.
알코올중독자에서 자살은 만성 알코올중독에 따른 우울증 때문이기도 한데
몇 주 동안의 과음 후 자살을 기도하기도 하고
음주중에 대인관계, 주로 가족에게
당신, 그러면 안 돼!
다…당신 왜 그래?
분노와 공격심을 터뜨려 자살을 기도하기도 한다.
확, 죽어버릴 거야!
여…여보?
(2) 신체장애
간염 · 지방간 · 간경변 등 간장애
위염 · 설사 · 위궤양 등 위장장애
급하다 급해!
W · C

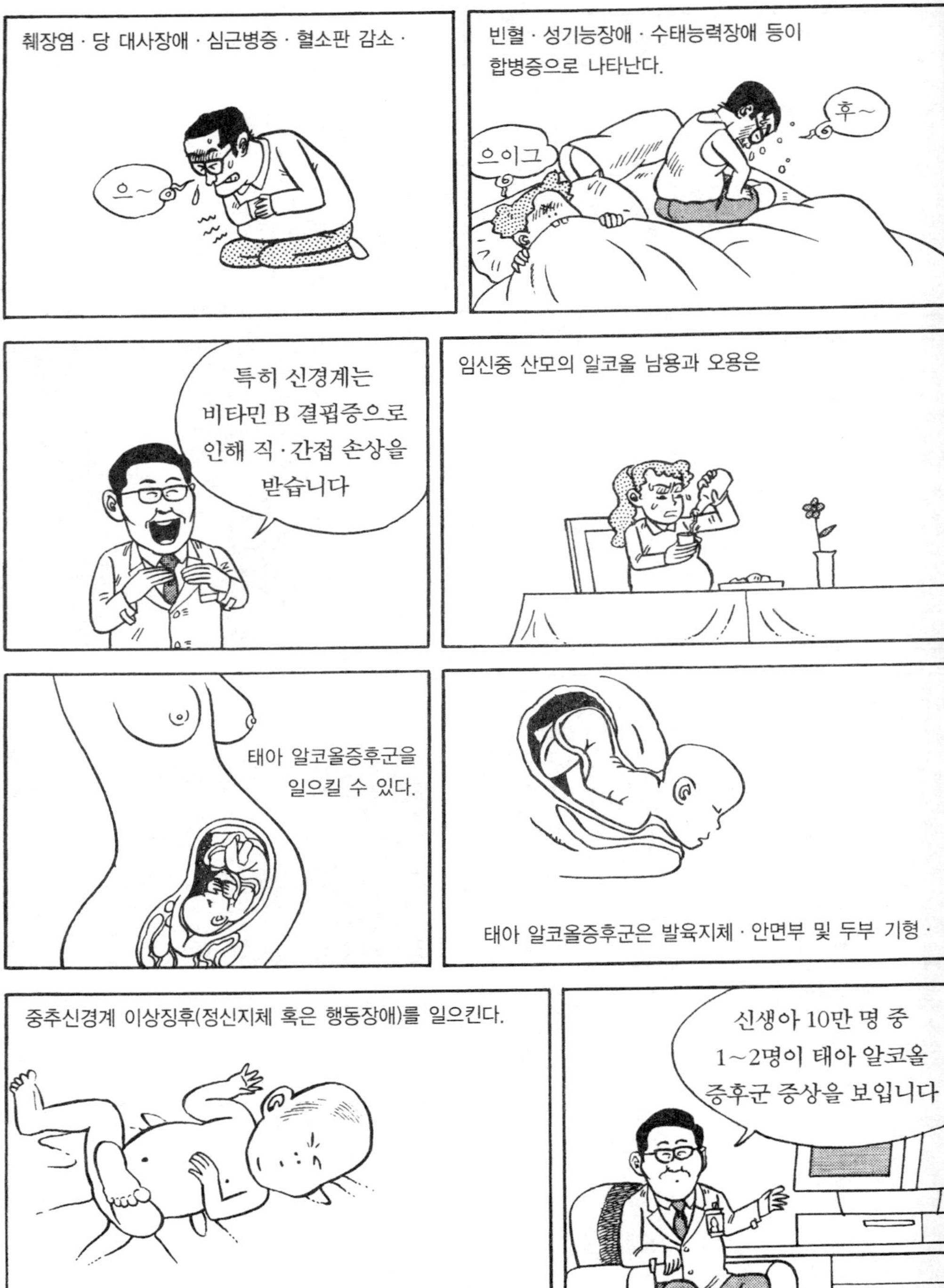
췌장염 · 당 대사장애 · 심근병증 · 혈소판 감소 ·
으~
빈혈 · 성기능장애 · 수태능력장애 등이 합병증으로 나타난다.
으이그
후~
특히 신경계는 비타민 B 결핍증으로 인해 직·간접 손상을 받습니다
임신중 산모의 알코올 남용과 오용은
태아 알코올증후군을 일으킬 수 있다.
태아 알코올증후군은 발육지체 · 안면부 및 두부 기형 ·
중추신경계 이상징후(정신지체 혹은 행동장애)를 일으킨다.
신생아 10만 명 중 1~2명이 태아 알코올 증후군 증상을 보입니다

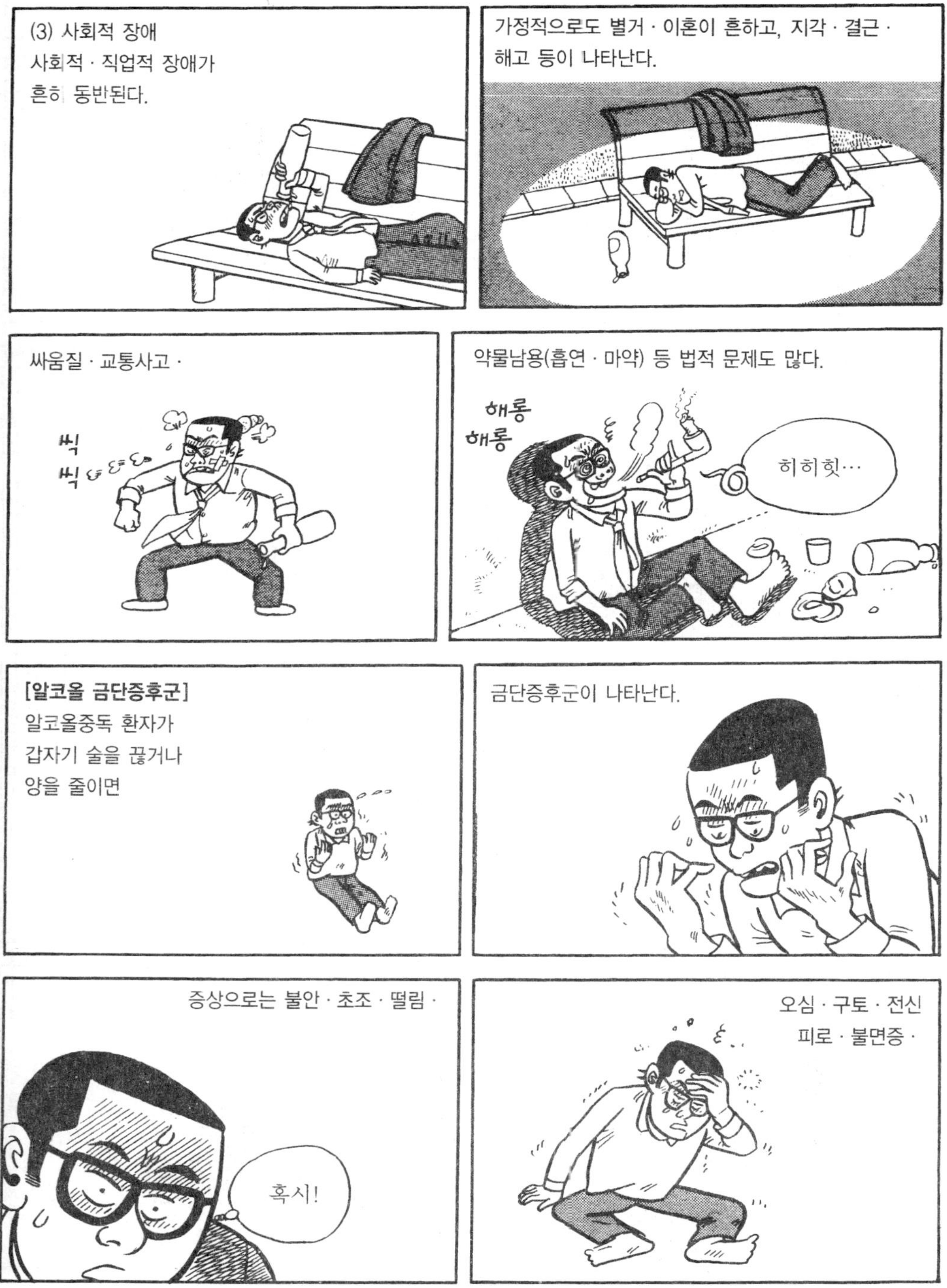
(3) 사회적 장애
사회적 · 직업적 장애가
흔히 동반된다.
가정적으로도 별거 · 이혼이 흔하고, 지각 · 결근 · 해고 등이 나타난다.
싸움질 · 교통사고 ·
씩 씩
약물남용(흡연 · 마약) 등 법적 문제도 많다.
해롱 해롱
히히힛…
[알코올 금단증후군]
알코올중독 환자가
갑자기 술을 끊거나
양을 줄이면
금단증후군이 나타난다.
증상으로는 불안 · 초조 · 떨림 ·
혹시!
오심 · 구토 · 전신
피로 · 불면증 ·

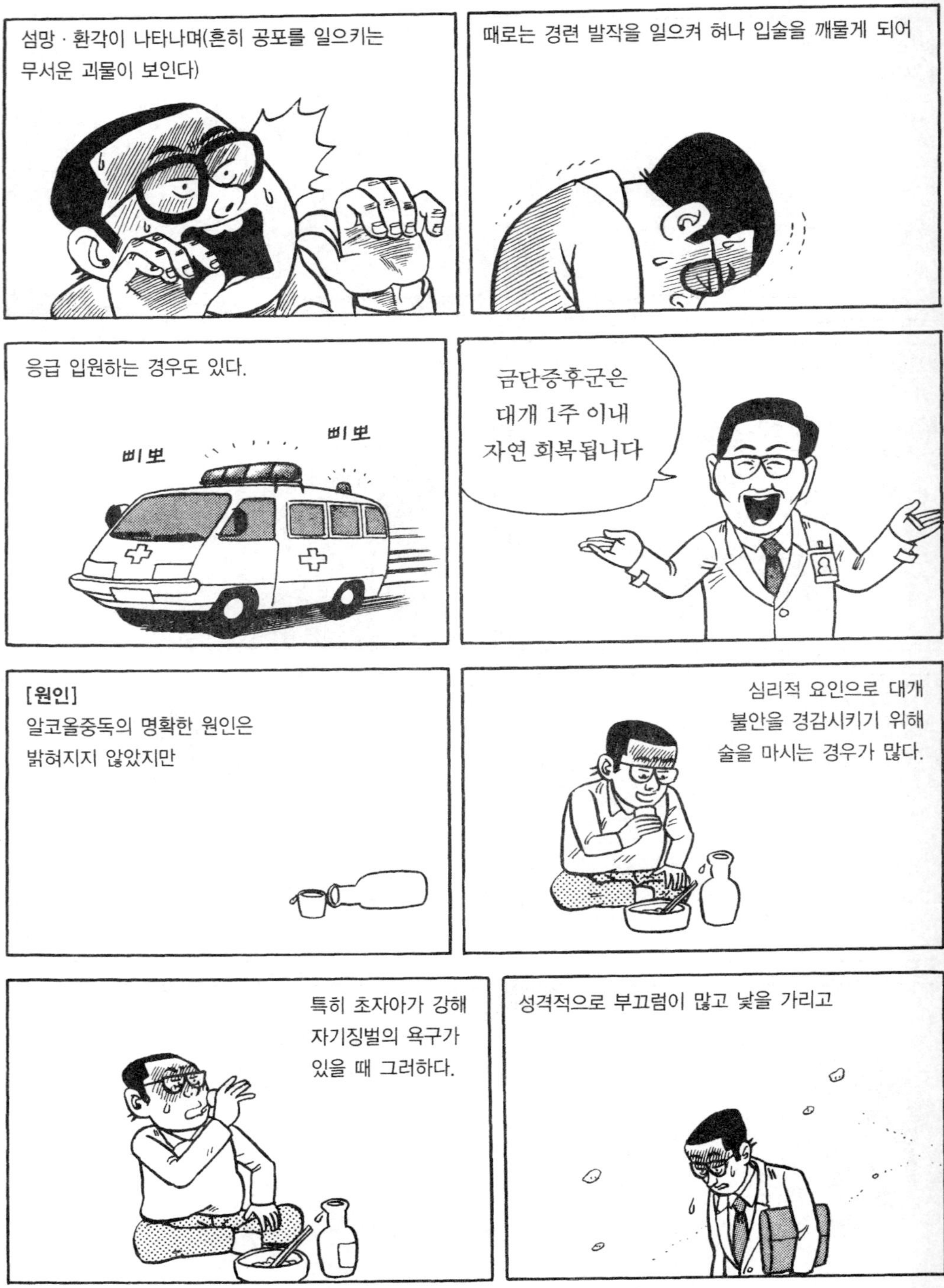
섬망 · 환각이 나타나며(흔히 공포를 일으키는 무서운 괴물이 보인다)
때로는 경련 발작을 일으켜 혀나 입술을 깨물게 되어
응급 입원하는 경우도 있다.
삐뽀
삐뽀
금단증후군은 대개 1주 이내 자연 회복됩니다
[원인]
알코올중독의 명확한 원인은 밝혀지지 않았지만
심리적 요인으로 대개 불안을 경감시키기 위해 술을 마시는 경우가 많다.
특히 초자아가 강해 자기징벌의 욕구가 있을 때 그러하다.
성격적으로 부끄럼이 많고 낯을 가리고

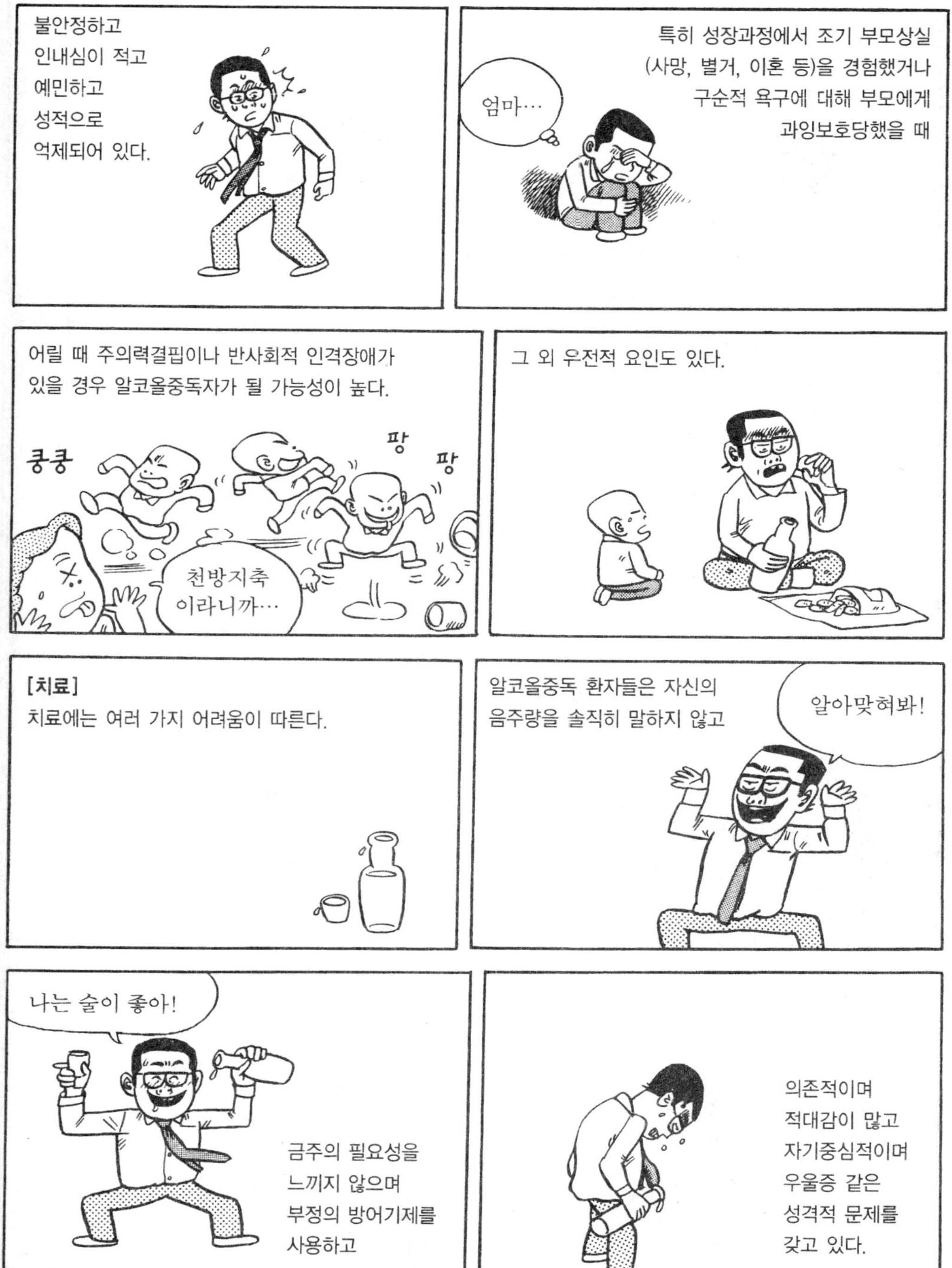
불안정하고
인내심이 적고
예민하고
성적으로
억제되어 있다.
특히 성장과정에서 조기 부모상실
(사망, 별거, 이혼 등)을 경험했거나
구순적 욕구에 대해 부모에게
과잉보호당했을 때
엄마…
어릴 때 주의력결핍이나 반사회적 인격장애가
있을 경우 알코올중독자가 될 가능성이 높다.
쿵쿵
팡
팡
천방지축
이라니까…
그 외 우전적 요인도 있다.
[치료]
치료에는 여러 가지 어려움이 따른다.
알코올중독 환자들은 자신의
음주량을 솔직히 말하지 않고
알아맞혀봐!
나는 술이 좋아!
금주의 필요성을
느끼지 않으며
부정의 방어기제를
사용하고
의존적이며
적대감이 많고
자기중심적이며
우울증 같은
성격적 문제를
갖고 있다.

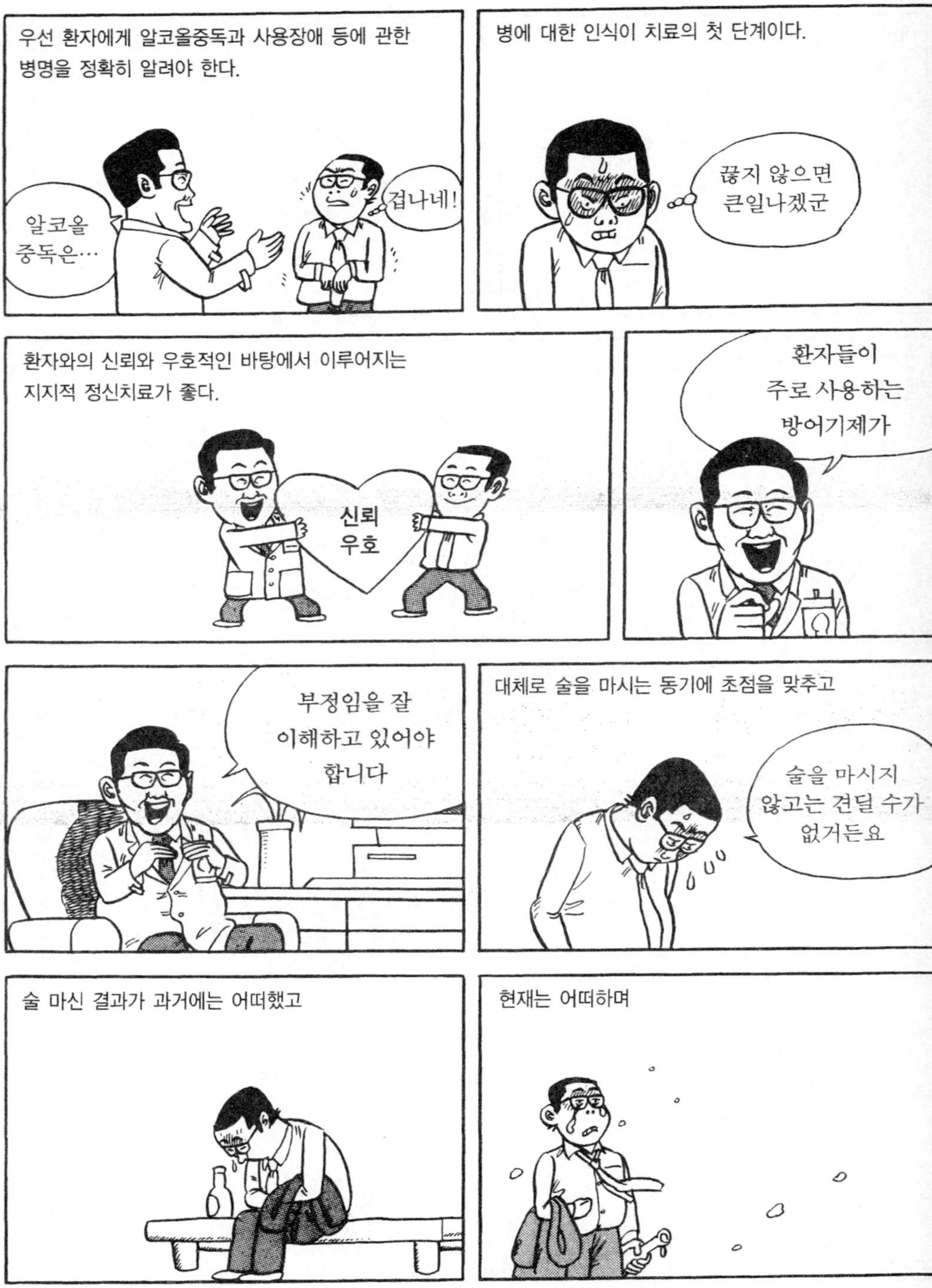
우선 환자에게 알코올중독과 사용장애 등에 관한 병명을 정확히 알려야 한다.
알코올 중독은…
겁나네!
병에 대한 인식이 치료의 첫 단계이다.
끊지 않으면 큰일나겠군
환자와의 신뢰와 우호적인 바탕에서 이루어지는 지지적 정신치료가 좋다.
신뢰 우호
환자들이 주로 사용하는 방어기제가
부정임을 잘 이해하고 있어야 합니다
대체로 술을 마시는 동기에 초점을 맞추고
술을 마시지 않고는 견딜 수가 없거든요
술 마신 결과가 과거에는 어떠했고
현재는 어떠하며

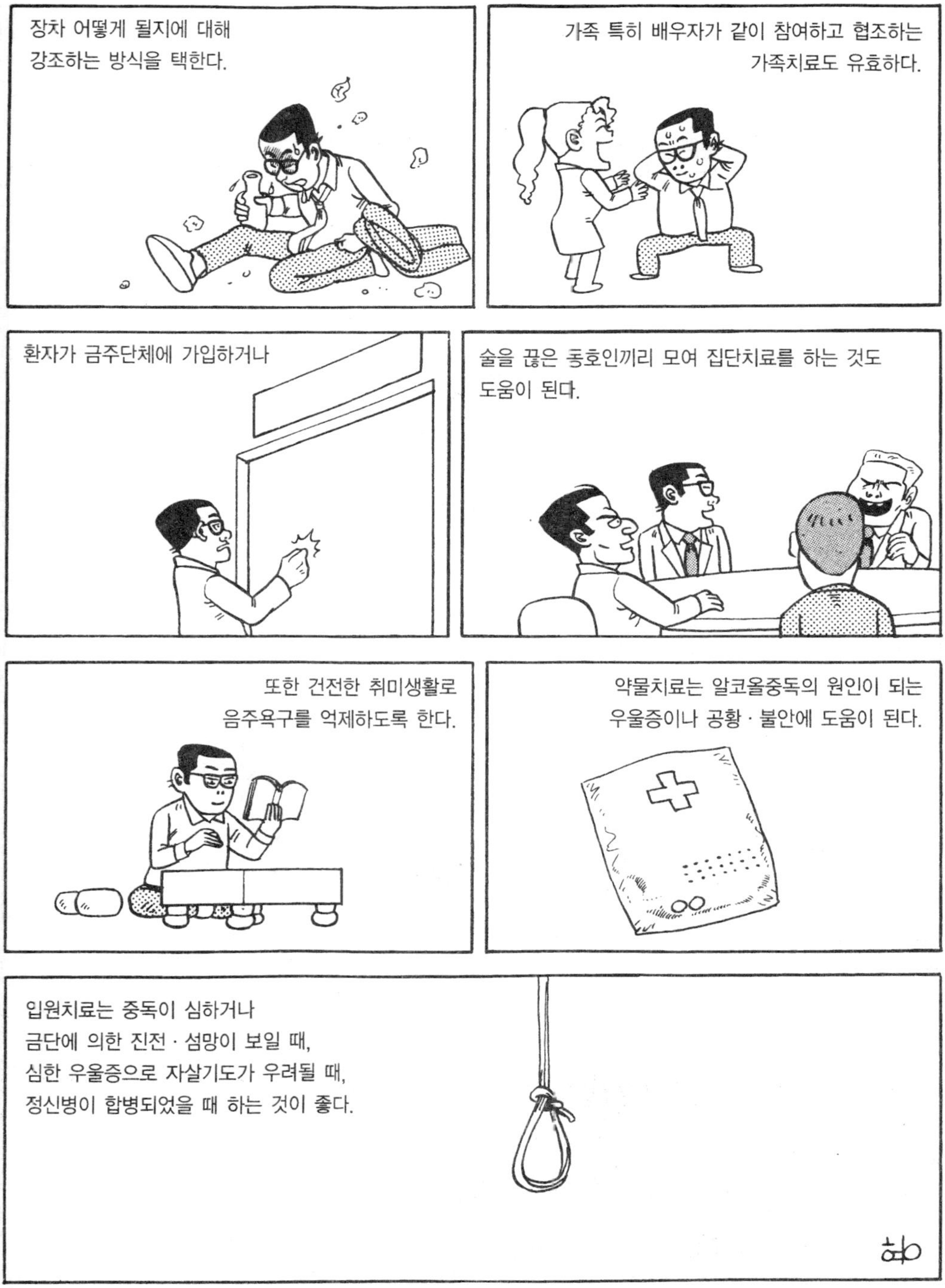
장차 어떻게 될지에 대해
강조하는 방식을 택한다.
가족 특히 배우자가 같이 참여하고 협조하는
가족치료도 유효하다.
환자가 금주단체에 가입하거나
술을 끊은 동호인끼리 모여 집단치료를 하는 것도
도움이 된다.
또한 건전한 취미생활로
음주욕구를 억제하도록 한다.
약물치료는 알코올중독의 원인이 되는
우울증이나 공황 · 불안에 도움이 된다.
입원치료는 중독이 심하거나
금단에 의한 진전 · 섬망이 보일 때,
심한 우울증으로 자살기도가 우려될 때,
정신병이 합병되었을 때 하는 것이 좋다.

31. 필로폰(히로뽕)

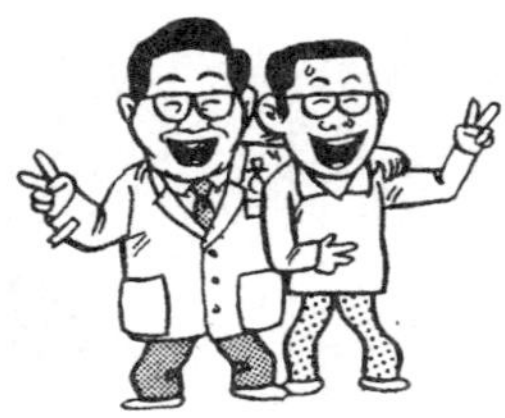

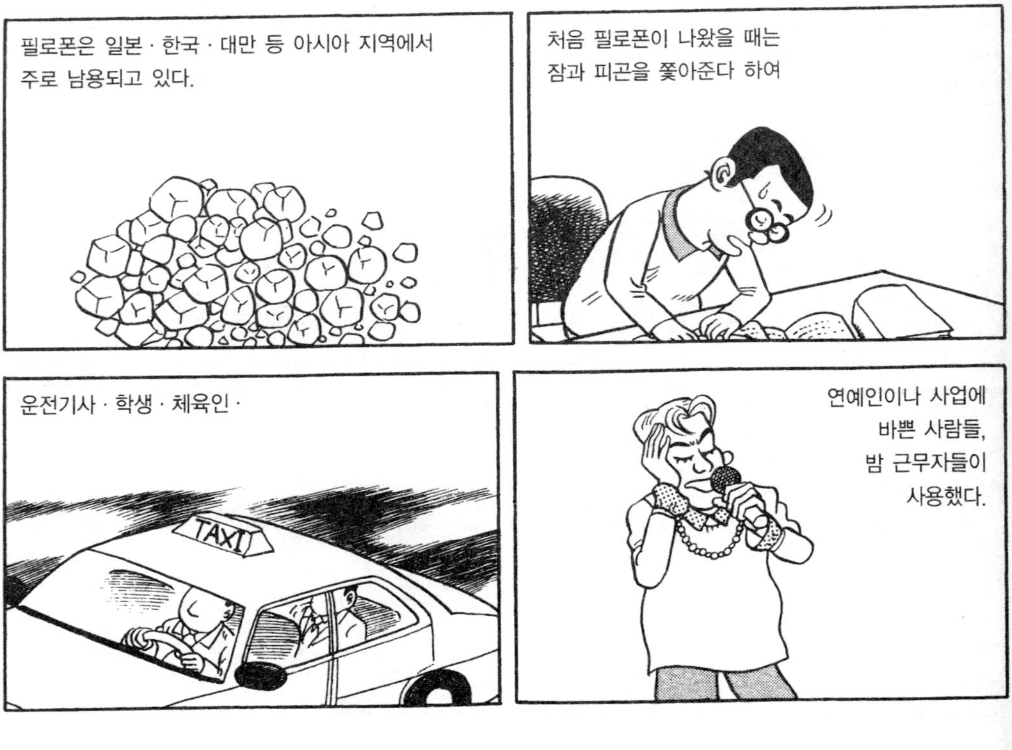
필로폰은 일본 · 한국 · 대만 등 아시아 지역에서 주로 남용되고 있다.
처음 필로폰이 나왔을 때는 잠과 피곤을 쫓아준다 하여
운전기사 · 학생 · 체육인 ·
TAXI
연예인이나 사업에 바쁜 사람들, 밤 근무자들이 사용했다.

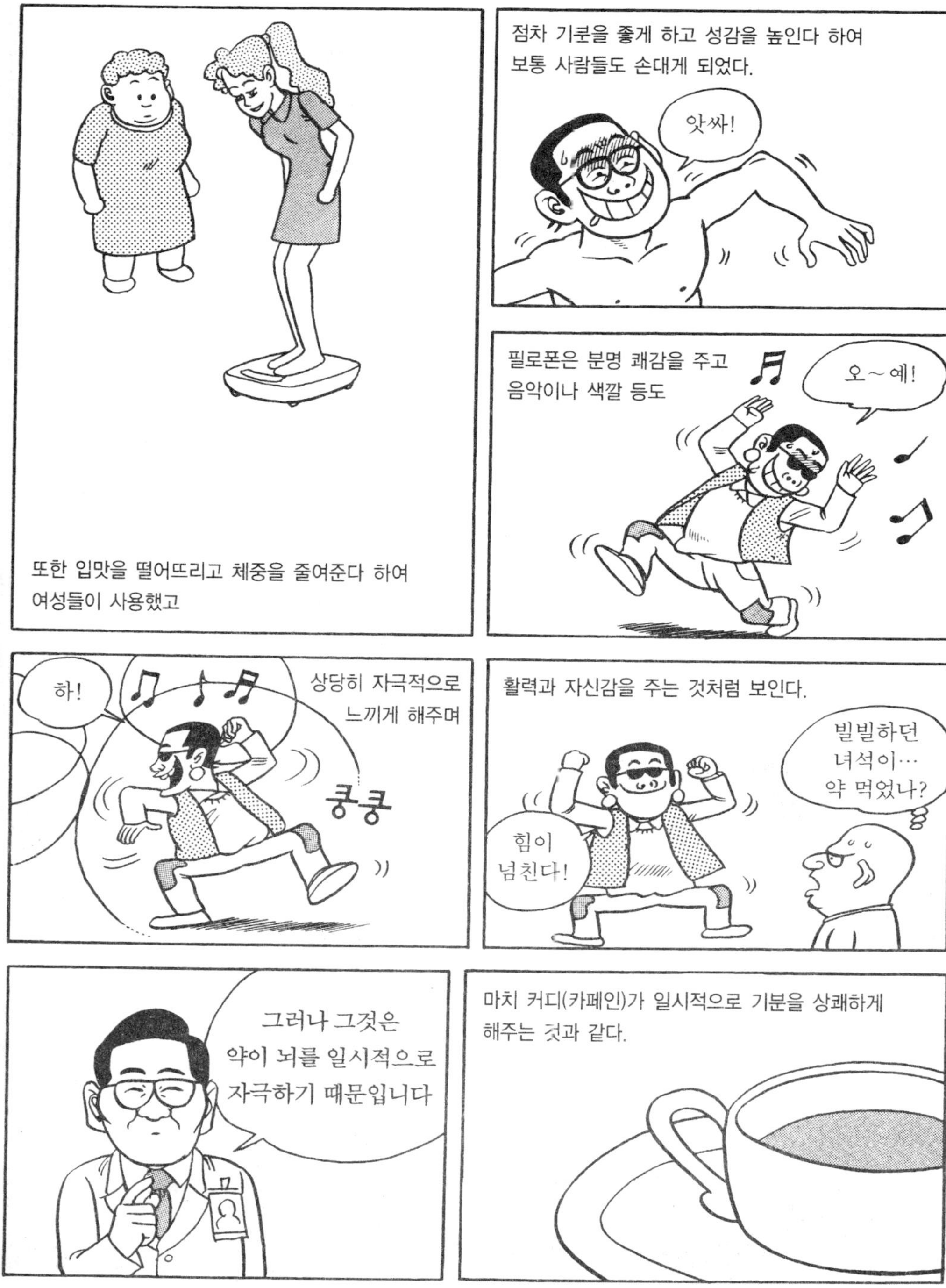
또한 입맛을 떨어뜨리고 체중을 줄여준다 하여
여성들이 사용했고
점차 기분을 좋게 하고 성감을 높인다 하여
보통 사람들도 손대게 되었다.
앗싸!
필로폰은 분명 쾌감을 주고
음악이나 색깔 등도
오~예!
하!
상당히 자극적으로
느끼게 해주며
쿵쿵
활력과 자신감을 주는 것처럼 보인다.
빌빌하던
녀석이…
약 먹었나?
힘이
넘친다!
그러나 그것은
약이 뇌를 일시적으로
자극하기 때문입니다
마치 커디(카페인)가 일시적으로 기분을 상쾌하게
해주는 것과 같다.

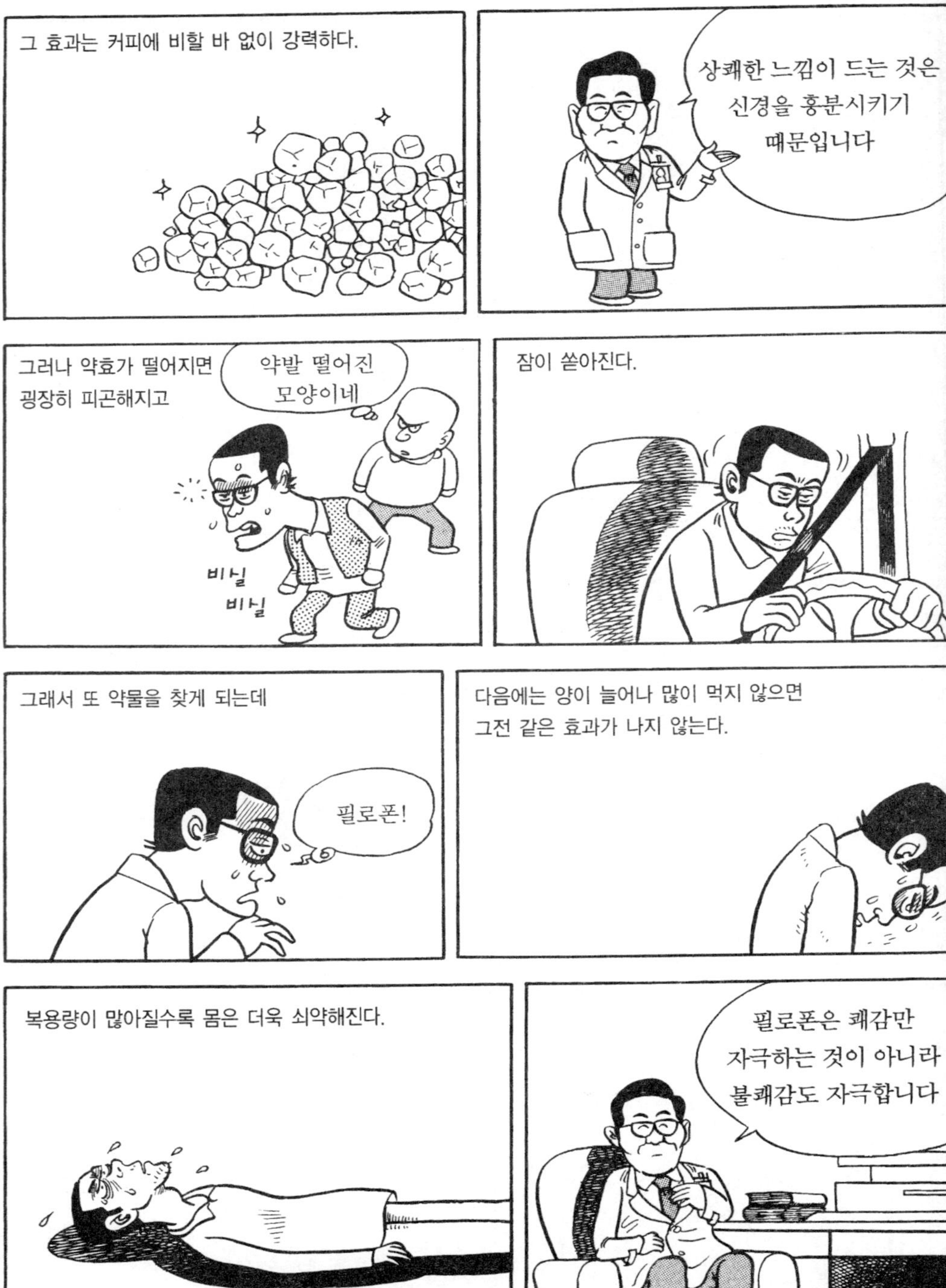
그 효과는 커피에 비할 바 없이 강력하다.
상쾌한 느낌이 드는 것은 신경을 홍분시키기 때문입니다
그러나 약효가 떨어지면 굉장히 피곤해지고
약발 떨어진 모양이네
비실 비실
잠이 쏟아진다.
그래서 또 약물을 찾게 되는데
필로폰!
다음에는 양이 늘어나 많이 먹지 않으면 그전 같은 효과가 나지 않는다.
복용량이 많아질수록 몸은 더욱 쇠약해진다.
필로폰은 쾌감만 자극하는 것이 아니라 불쾌감도 자극합니다

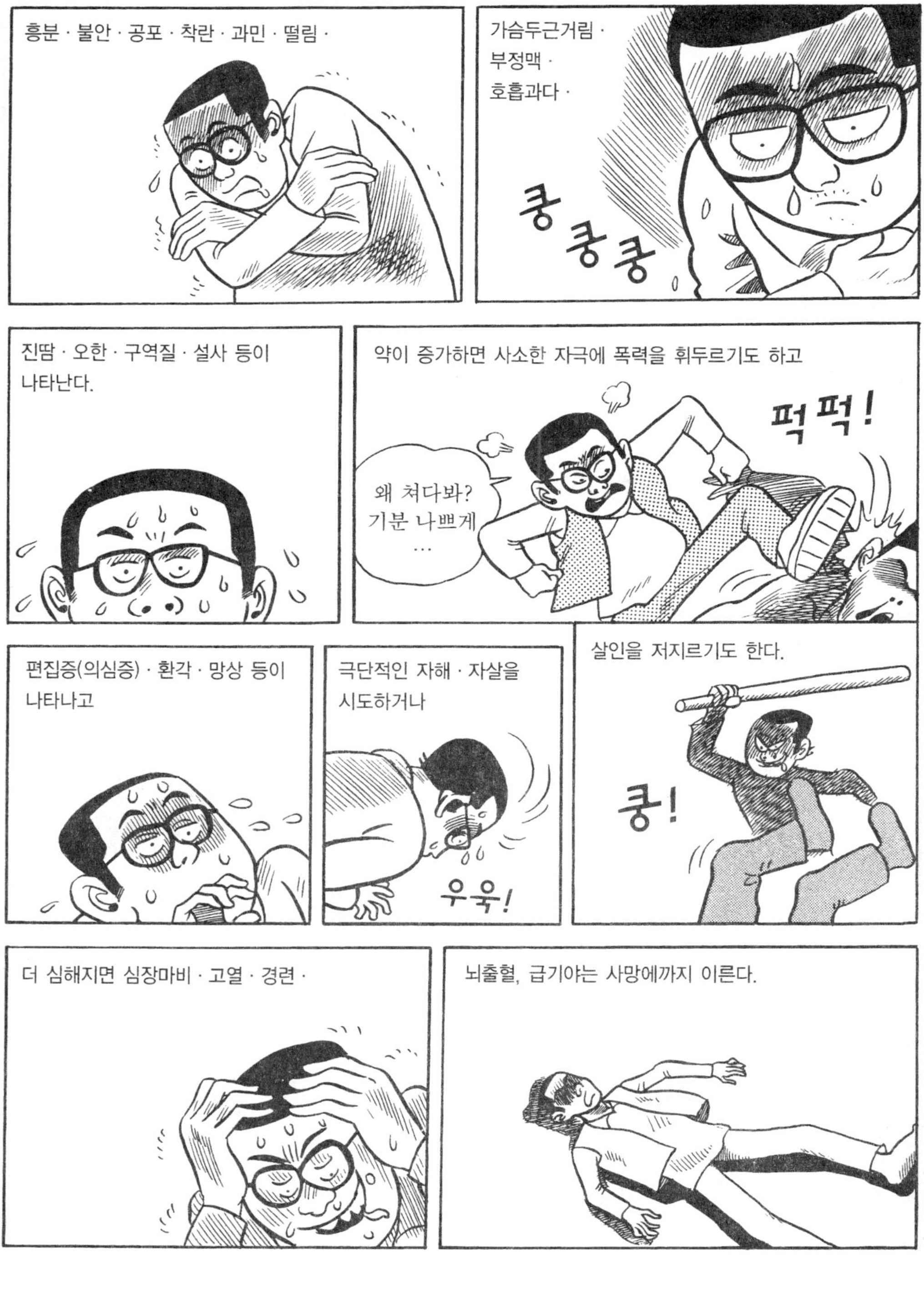
흥분 · 불안 · 공포 · 착란 · 과민 · 떨림 ·
가슴두근거림 ·
부정맥 ·
호흡과다 ·
쿵 쿵쿵
진땀 · 오한 · 구역질 · 설사 등이 나타난다.
약이 증가하면 사소한 자극에 폭력을 휘두르기도 하고
왜 쳐다봐? 기분 나쁘게 …
퍽퍽!
편집증(의심증) · 환각 · 망상 등이 나타나고
극단적인 자해 · 자살을 시도하거나
우웩!
살인을 저지르기도 한다.
쿵!
더 심해지면 심장마비 · 고열 · 경련 ·
뇌출혈, 급기야는 사망에까지 이른다.

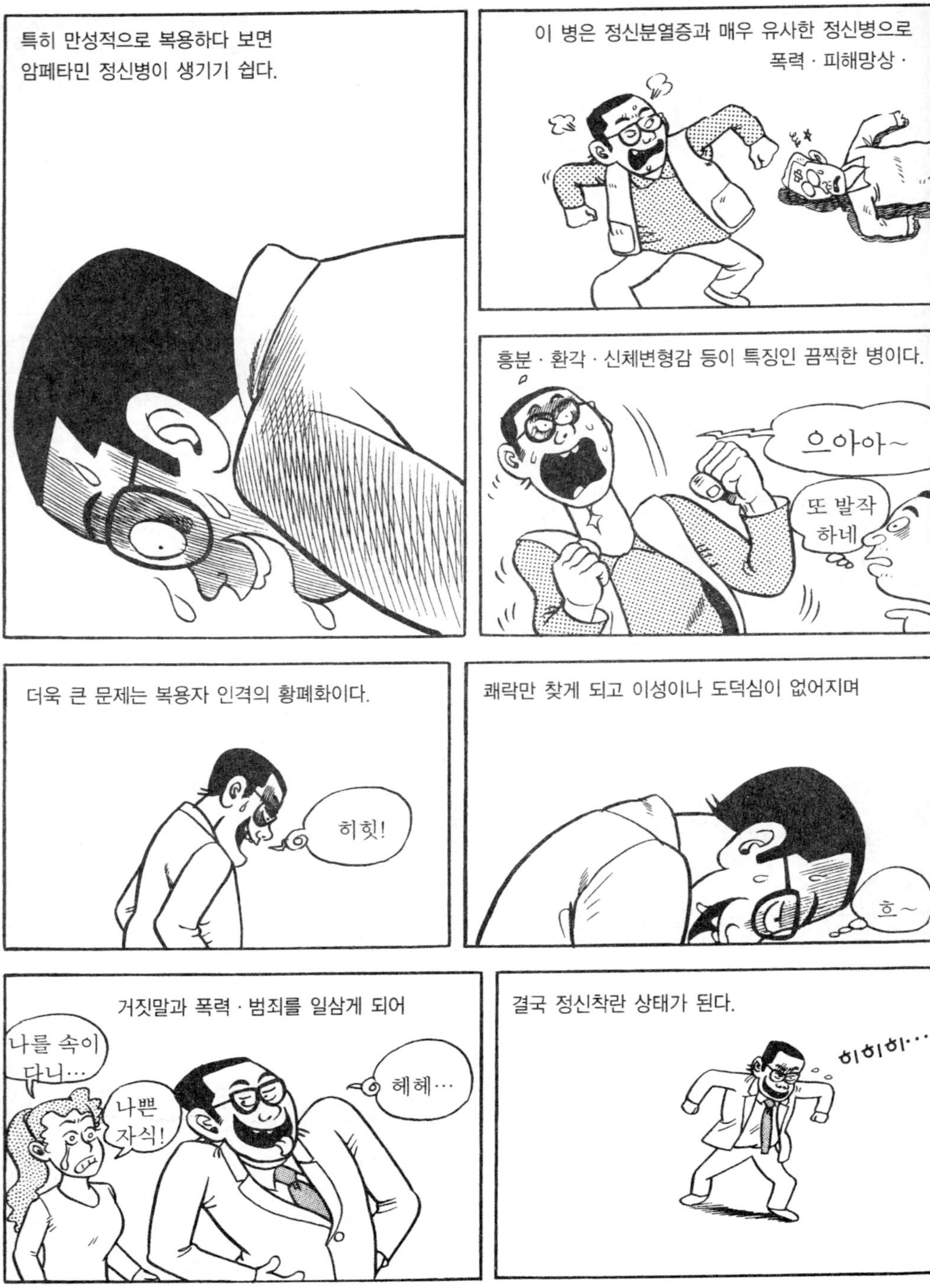
특히 만성적으로 복용하다 보면
암페타민 정신병이 생기기 쉽다.
이 병은 정신분열증과 매우 유사한 정신병으로
폭력 · 피해망상 ·
흥분 · 환각 · 신체변형감 등이 특징인 끔찍한 병이다.
으아아~
또 발작 하네
더욱 큰 문제는 복용자 인격의 황폐화이다.
히힛!
쾌락만 찾게 되고 이성이나 도덕심이 없어지며
흐~
거짓말과 폭력 · 범죄를 일삼게 되어
나를 속이다니…
나쁜 자식!
헤헤…
결국 정신착란 상태가 된다.
히히히…

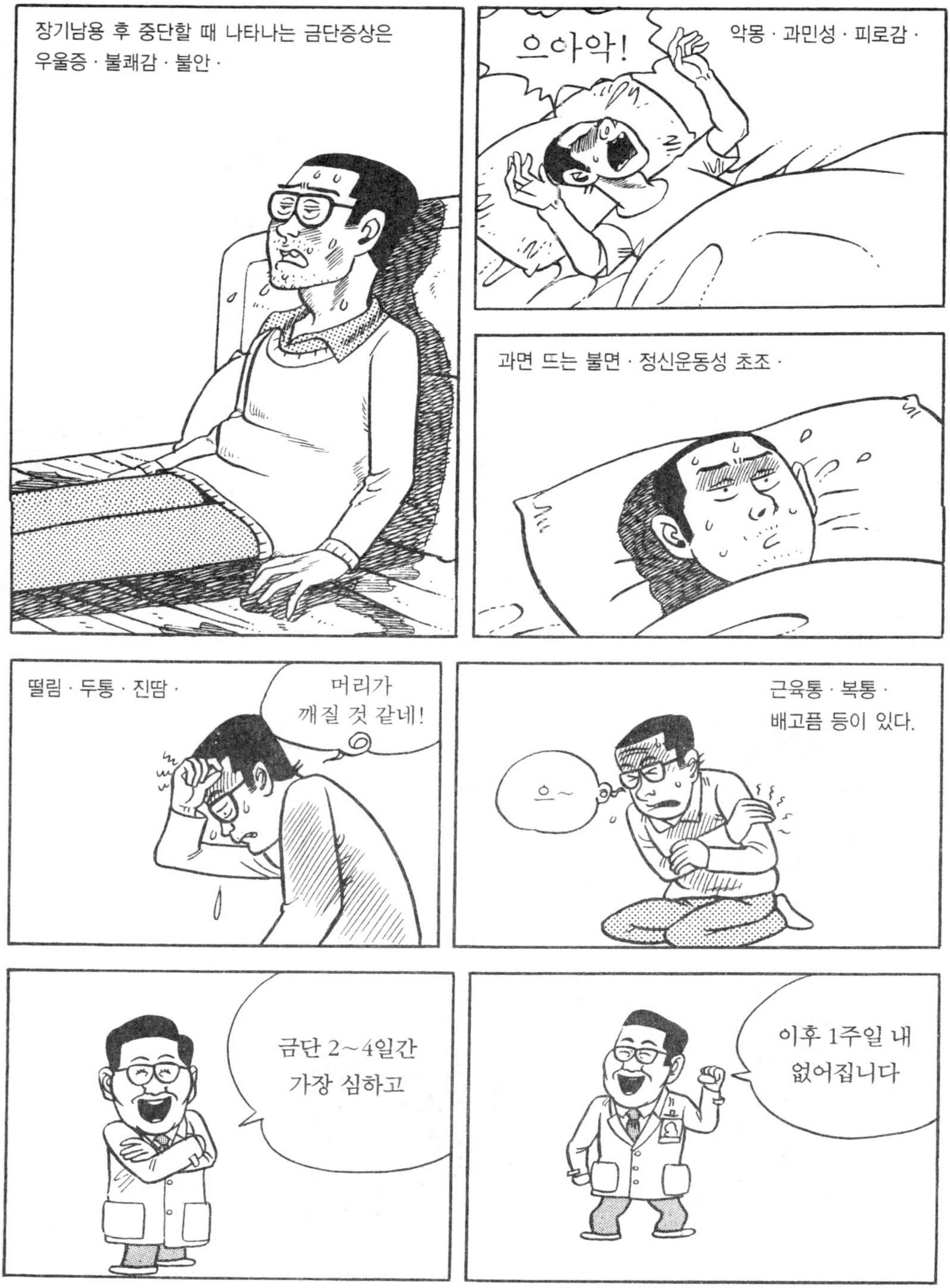
장기남용 후 중단할 때 나타나는 금단증상은
우울증 · 불쾌감 · 불안 ·
으아악!
악몽 · 과민성 · 피로감 ·
과면 또는 불면 · 정신운동성 초조 ·
떨림 · 두통 · 진땀 ·
머리가 깨질 것 같네!
근육통 · 복통 ·
배고픔 등이 있다.
으~
금단 2~4일간 가장 심하고
이후 1주일 내 없어집니다

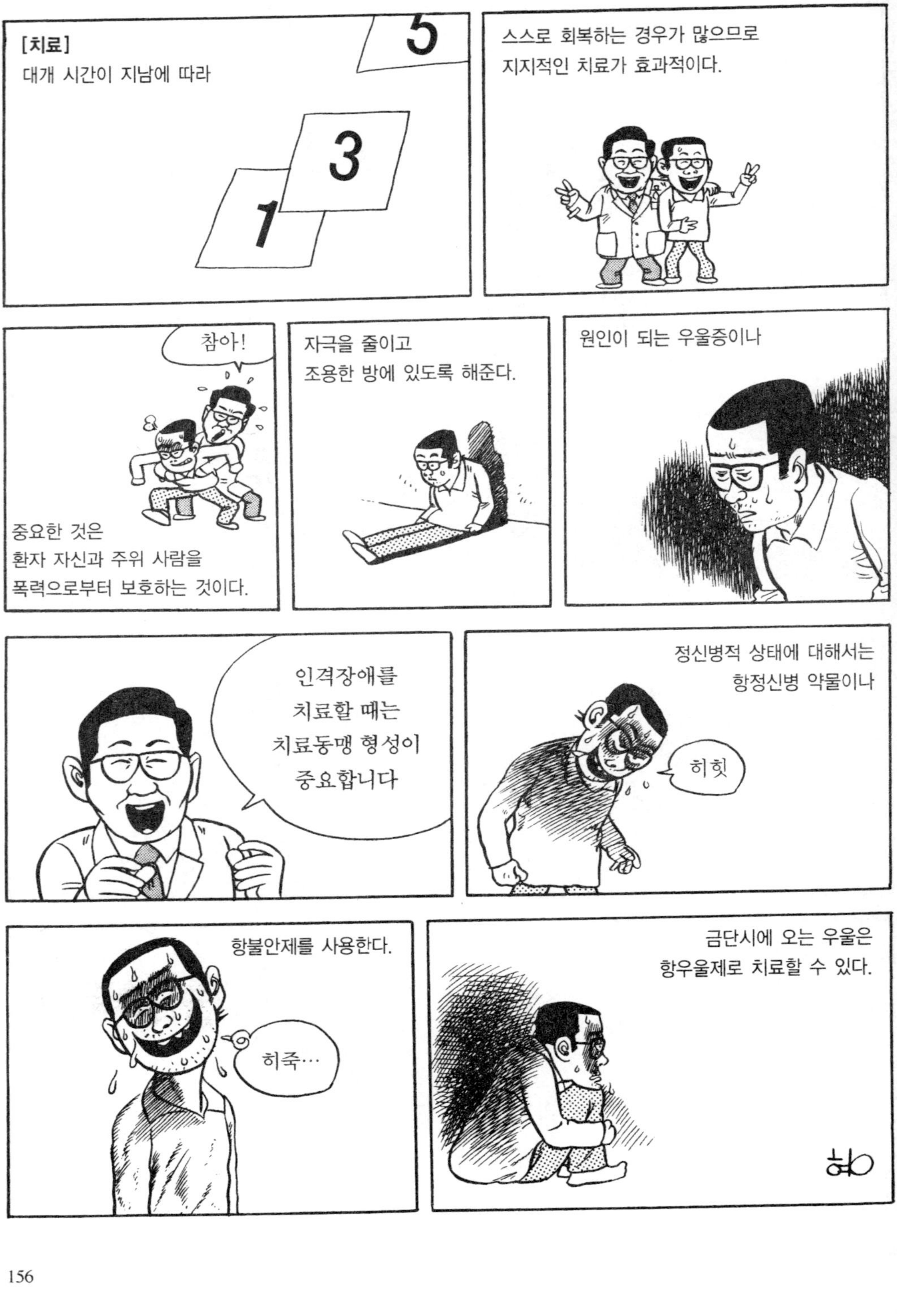
[치료]
대개 시간이 지남에 따라
5
3
1
스스로 회복하는 경우가 많으므로
지지적인 치료가 효과적이다.
참아!
중요한 것은
환자 자신과 주위 사람을
폭력으로부터 보호하는 것이다.
자극을 줄이고
조용한 방에 있도록 해준다.
원인이 되는 우울증이나
인격장애를
치료할 때는
치료동맹 형성이
중요합니다
정신병적 상태에 대해서는
항정신병 약물이나
히힛
항불안제를 사용한다.
히죽…
금단시에 오는 우울은
항우울제로 치료할 수 있다.

32. 코카인

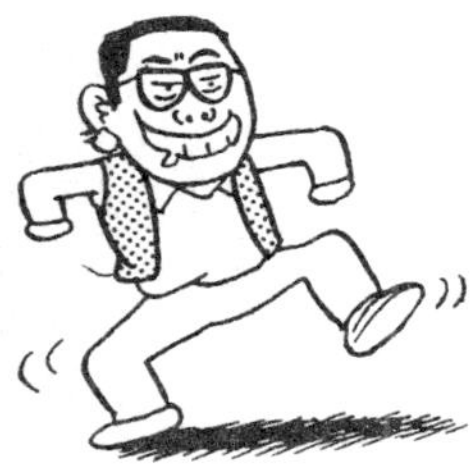

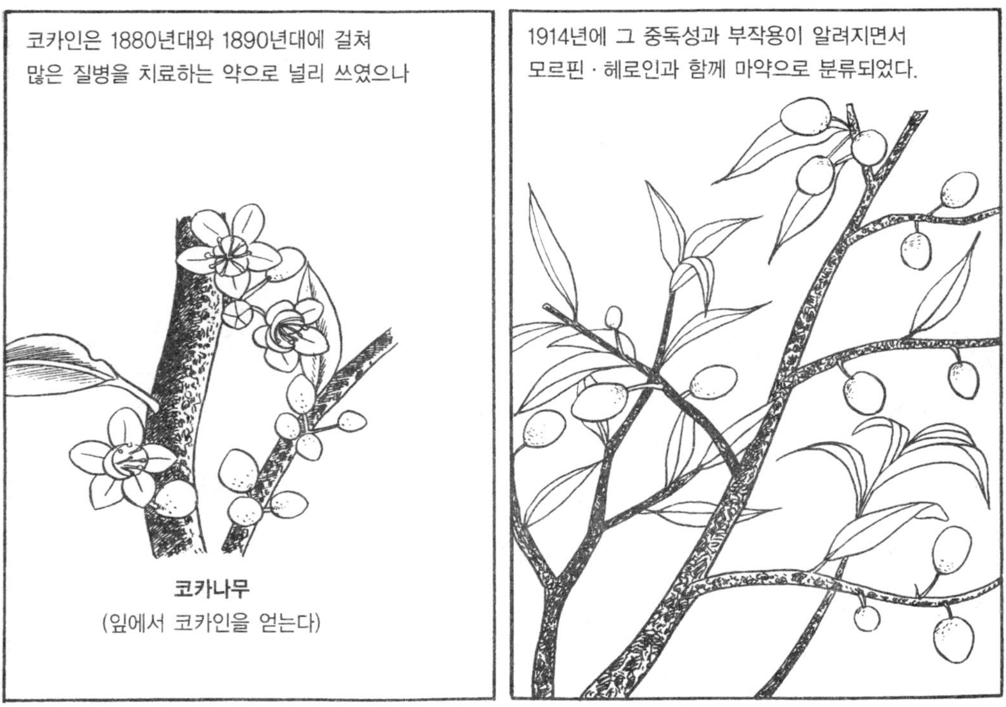
코카인은 1880년대와 1890년대에 걸쳐
많은 질병을 치료하는 약으로 널리 쓰였으나
코카나무
(잎에서 코카인을 얻는다)
1914년에 그 중독성과 부작용이 알려지면서
모르핀 · 헤로인과 함께 마약으로 분류되었다.

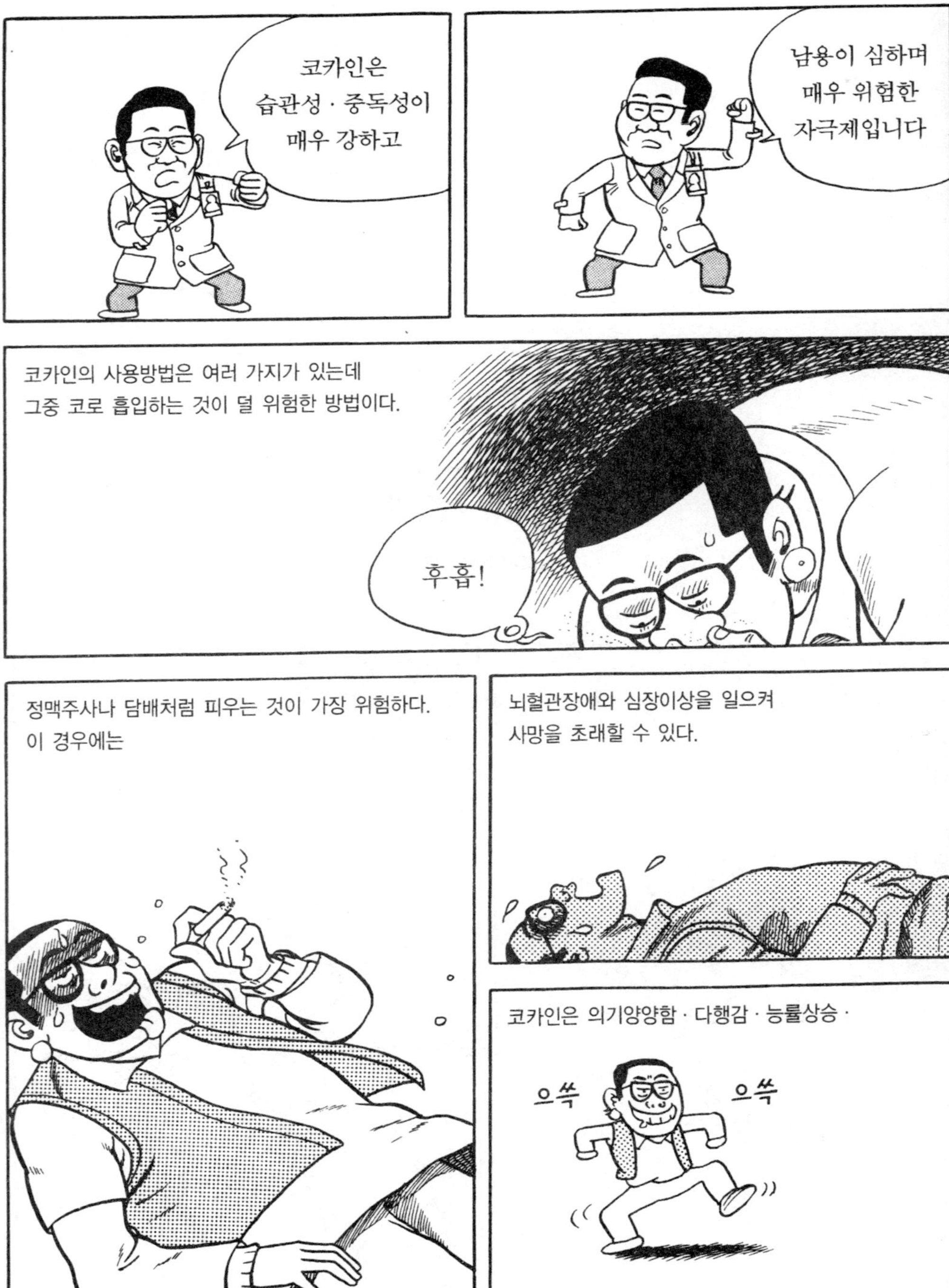
코카인은
습관성 · 중독성이
매우 강하고
남용이 심하며
매우 위험한
자극제입니다
코카인의 사용방법은 여러 가지가 있는데
그중 코로 흡입하는 것이 덜 위험한 방법이다.
후흡!
정맥주사나 담배처럼 피우는 것이 가장 위험하다.
이 경우에는
뇌혈관장애와 심장이상을 일으켜
사망을 초래할 수 있다.
코카인은 의기양양함 · 다행감 · 능률상승 ·
으쓱
으쓱

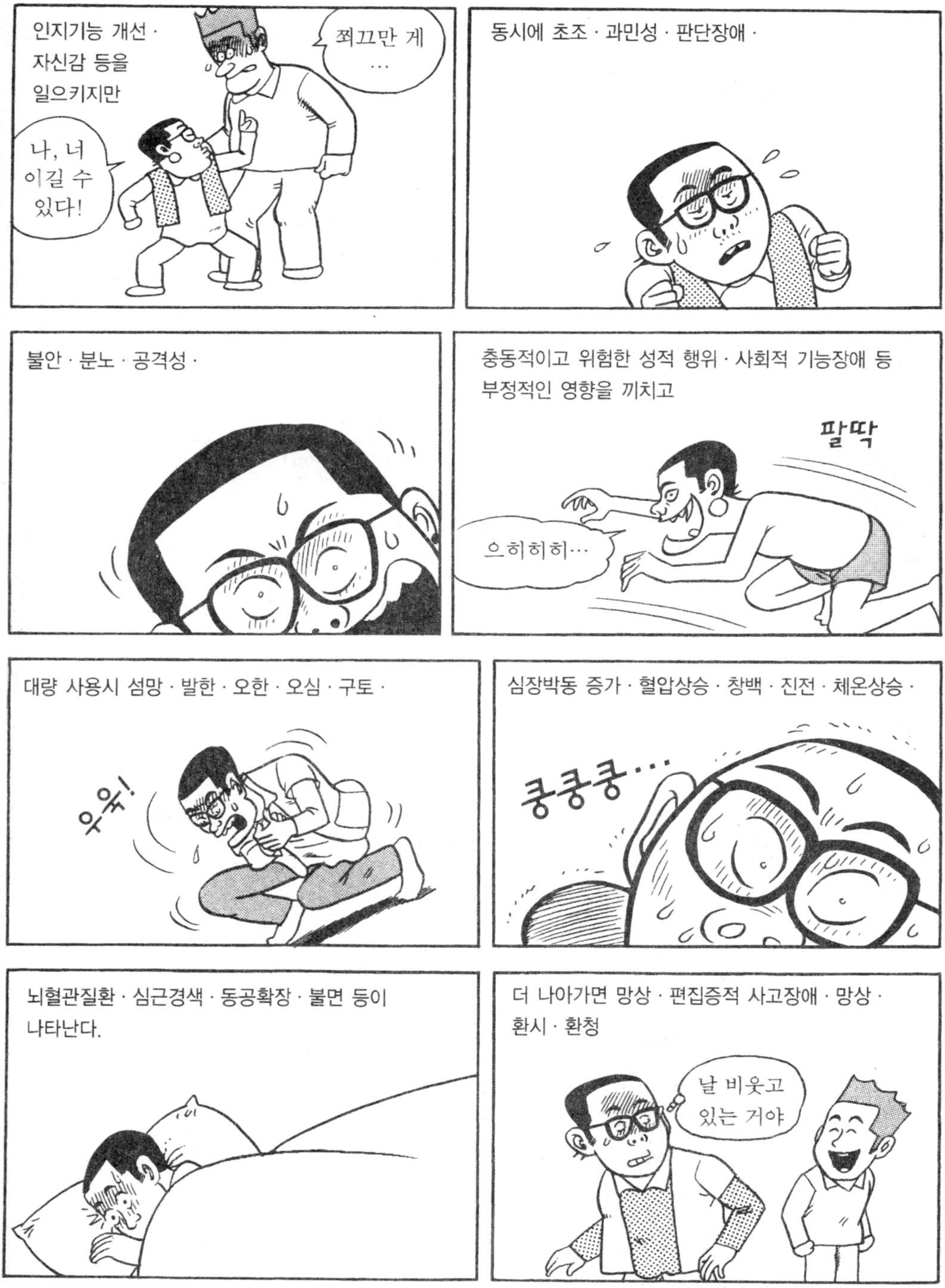

인지기능 개선 · 자신감 등을 일으키지만
쬐끄만 게…
나, 너 이길 수 있다!
동시에 초조 · 과민성 · 판단장애 ·
불안 · 분노 · 공격성 ·
충동적이고 위험한 성적 행위 · 사회적 기능장애 등 부정적인 영향을 끼치고
팔딱
으히히히…
대량 사용시 섬망 · 발한 · 오한 · 오심 · 구토 ·
우웩!
심장박동 증가 · 혈압상승 · 창백 · 진전 · 체온상승 ·
쿵쿵쿵…
뇌혈관질환 · 심근경색 · 동공확장 · 불면 등이 나타난다.
더 나아가면 망상 · 편집증적 사고장애 · 망상 · 환시 · 환청
날 비웃고 있는 거야

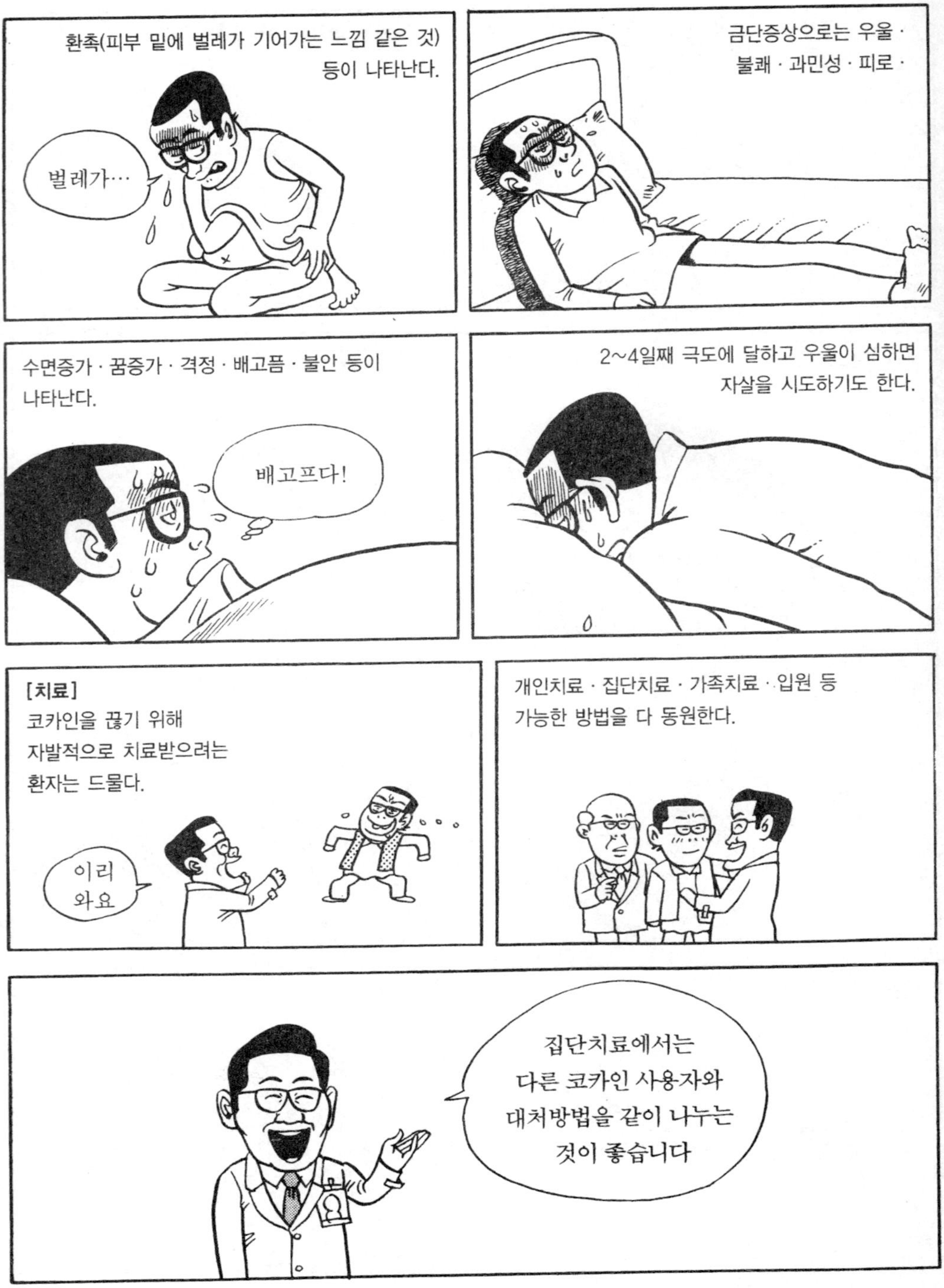
환촉(피부 밑에 벌레가 기어가는 느낌 같은 것)
등이 나타난다.
벌레가…
금단증상으로는 우울 ·
불쾌 · 과민성 · 피로 ·
수면증가 · 꿈증가 · 격정 · 배고픔 · 불안 등이
나타난다.
배고프다!
2~4일째 극도에 달하고 우울이 심하면
자살을 시도하기도 한다.
[치료]
코카인을 끊기 위해
자발적으로 치료받으려는
환자는 드물다.
이리 와요
개인치료 · 집단치료 · 가족치료 · 입원 등
가능한 방법을 다 동원한다.
집단치료에서는
다른 코카인 사용자와
대처방법을 같이 나누는
것이 좋습니다

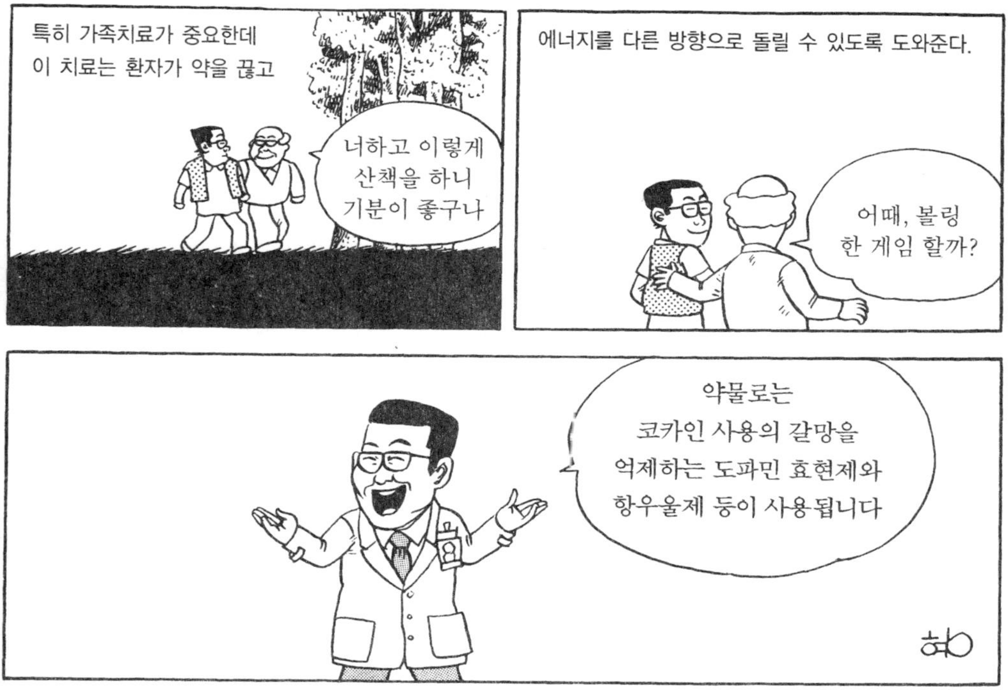
특히 가족치료가 중요한데
이 치료는 환자가 약을 끊고
너하고 이렇게 산책을 하니 기분이 좋구나
에너지를 다른 방향으로 돌릴 수 있도록 도와준다.
어때, 볼링 한 게임 할까?
약물로는 코카인 사용의 갈망을 억제하는 도파민 효현제와 항우울제 등이 사용됩니다

33. 휘발성 용매

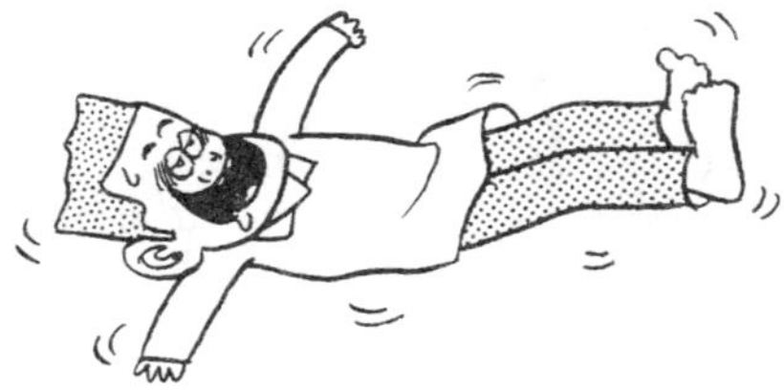

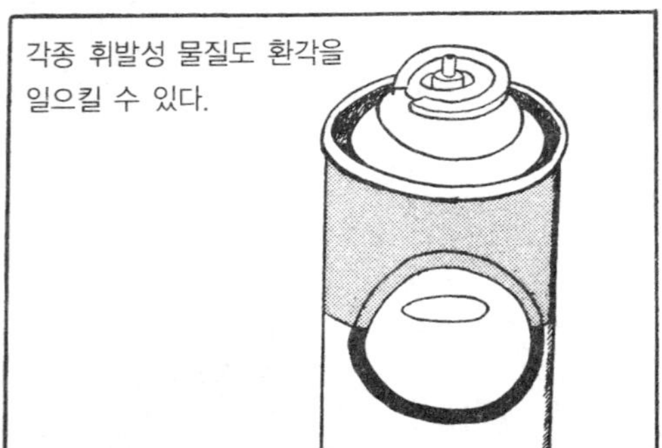
각종 휘발성 물질도 환각을
일으킬 수 있다.

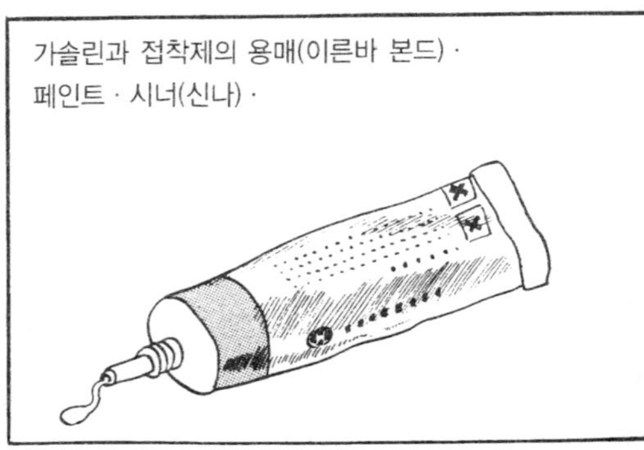
가솔린과 접착제의 용매(이른바 본드) ·
페인트 · 시너(신나) ·

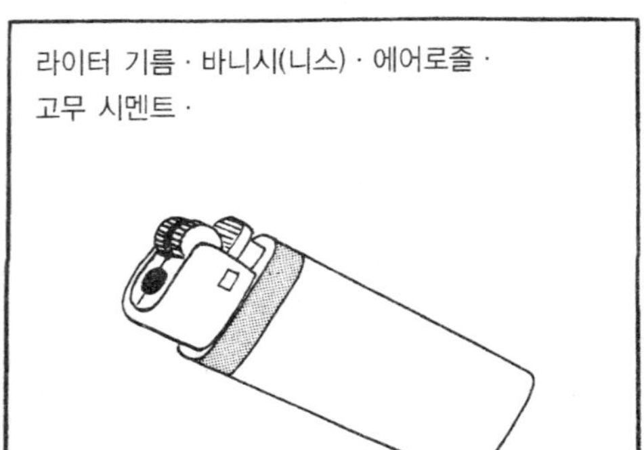
라이터 기름 · 바니시(니스) · 에어로졸 ·
고무 시멘트 ·

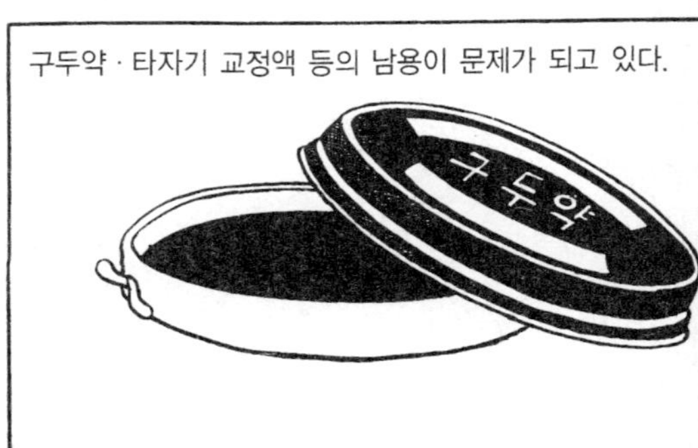
구두약 · 타자기 교정액 등의 남용이 문제가 되고 있다.
구두약

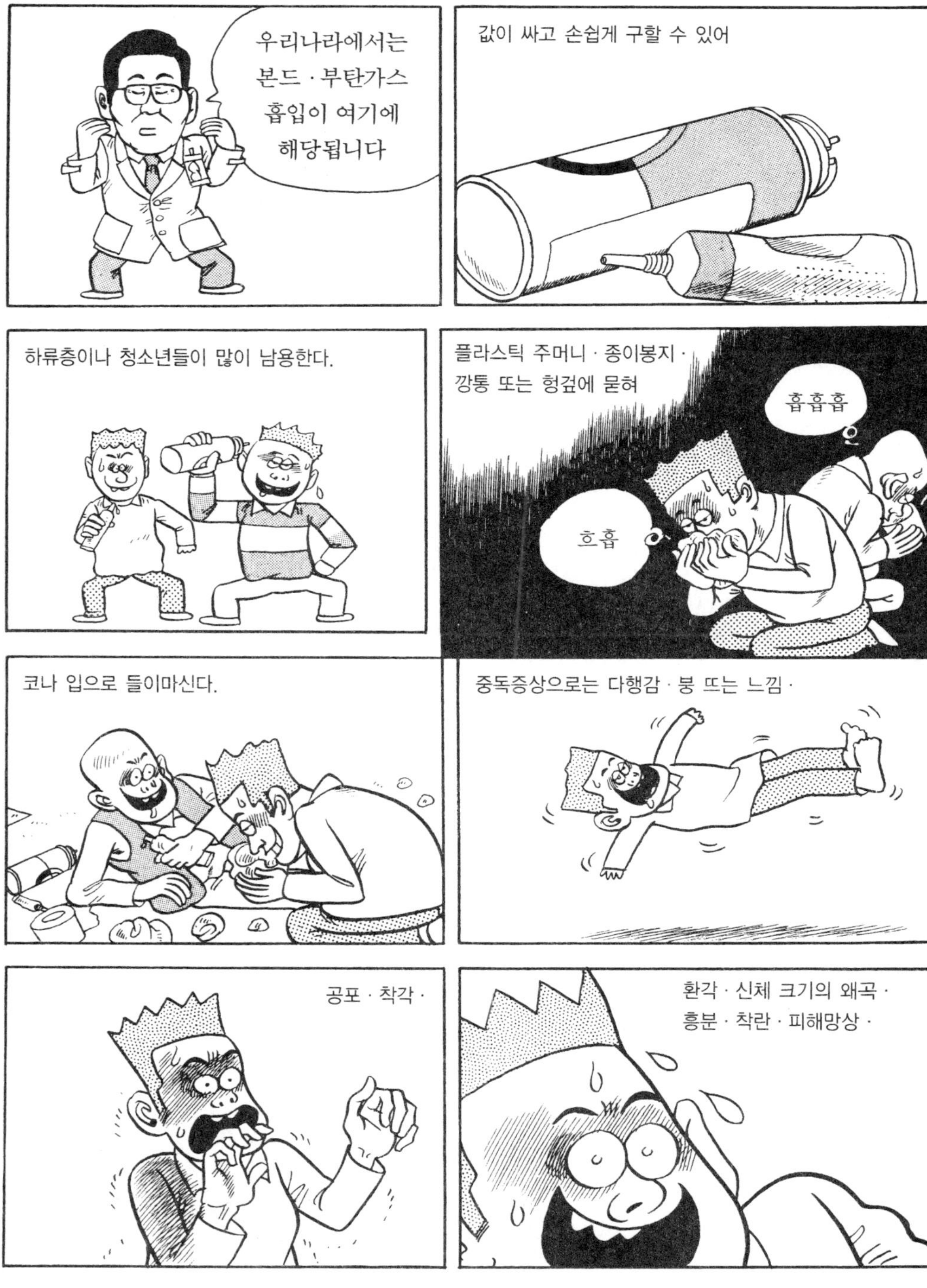
우리나라에서는
본드 · 부탄가스
흡입이 여기에
해당됩니다
값이 싸고 손쉽게 구할 수 있어
하류층이나 청소년들이 많이 남용한다.
플라스틱 주머니 · 종이봉지 ·
깡통 또는 헝겊에 묻혀
흡흡흡
흐흡
코나 입으로 들이마신다.
중독증상으로는 다행감 · 붕 뜨는 느낌 ·
공포 · 착각 ·
환각 · 신체 크기의 왜곡 ·
흥분 · 착란 · 피해망상 ·

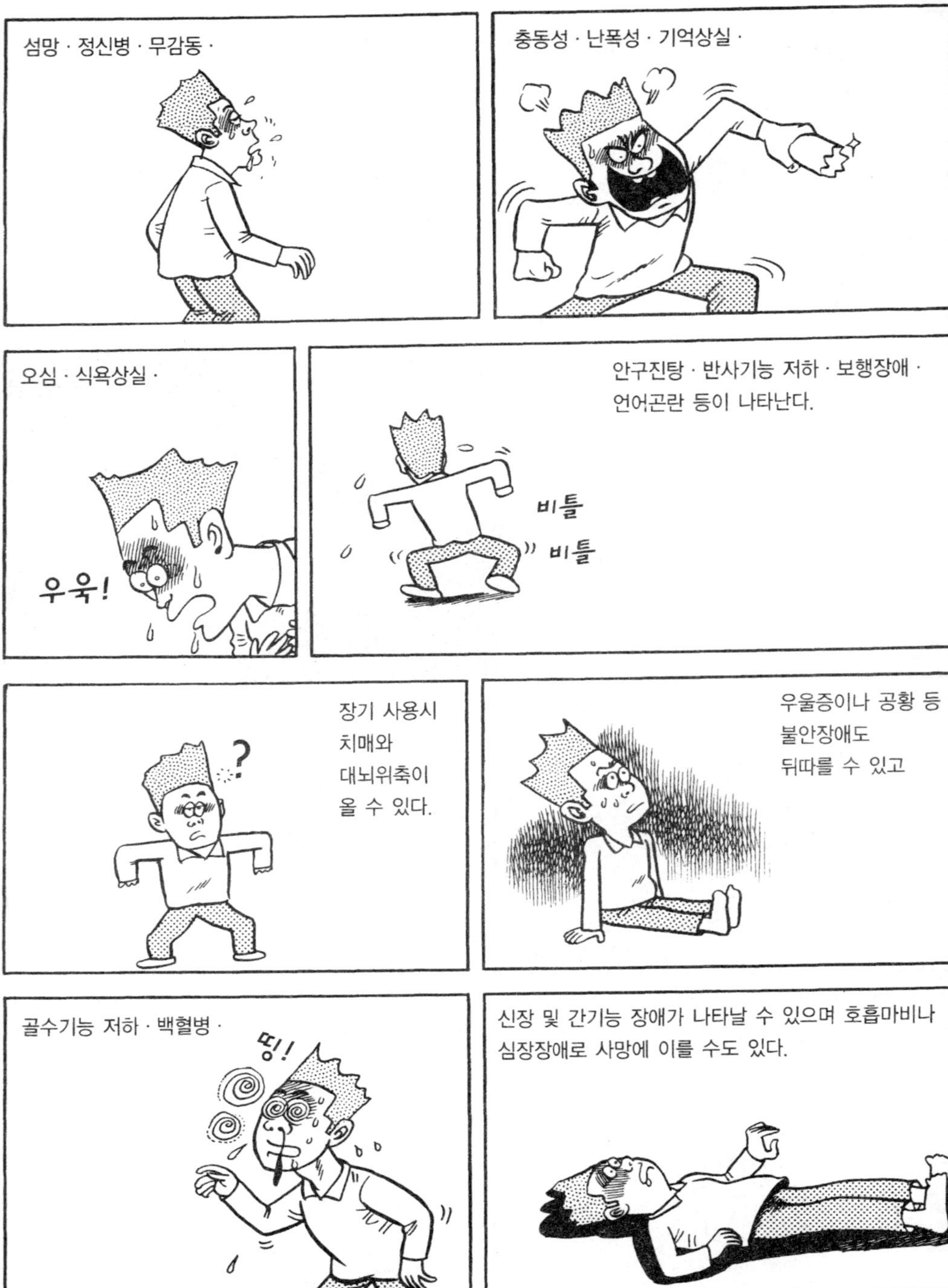
섬망 · 정신병 · 무감동 ·
충동성 · 난폭성 · 기억상실 ·
오심 · 식욕상실 ·
우웩!
안구진탕 · 반사기능 저하 · 보행장애 · 언어곤란 등이 나타난다.
비틀
비틀
장기 사용시 치매와 대뇌위축이 올 수 있다.
?
우울증이나 공황 등 불안장애도 뒤따를 수 있고
골수기능 저하 · 백혈병 ·
띵!!
신장 및 간기능 장애가 나타날 수 있으며 호흡마비나 심장장애로 사망에 이를 수도 있다.

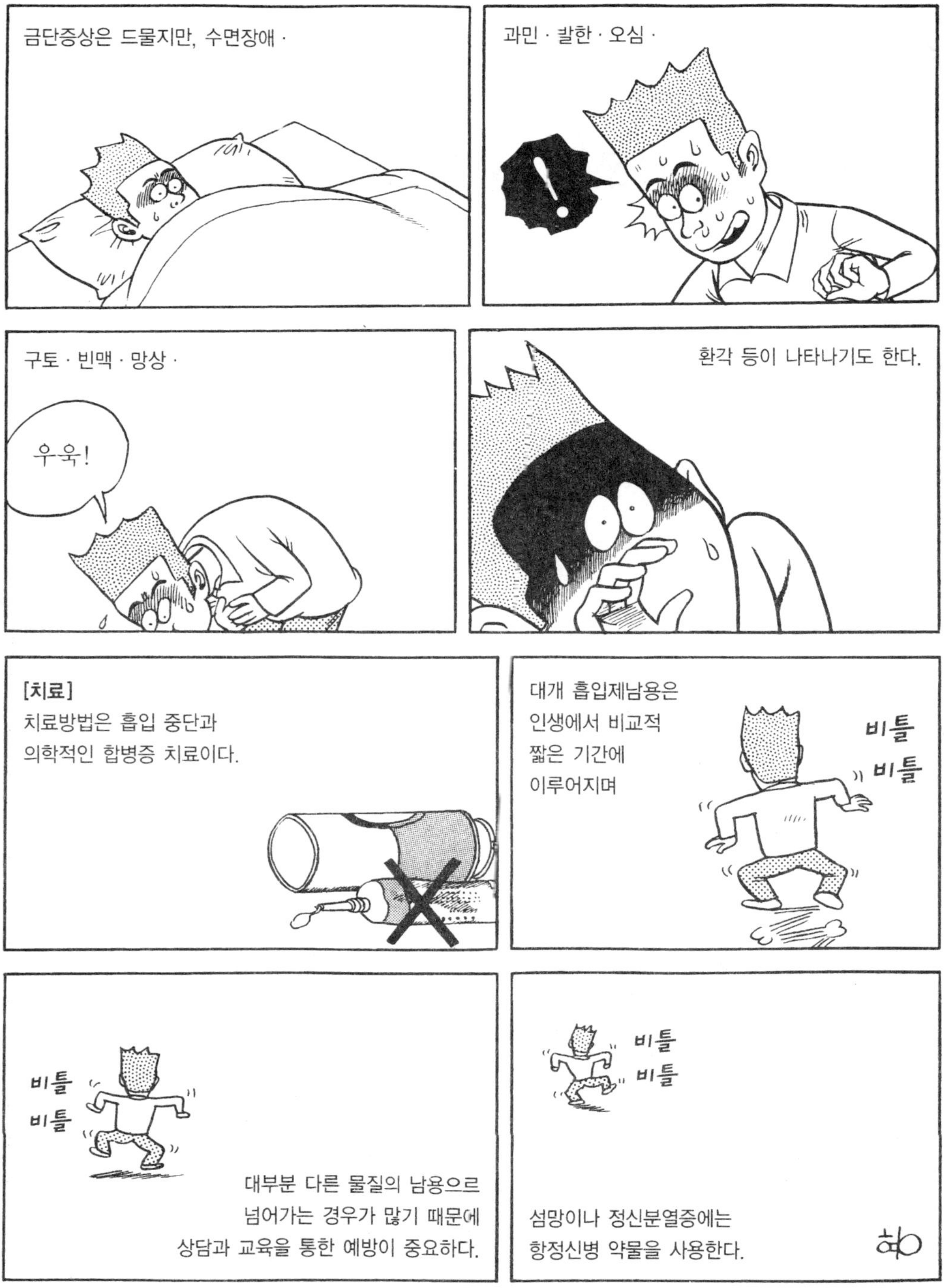
금단증상은 드물지만, 수면장애 ·
과민 · 발한 · 오심 ·
구토 · 빈맥 · 망상 ·
우욱!
환각 등이 나타나기도 한다.
[치료]
치료방법은 흡입 중단과
의학적인 합병증 치료이다.
대개 흡입제남용은
인생에서 비교적
짧은 기간에
이루어지며
비틀
비틀
비틀
비틀
대부분 다른 물질의 남용으르
넘어가는 경우가 많기 때문에
상담과 교육을 통한 예방이 중요하다.
비틀
비틀
섬망이나 정신분열증에는
항정신병 약물을 사용한다.

34. 마리화나(대마)

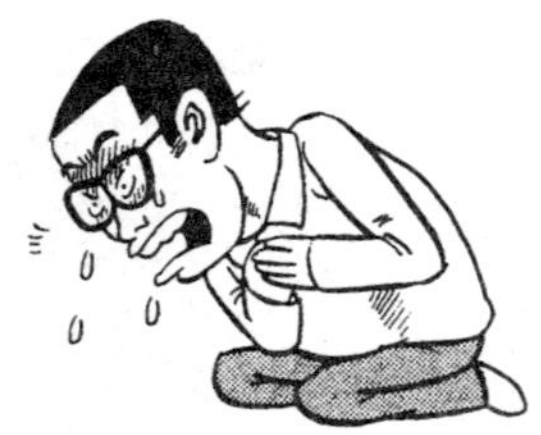

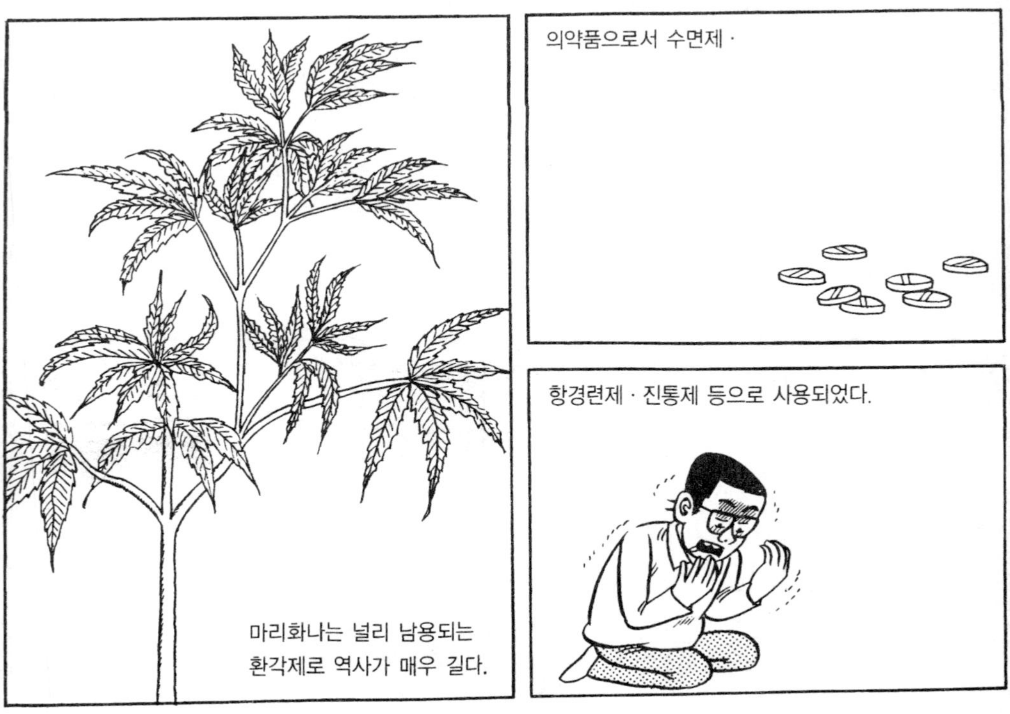
마리화나는 널리 남용되는
환각제로 역사가 매우 길다.
의약품으로서 수면제 ·
항경련제 · 진통제 등으로 사용되었다.

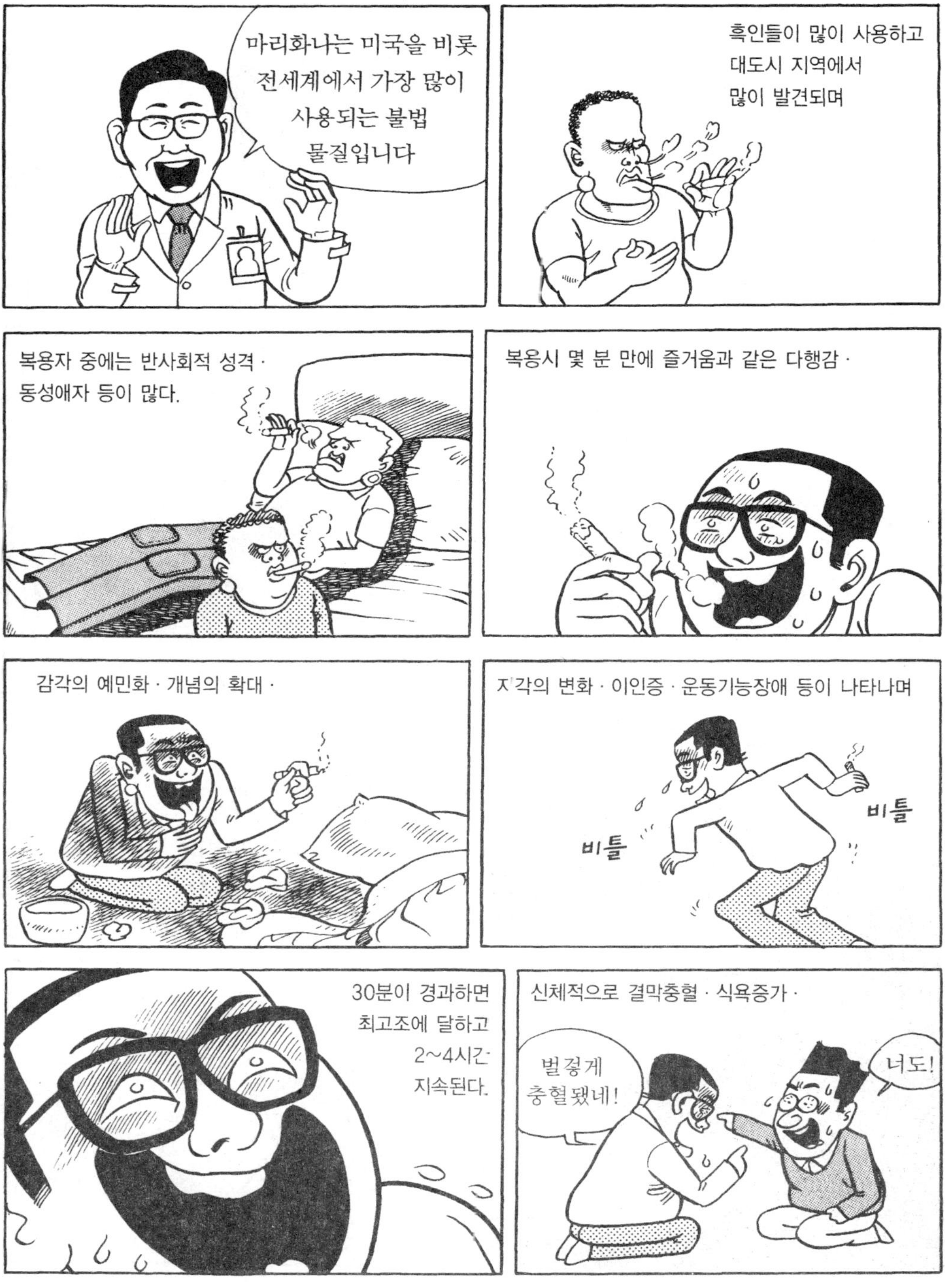
마리화나는 미국을 비롯
전세계에서 가장 많이
사용되는 불법
물질입니다
흑인들이 많이 사용하고
대도시 지역에서
많이 발견되며
복용자 중에는 반사회적 성격 ·
동성애자 등이 많다.
복용시 몇 분 만에 즐거움과 같은 다행감 ·
감각의 예민화 · 개념의 확대 ·
지각의 변화 · 이인증 · 운동기능장애 등이 나타나며
비틀
비틀
30분이 경과하면
최고조에 달하고
2~4시간
지속된다.
신체적으로 결막충혈 · 식욕증가 ·
벌겋게
충혈됐네!
너도!

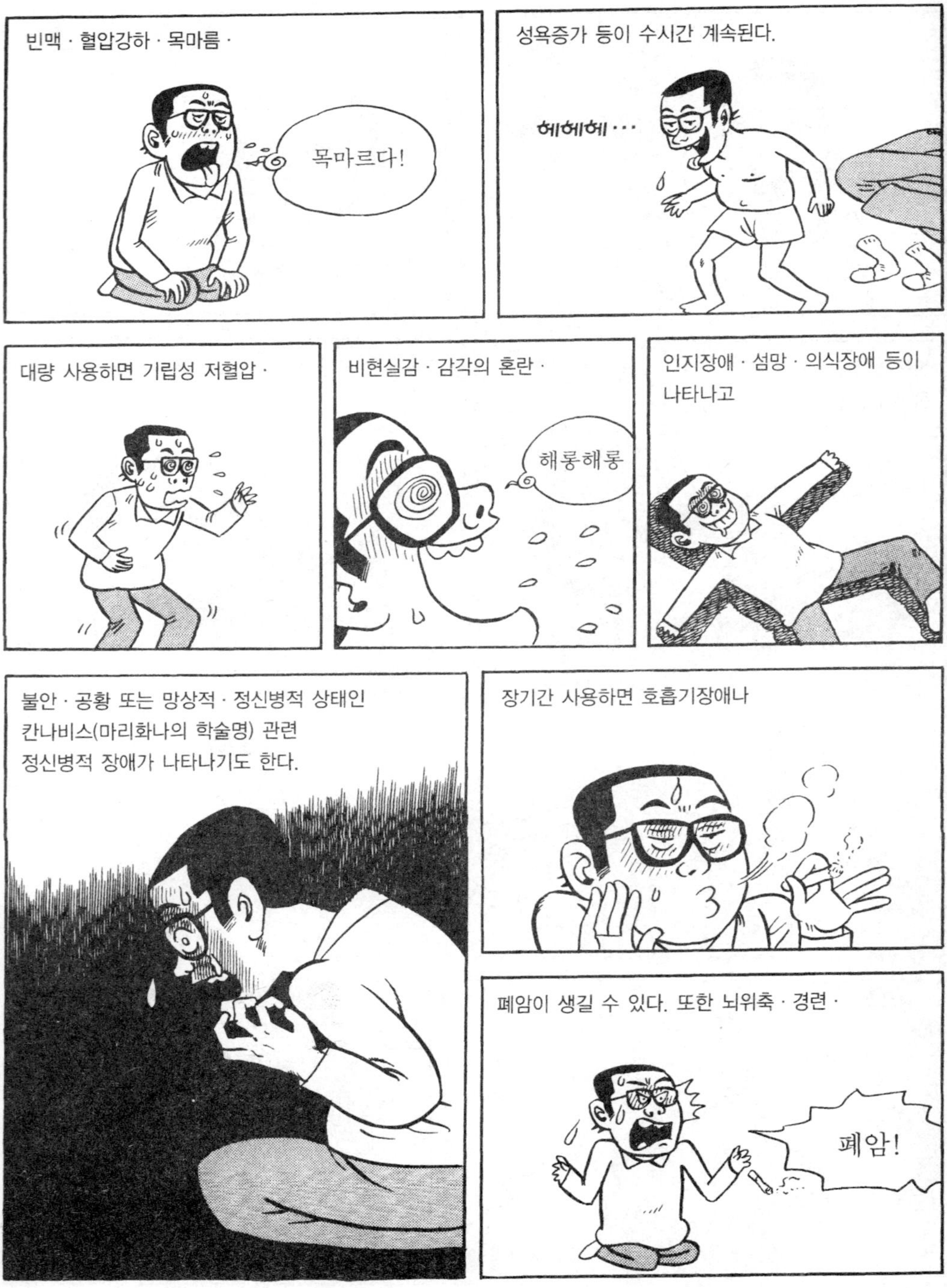
빈맥 · 혈압강하 · 목마름 ·
목마르다!
성욕증가 등이 수시간 계속된다.
헤헤헤···
대량 사용하면 기립성 저혈압 ·
비현실감 · 감각의 혼란 ·
해롱해롱
인지장애 · 섬망 · 의식장애 등이
나타나고
불안 · 공황 또는 망상적 · 정신병적 상태인
칸나비스(마리화나의 학술명) 관련
정신병적 장애가 나타나기도 한다.
장기간 사용하면 호흡기장애나
폐암이 생길 수 있다. 또한 뇌위축 · 경련 ·
폐암!

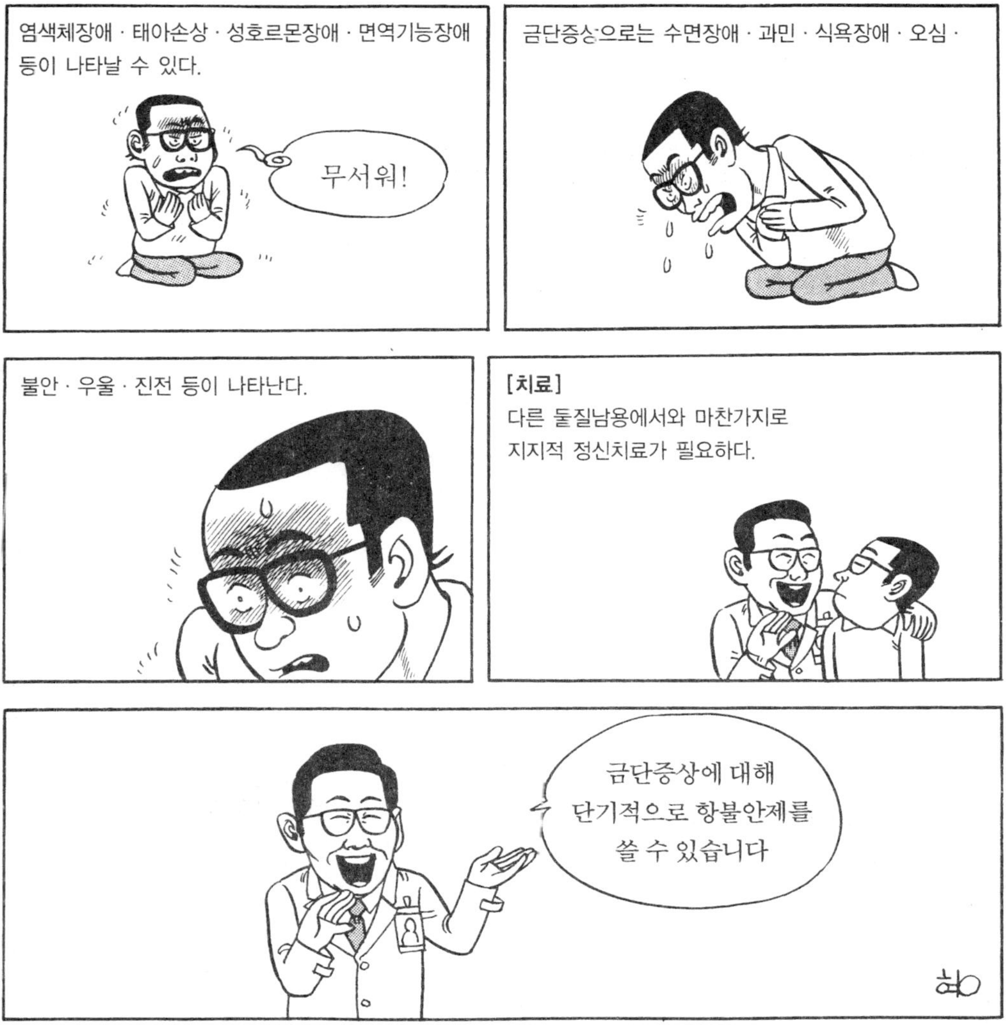
염색체장애 · 태아손상 · 성호르몬장애 · 면역기능장애 등이 나타날 수 있다.
무서워!
금단증상으로는 수면장애 · 과민 · 식욕장애 · 오심 ·
불안 · 우울 · 진전 등이 나타난다.
[치료]
다른 둘질남용에서와 마찬가지로 지지적 정신치료가 필요하다.
금단증상에 대해 단기적으로 항불안제를 쓸 수 있습니다

35. 카페인의 해독

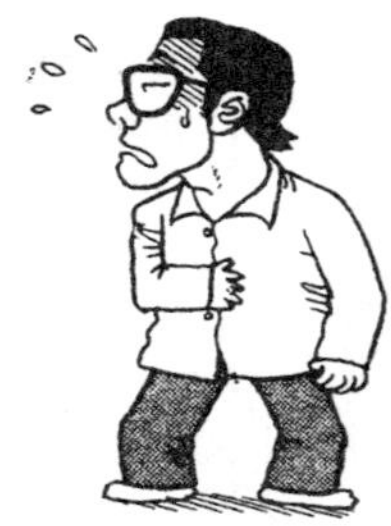

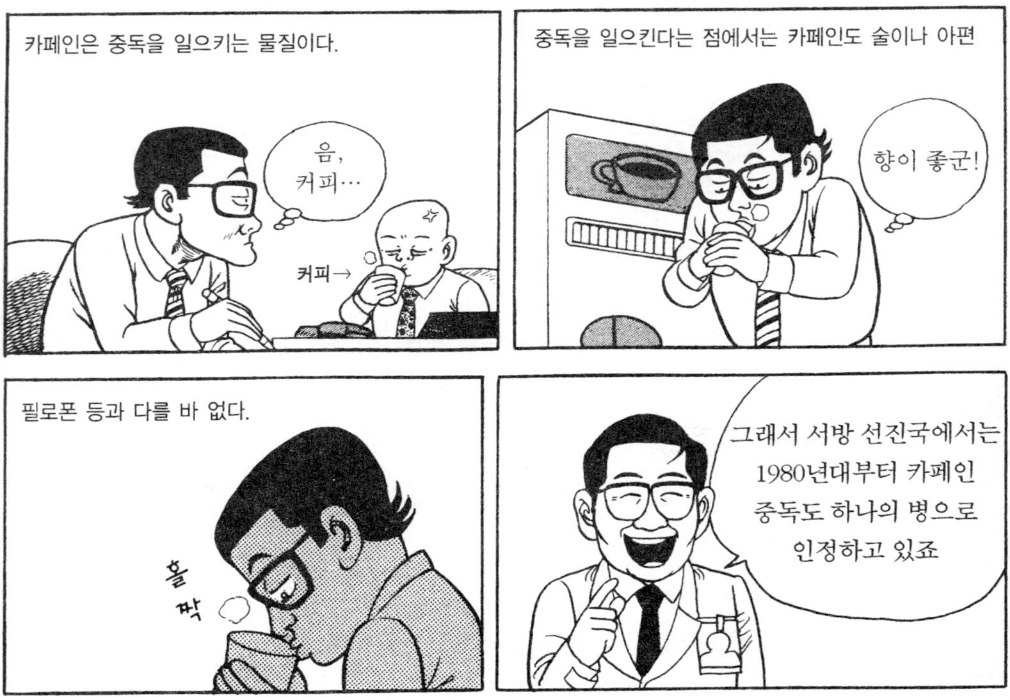
카페인은 중독을 일으키는 물질이다.
음, 커피…
커피→
중독을 일으킨다는 점에서는 카페인도 술이나 아편
향이 좋군!
필로폰 등과 다를 바 없다.
홀짝
그래서 서방 선진국에서는 1980년대부터 카페인 중독도 하나의 병으로 인정하고 있죠

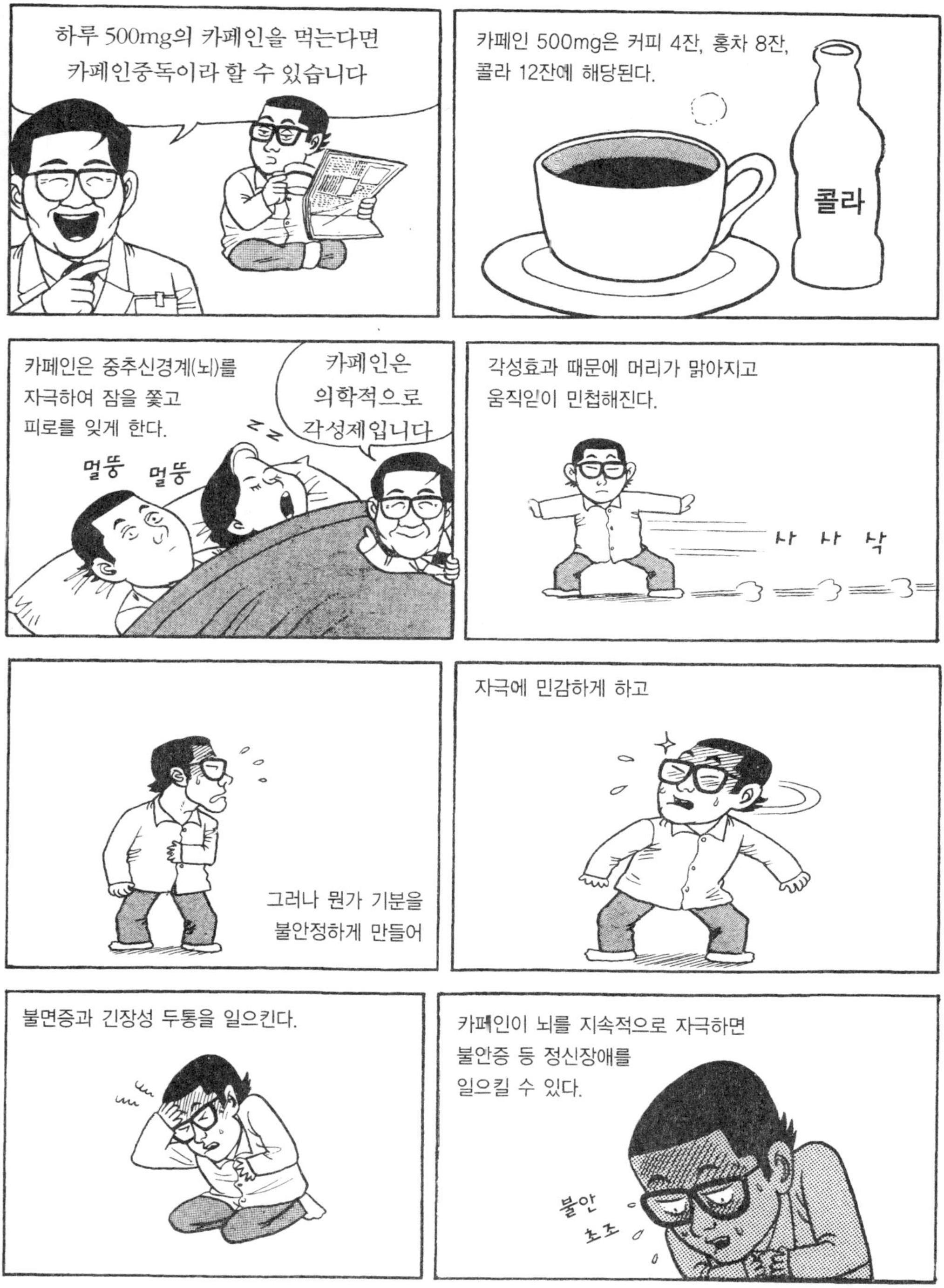
하루 500mg의 카페인을 먹는다면 카페인중독이라 할 수 있습니다
카페인 500mg은 커피 4잔, 홍차 8잔, 콜라 12잔에 해당된다.
콜라
카페인은 중추신경계(뇌)를 자극하여 잠을 쫓고 피로를 잊게 한다.
카페인은 의학적으로 각성제입니다
멀뚱 멀뚱
각성효과 때문에 머리가 맑아지고 움직임이 민첩해진다.
사 사 삭
그러나 뭔가 기분을 불안정하게 만들어
자극에 민감하게 하고
불면증과 긴장성 두통을 일으킨다.
카페인이 뇌를 지속적으로 자극하면 불안증 등 정신장애를 일으킬 수 있다.
불안
초조

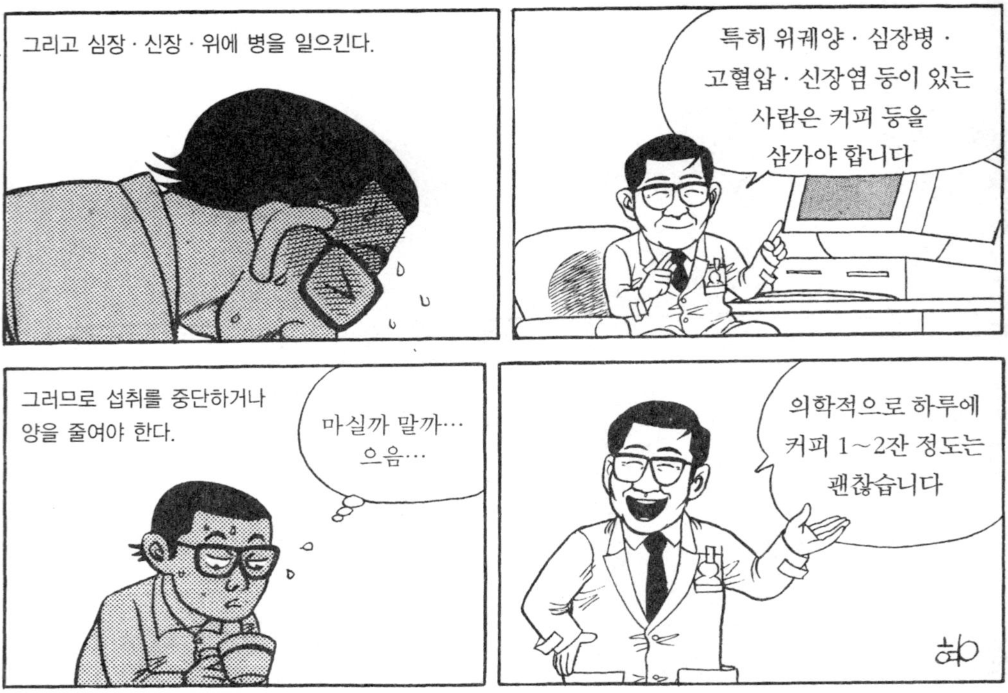
그리고 심장 · 신장 · 위에 병을 일으킨다.
특히 위궤양 · 심장병 · 고혈압 · 신장염 등이 있는 사람은 커피 등을 삼가야 합니다
그러므로 섭취를 중단하거나 양을 줄여야 한다.
마실까 말까… 으음…
의학적으로 하루에 커피 1~2잔 정도는 괜찮습니다

36. 니코틴의 해독

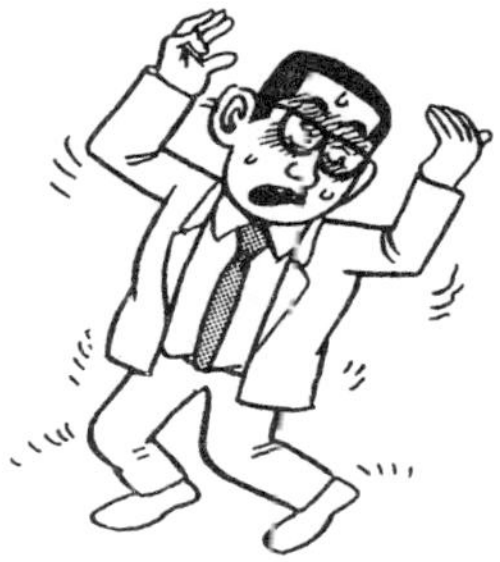

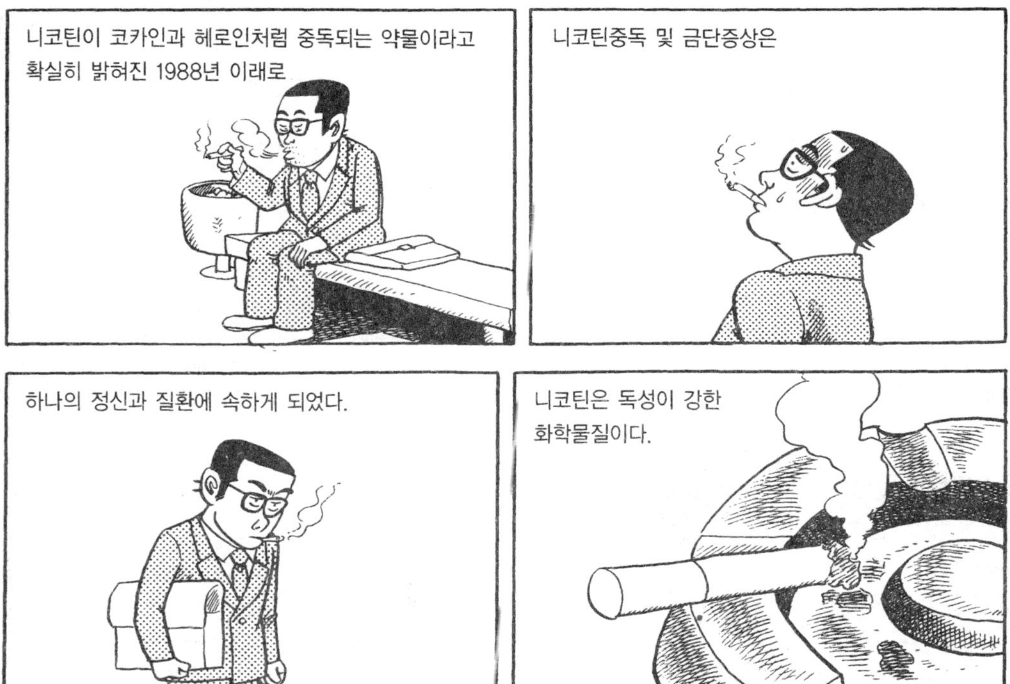
니코틴이 코카인과 헤로인처럼 중독되는 약물이라고 확실히 밝혀진 1988년 이래로
니코틴중독 및 금단증상은
하나의 정신과 질환에 속하게 되었다.
니코틴은 독성이 강한 화학물질이다.

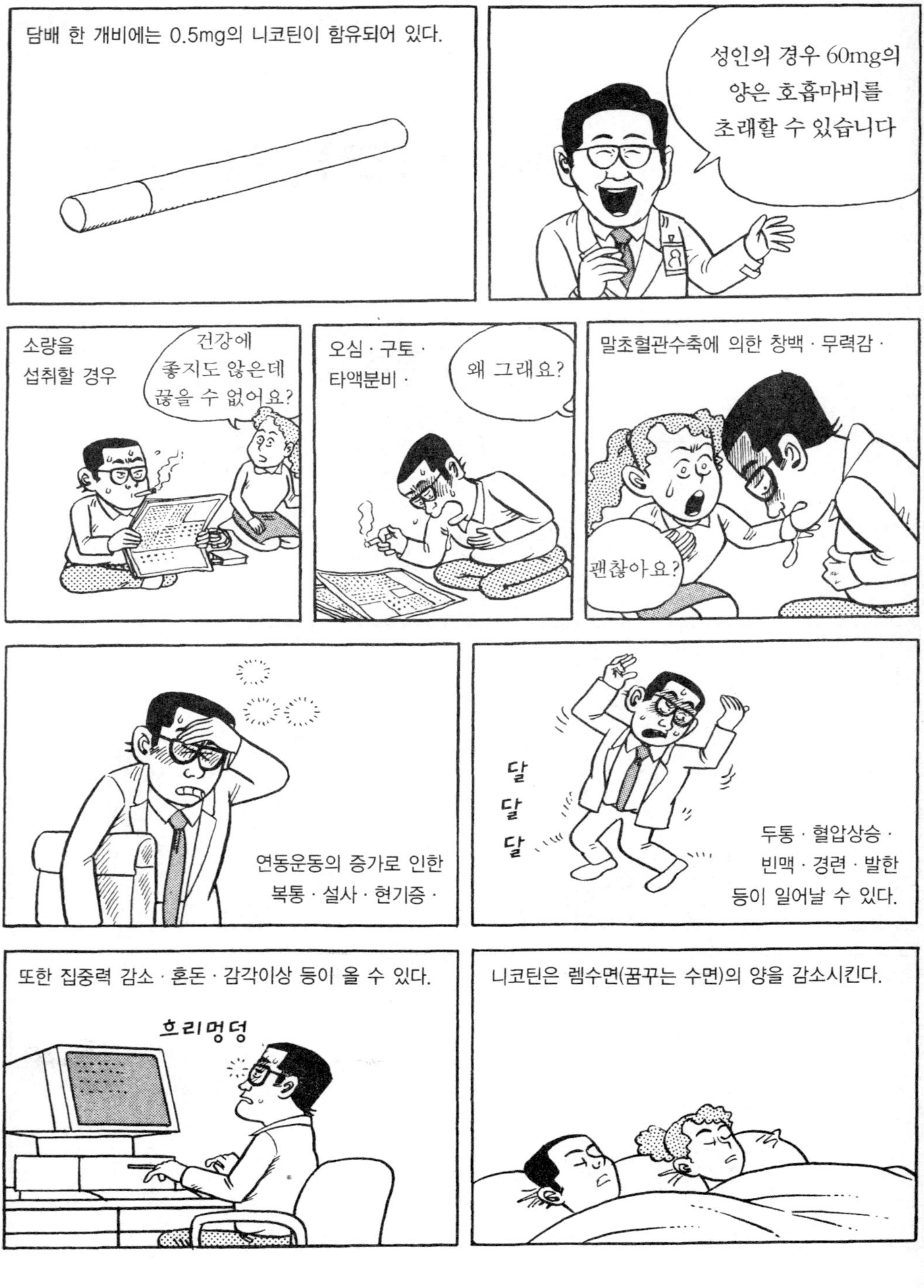
담배 한 개비에는 0.5mg의 니코틴이 함유되어 있다.
성인의 경우 60mg의 양은 호흡마비를 초래할 수 있습니다
소량을 섭취할 경우
건강에 좋지도 않은데 끊을 수 없어요?
오심 · 구토 · 타액분비 ·
왜 그래요?
말초혈관수축에 의한 창백 · 무력감 ·
괜찮아요?
연동운동의 증가로 인한 복통 · 설사 · 현기증 ·
달 달 달
두통 · 혈압상승 · 빈맥 · 경련 · 발한 등이 일어날 수 있다.
또한 집중력 감소 · 혼돈 · 감각이상 등이 올 수 있다.
흐리멍덩
니코틴은 렘수면(꿈꾸는 수면)의 양을 감소시킨다.

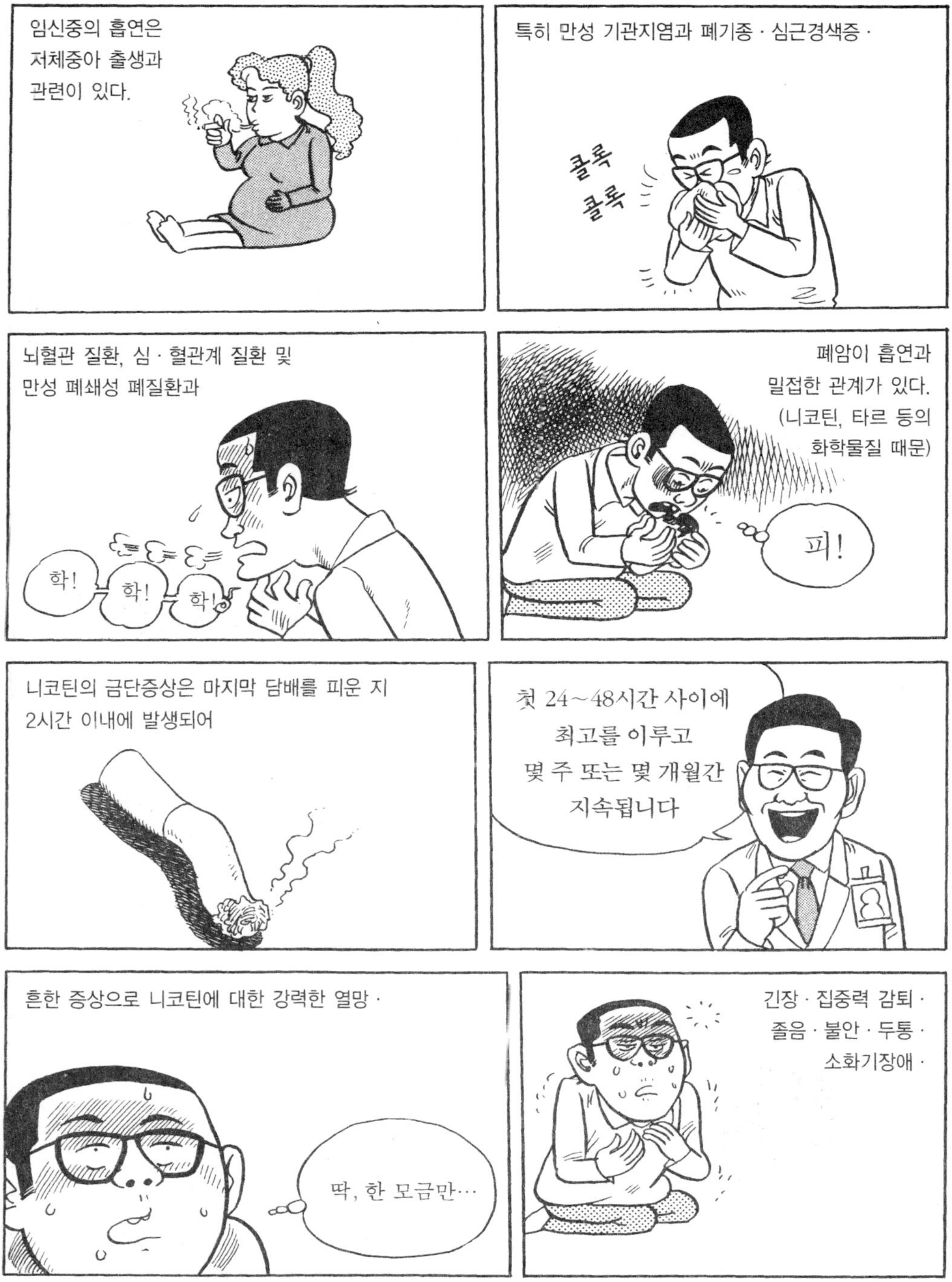
임신중의 흡연은 저체중아 출생과 관련이 있다.
특히 만성 기관지염과 폐기종 · 심근경색증 ·
콜록 콜록
뇌혈관 질환, 심 · 혈관계 질환 및 만성 폐쇄성 폐질환과
학! 학! 학!
폐암이 흡연과 밀접한 관계가 있다. (니코틴, 타르 등의 화학물질 때문)
피!
니코틴의 금단증상은 마지막 담배를 피운 지 2시간 이내에 발생되어
첫 24~48시간 사이에 최고를 이루고 몇 주 또는 몇 개월간 지속됩니다
흔한 증상으로 니코틴에 대한 강력한 열망 ·
딱, 한 모금만…
긴장 · 집중력 감퇴 · 졸음 · 불안 · 두통 · 소화기장애 ·

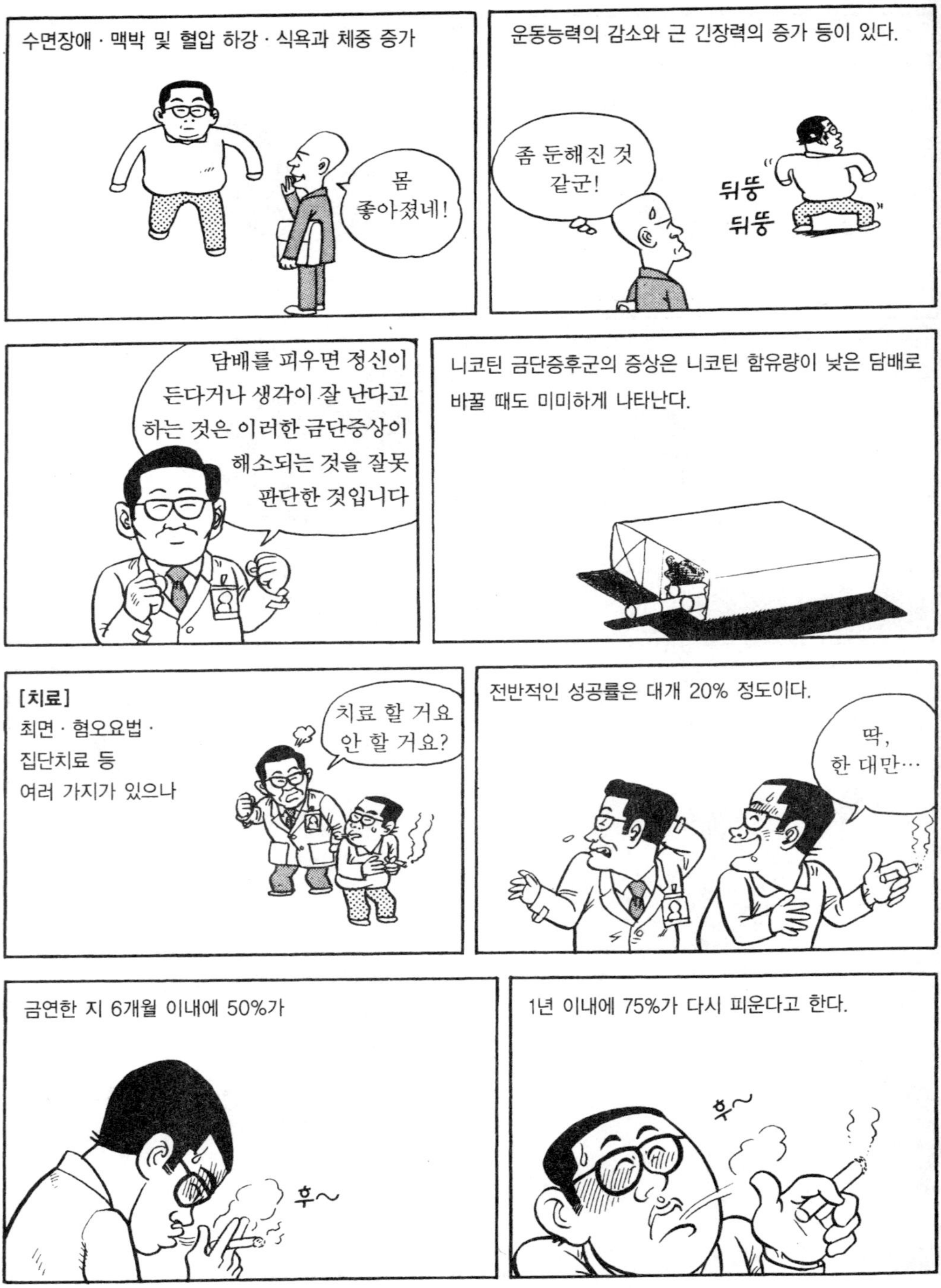
수면장애 · 맥박 및 혈압 하강 · 식욕과 체중 증가
몸 좋아졌네!
운동능력의 감소와 근 긴장력의 증가 등이 있다.
좀 둔해진 것 같군!
뒤뚱 뒤뚱
담배를 피우면 정신이 든다거나 생각이 잘 난다고 하는 것은 이러한 금단증상이 해소되는 것을 잘못 판단한 것입니다
니코틴 금단증후군의 증상은 니코틴 함유량이 낮은 담배로 바꿀 때도 미미하게 나타난다.
[치료]
최면 · 혐오요법 · 집단치료 등 여러 가지가 있으나
치료 할 거요 안 할 거요?
전반적인 성공률은 대개 20% 정도이다.
딱, 한 대만…
금연한 지 6개월 이내에 50%가
후~
1년 이내에 75%가 다시 피운다고 한다.
후~

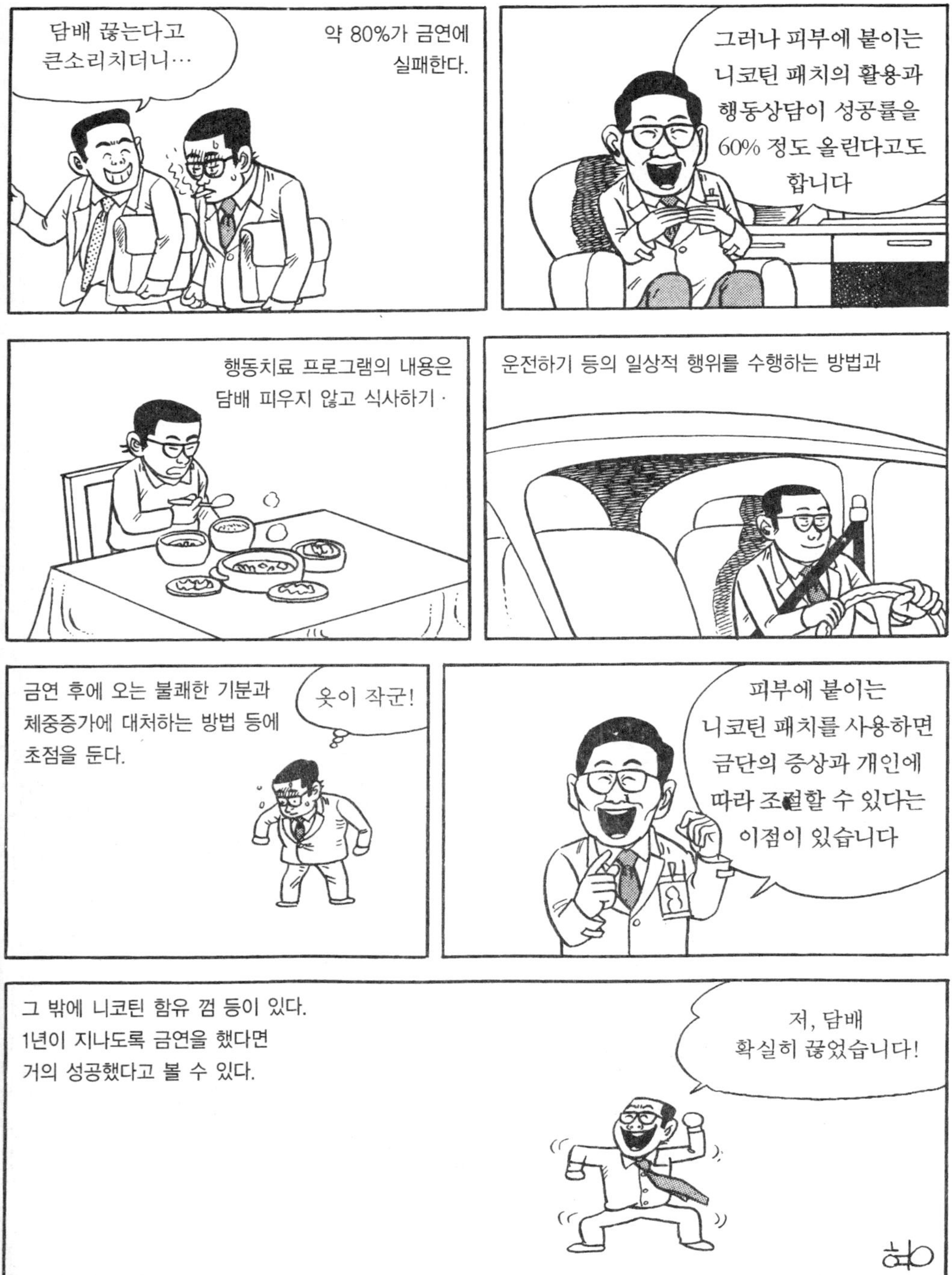
담배 끊는다고 큰소리치더니…
약 80%가 금연에 실패한다.
그러나 피부에 붙이는 니코틴 패치의 활용과 행동상담이 성공률을 60% 정도 올린다고도 합니다
행동치료 프로그램의 내용은 담배 피우지 않고 식사하기 ·
운전하기 등의 일상적 행위를 수행하는 방법과
금연 후에 오는 불쾌한 기분과 체중증가에 대처하는 방법 등에 초점을 둔다.
옷이 작군!
피부에 붙이는 니코틴 패치를 사용하면 금단의 증상과 개인에 따라 조절할 수 있다는 이점이 있습니다
그 밖에 니코틴 함유 껌 등이 있다. 1년이 지나도록 금연을 했다면 거의 성공했다고 볼 수 있다.
저, 담배 확실히 끊었습니다!

37. 불면증

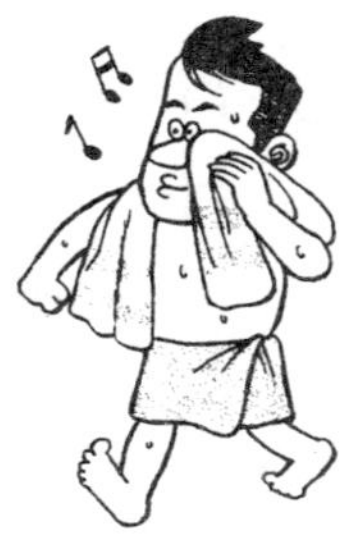

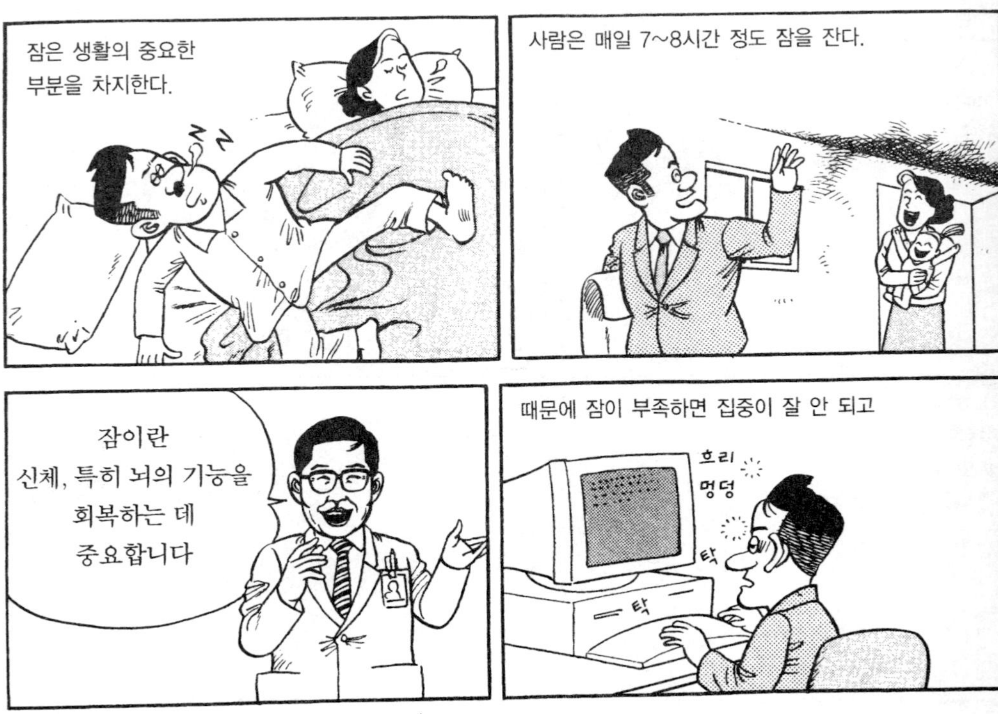
잠은 생활의 중요한
부분을 차지한다.
사람은 매일 7~8시간 정도 잠을 잔다.
잠이란
신체, 특히 뇌의 기능을
회복하는 데
중요합니다
때문에 잠이 부족하면 집중이 잘 안 되고
흐리
멍덩
탁
탁

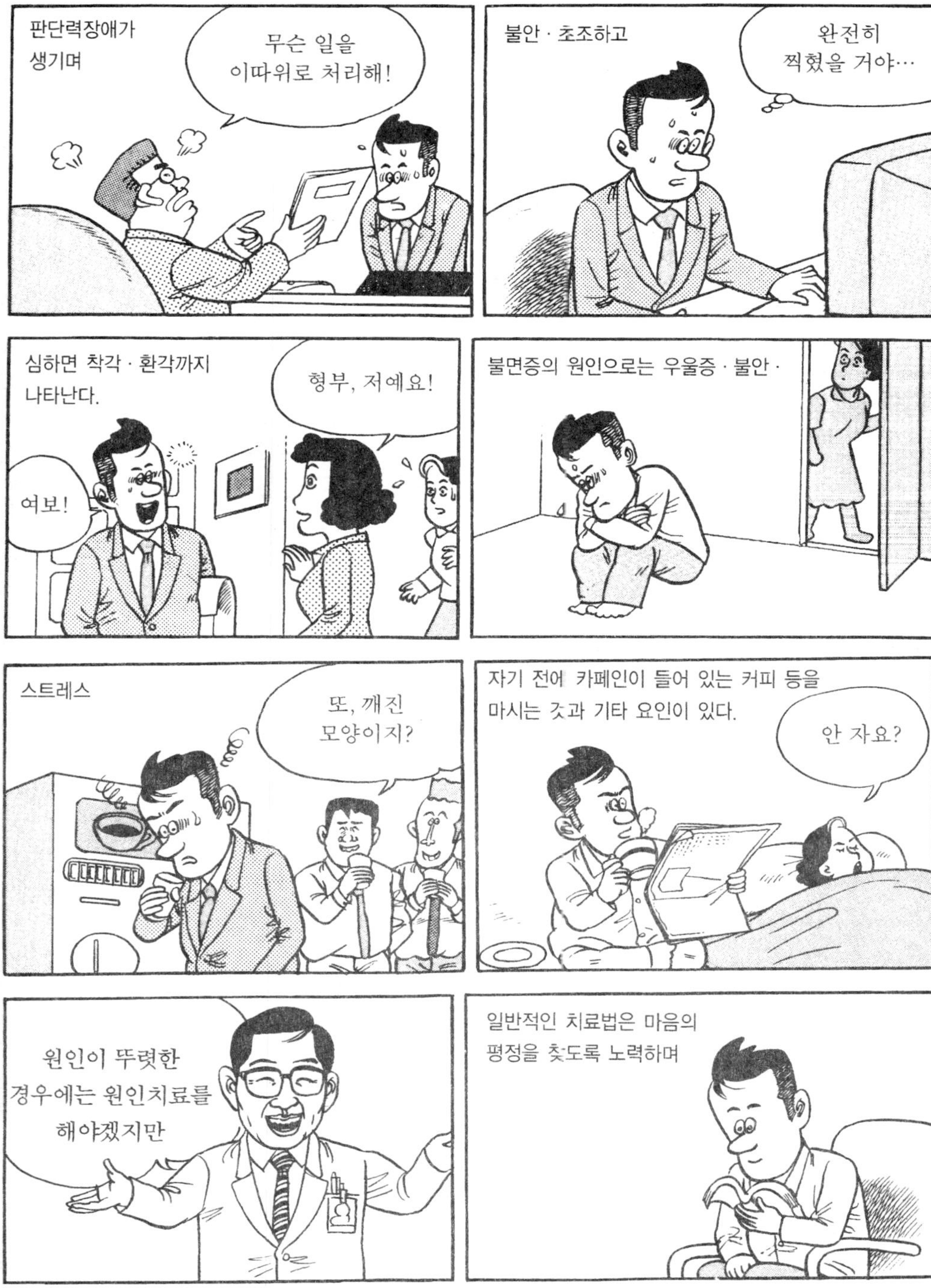
판단력장애가
생기며
무슨 일을
이따위로 처리해!
불안 · 초조하고
완전히
찍혔을 거야…
심하면 착각 · 환각까지
나타난다.
형부, 저예요!
여보!
불면증의 원인으로는 우울증 · 불안 ·
스트레스
또, 깨진
모양이지?
자기 전에 카페인이 들어 있는 커피 등을
마시는 것과 기타 요인이 있다.
안 자요?
원인이 뚜렷한
경우에는 원인치료를
해야겠지만
일반적인 치료법은 마음의
평정을 찾도록 노력하며

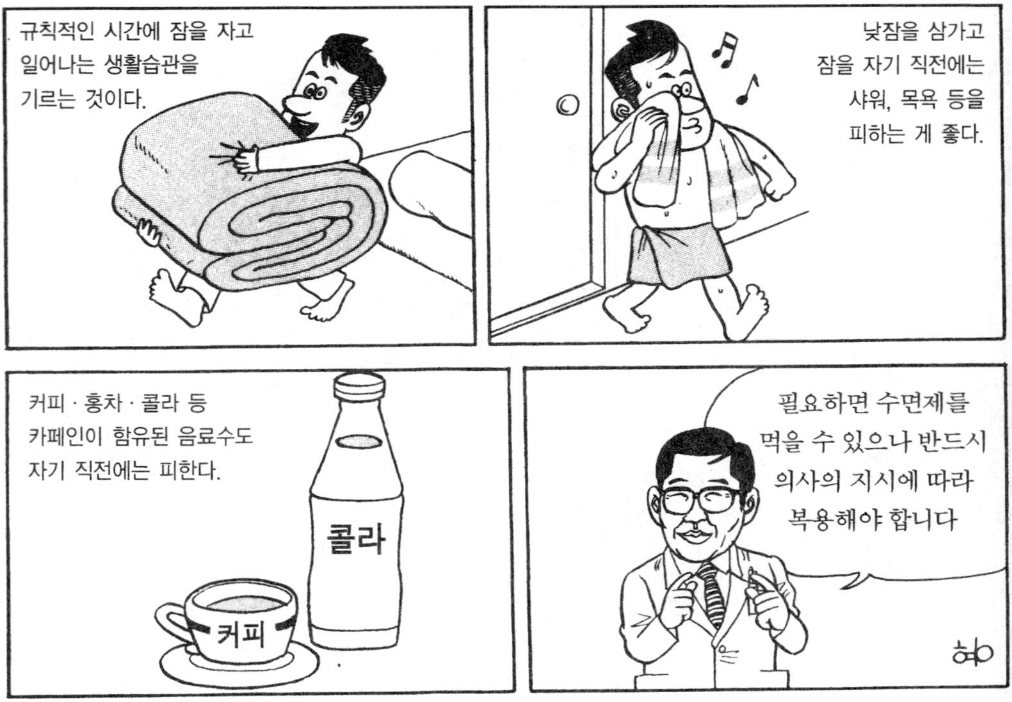
규칙적인 시간에 잠을 자고
일어나는 생활습관을
기르는 것이다.
낮잠을 삼가고
잠을 자기 직전에는
샤워, 목욕 등을
피하는 게 좋다.
커피 · 홍차 · 콜라 등
카페인이 함유된 음료수도
자기 직전에는 피한다.
콜라
커피
필요하면 수면제를
먹을 수 있으나 반드시
의사의 지시에 따라
복용해야 합니다

38. 자살

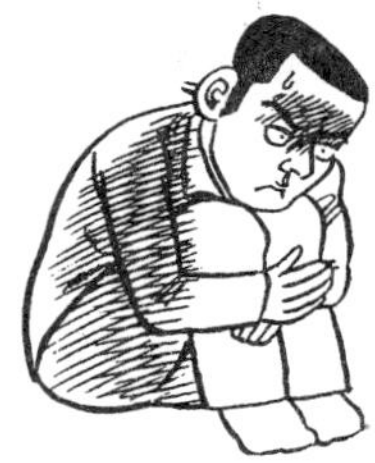

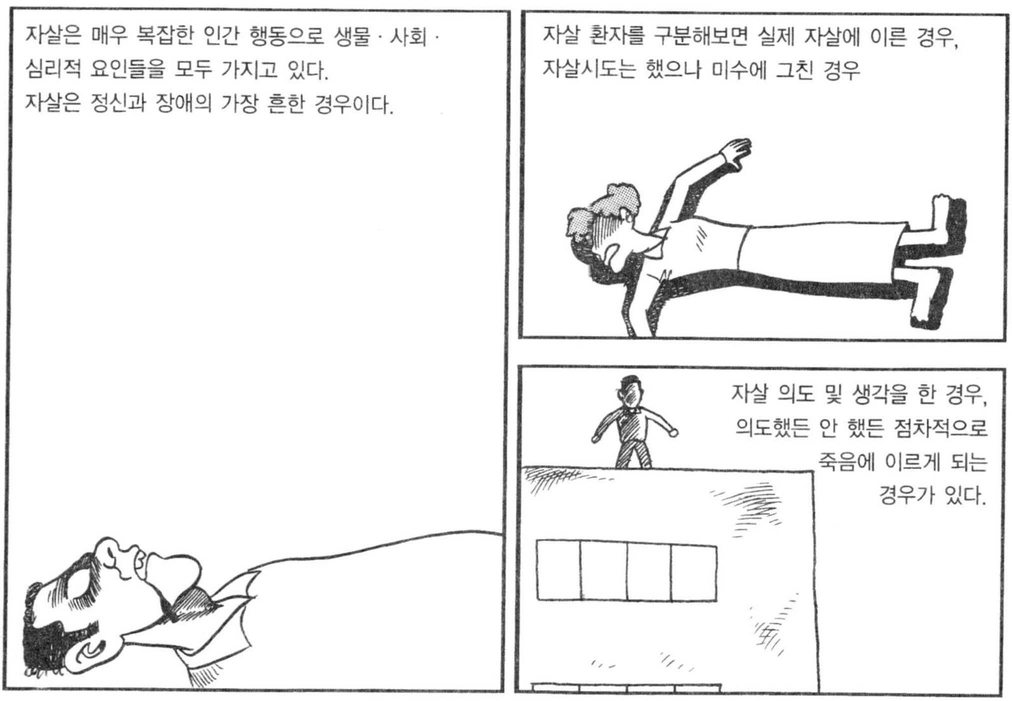
자살은 매우 복잡한 인간 행동으로 생물 · 사회 · 심리적 요인들을 모두 가지고 있다.
자살은 정신과 장애의 가장 흔한 경우이다.
자살 환자를 구분해보면 실제 자살에 이른 경우, 자살시도는 했으나 미수에 그친 경우
자살 의도 및 생각을 한 경우, 의도했든 안 했든 점차적으로 죽음에 이르게 되는 경우가 있다.

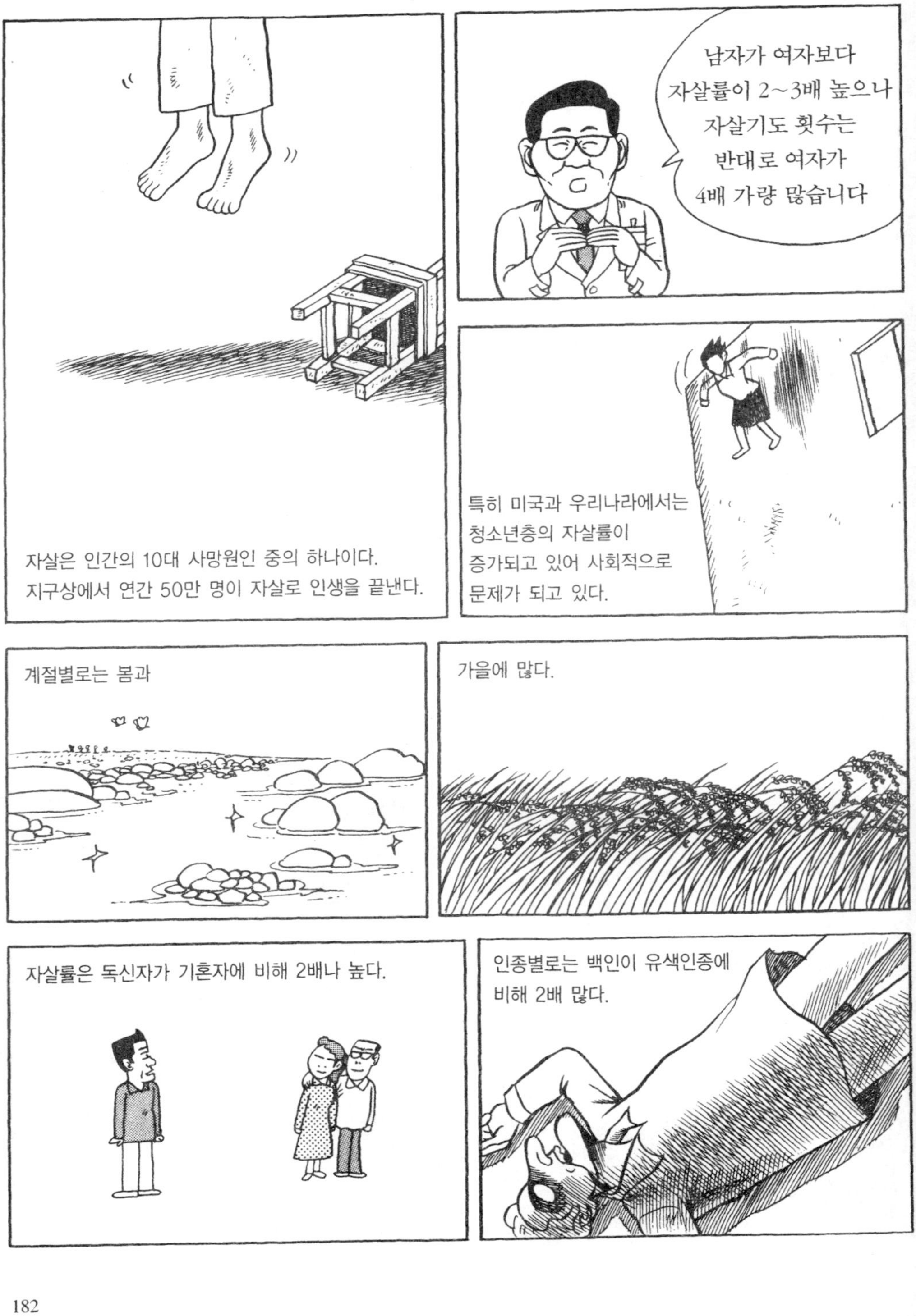
자살은 인간의 10대 사망원인 중의 하나이다.
지구상에서 연간 50만 명이 자살로 인생을 끝낸다.
남자가 여자보다 자살률이 2~3배 높으나 자살기도 횟수는 반대로 여자가 4배 가량 많습니다
특히 미국과 우리나라에서는 청소년층의 자살률이 증가되고 있어 사회적으로 문제가 되고 있다.
계절별로는 봄과
가을에 많다.
자살률은 독신자가 기혼자에 비해 2배나 높다.
인종별로는 백인이 유색인종에 비해 2배 많다.

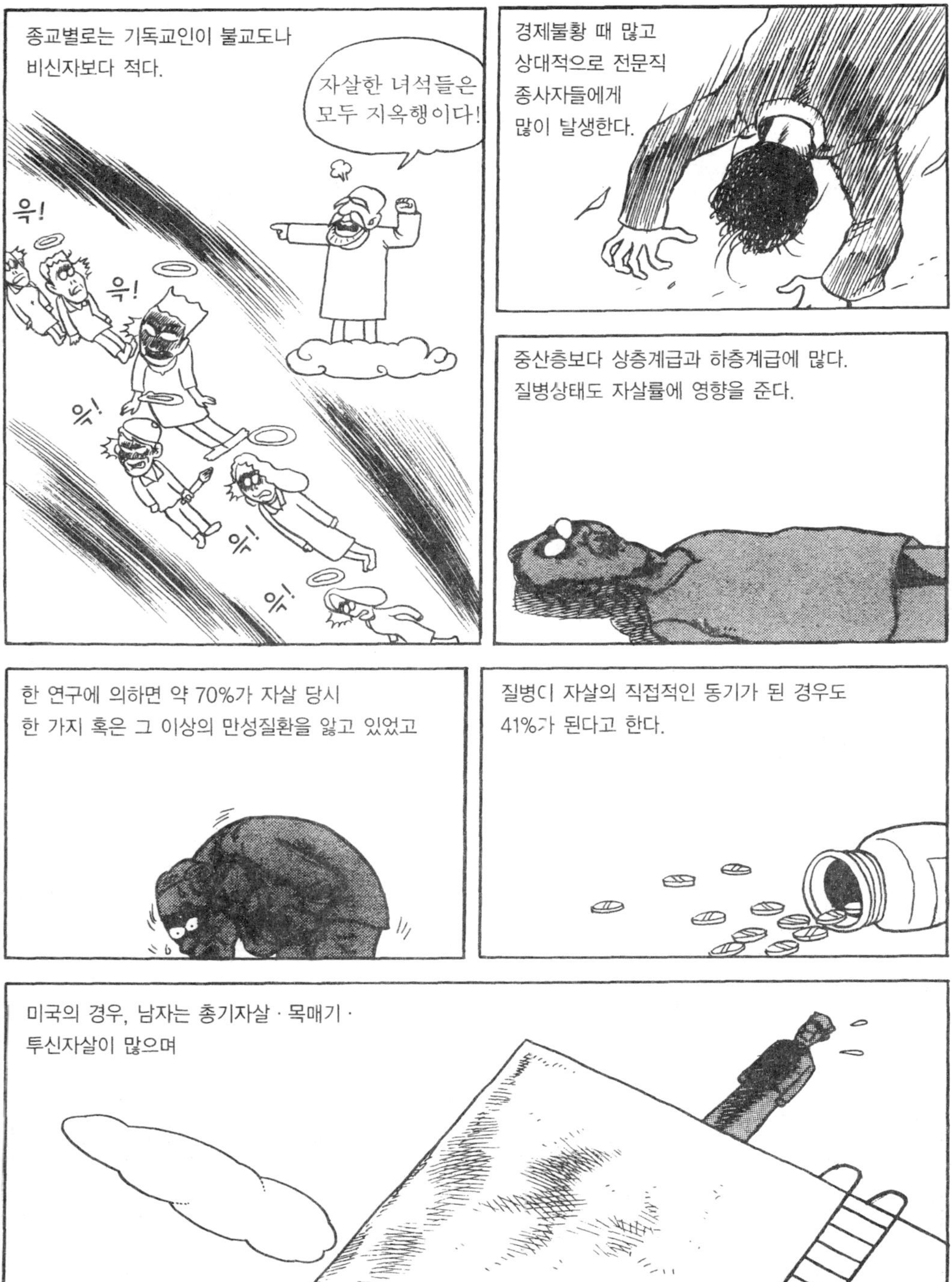
종교별로는 기독교인이 불교도나 비신자보다 적다.
자살한 녀석들은 모두 지옥행이다!
윽!
윽!
윽!
윽!
윽!
경제불황 때 많고 상대적으로 전문직 종사자들에게 많이 발생한다.
중산층보다 상층계급과 하층계급에 많다. 질병상태도 자살률에 영향을 준다.
한 연구에 의하면 약 70%가 자살 당시 한 가지 혹은 그 이상의 만성질환을 앓고 있었고
질병이 자살의 직접적인 동기가 된 경우도 41%가 된다고 한다.
미국의 경우, 남자는 총기자살 · 목매기 · 투신자살이 많으며

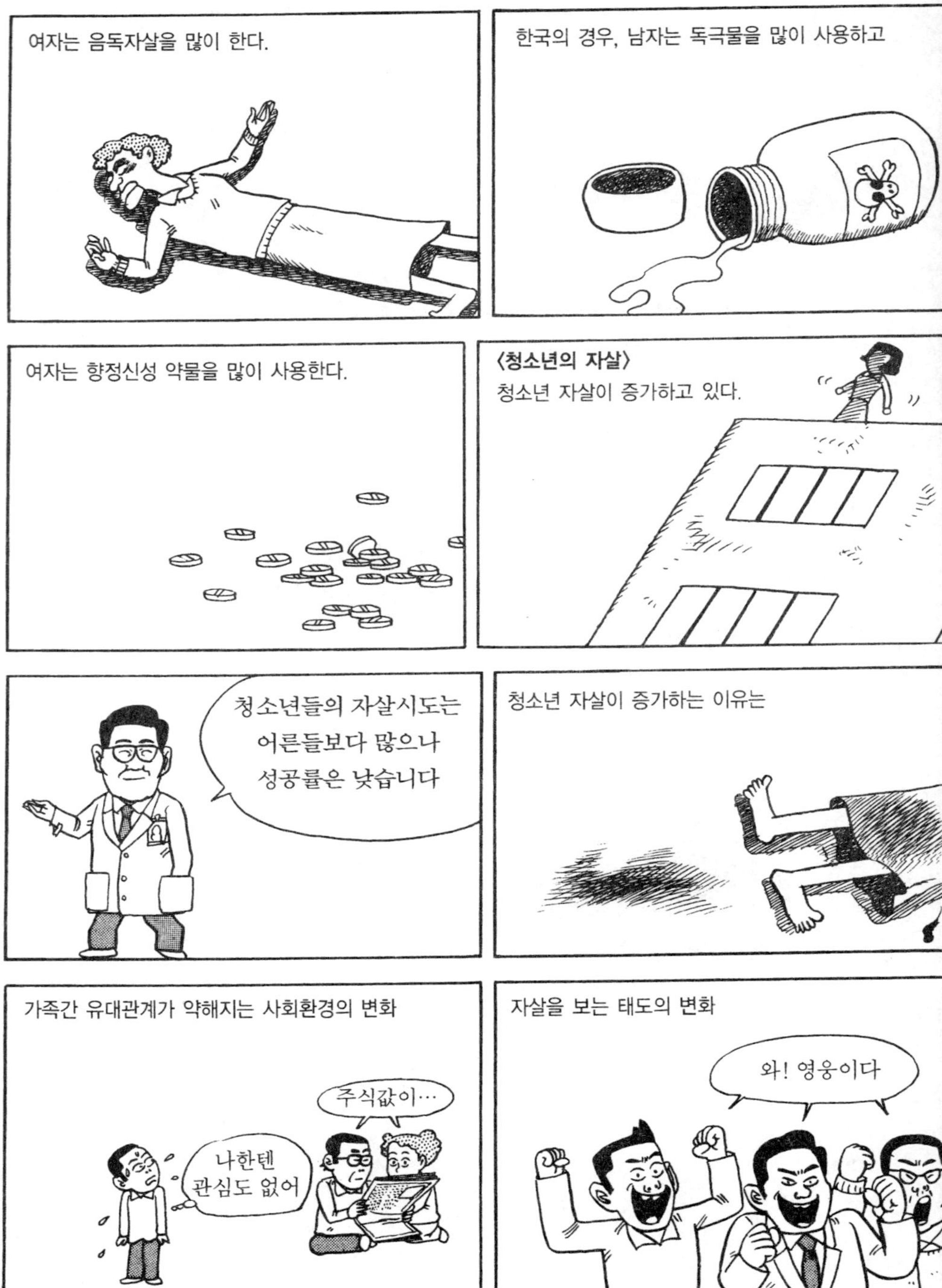
여자는 음독자살을 많이 한다.
한국의 경우, 남자는 독극물을 많이 사용하고
여자는 향정신성 약물을 많이 사용한다.
〈청소년의 자살〉
청소년 자살이 증가하고 있다.
청소년들의 자살시도는 어른들보다 많으나 성공률은 낮습니다
청소년 자살이 증가하는 이유는
가족간 유대관계가 약해지는 사회환경의 변화
주식값이…
나한텐 관심도 없어
자살을 보는 태도의 변화
와! 영웅이다

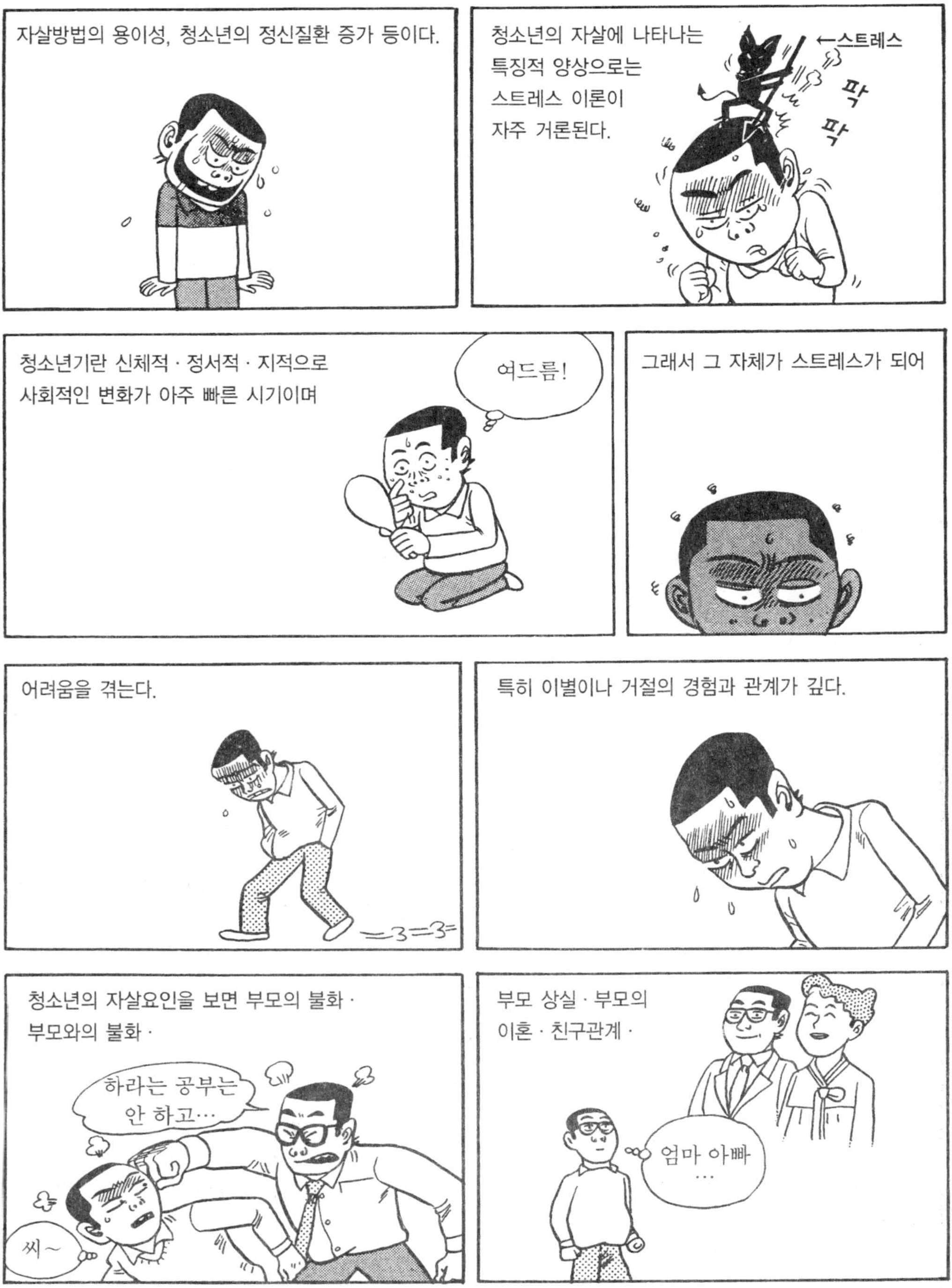
자살방법의 용이성, 청소년의 정신질환 증가 등이다.
청소년의 자살에 나타나는 특징적 양상으로는 스트레스 이론이 자주 거론된다.
←스트레스
팍
팍
청소년기란 신체적 · 정서적 · 지적으로 사회적인 변화가 아주 빠른 시기이며
여드름!
그래서 그 자체가 스트레스가 되어
어려움을 겪는다.
특히 이별이나 거절의 경험과 관계가 깊다.
청소년의 자살요인을 보면 부모의 불화 · 부모와의 불화 ·
하라는 공부는 안 하고…
씨~
부모 상실 · 부모의 이혼 · 친구관계 ·
엄마 아빠 …

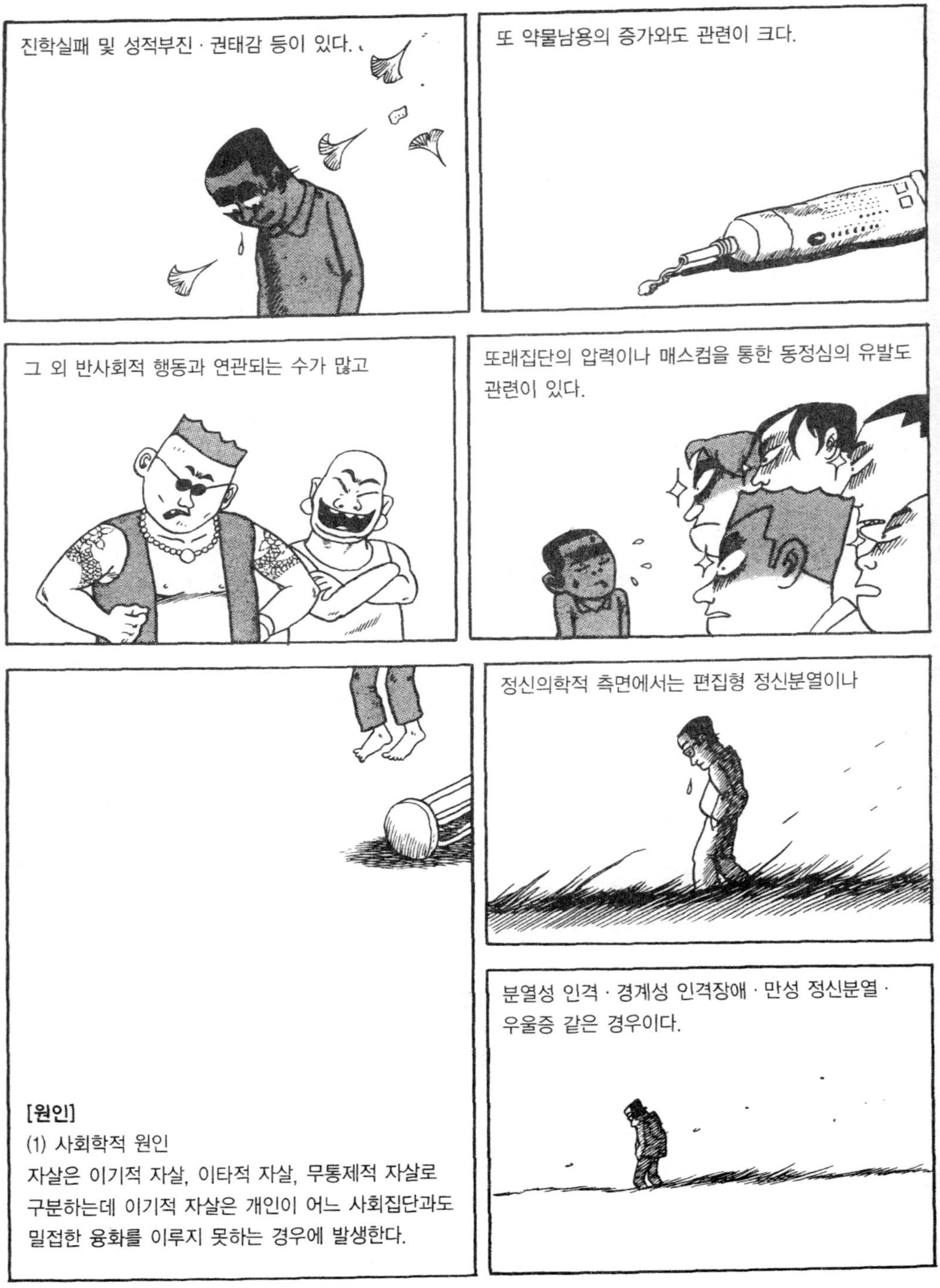
진학실패 및 성적부진 · 권태감 등이 있다.
또 약물남용의 증가와도 관련이 크다.
그 외 반사회적 행동과 연관되는 수가 많고
또래집단의 압력이나 매스컴을 통한 동정심의 유발도 관련이 있다.
정신의학적 측면에서는 편집형 정신분열이나
분열성 인격 · 경계성 인격장애 · 만성 정신분열 · 우울증 같은 경우이다.
[원인]
(1) 사회학적 원인
자살은 이기적 자살, 이타적 자살, 무통제적 자살로 구분하는데 이기적 자살은 개인이 어느 사회집단과도 밀접한 융화를 이루지 못하는 경우에 발생한다.

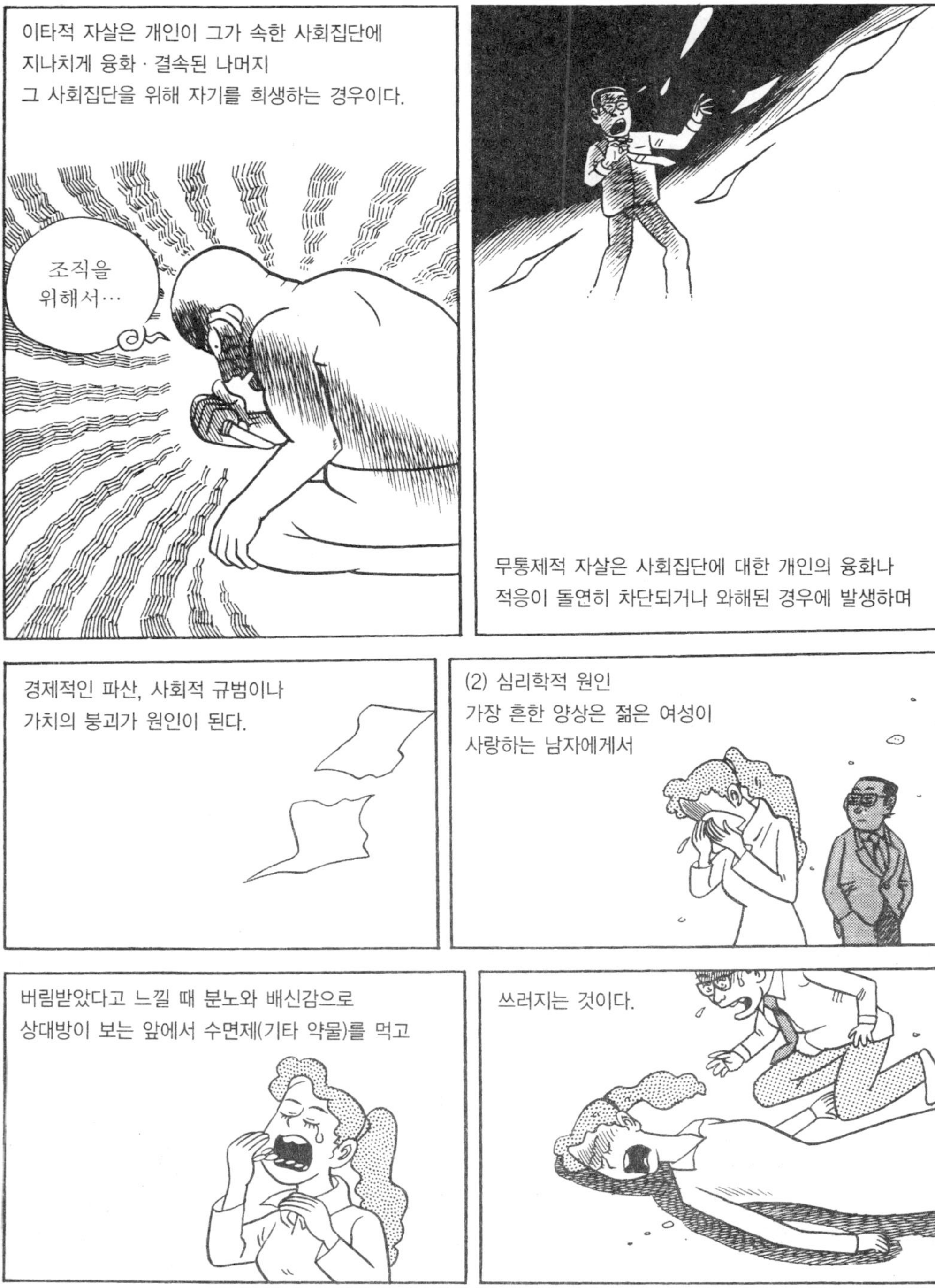
이타적 자살은 개인이 그가 속한 사회집단에
지나치게 융화 · 결속된 나머지
그 사회집단을 위해 자기를 희생하는 경우이다.
조직을 위해서…
무통제적 자살은 사회집단에 대한 개인의 융화나
적응이 돌연히 차단되거나 와해된 경우에 발생하며
경제적인 파산, 사회적 규범이나
가치의 붕괴가 원인이 된다.
(2) 심리학적 원인
가장 흔한 양상은 젊은 여성이
사랑하는 남자에게서
버림받았다고 느낄 때 분노와 배신감으로
상대방이 보는 앞에서 수면제(기타 약물)를 먹고
쓰러지는 것이다.

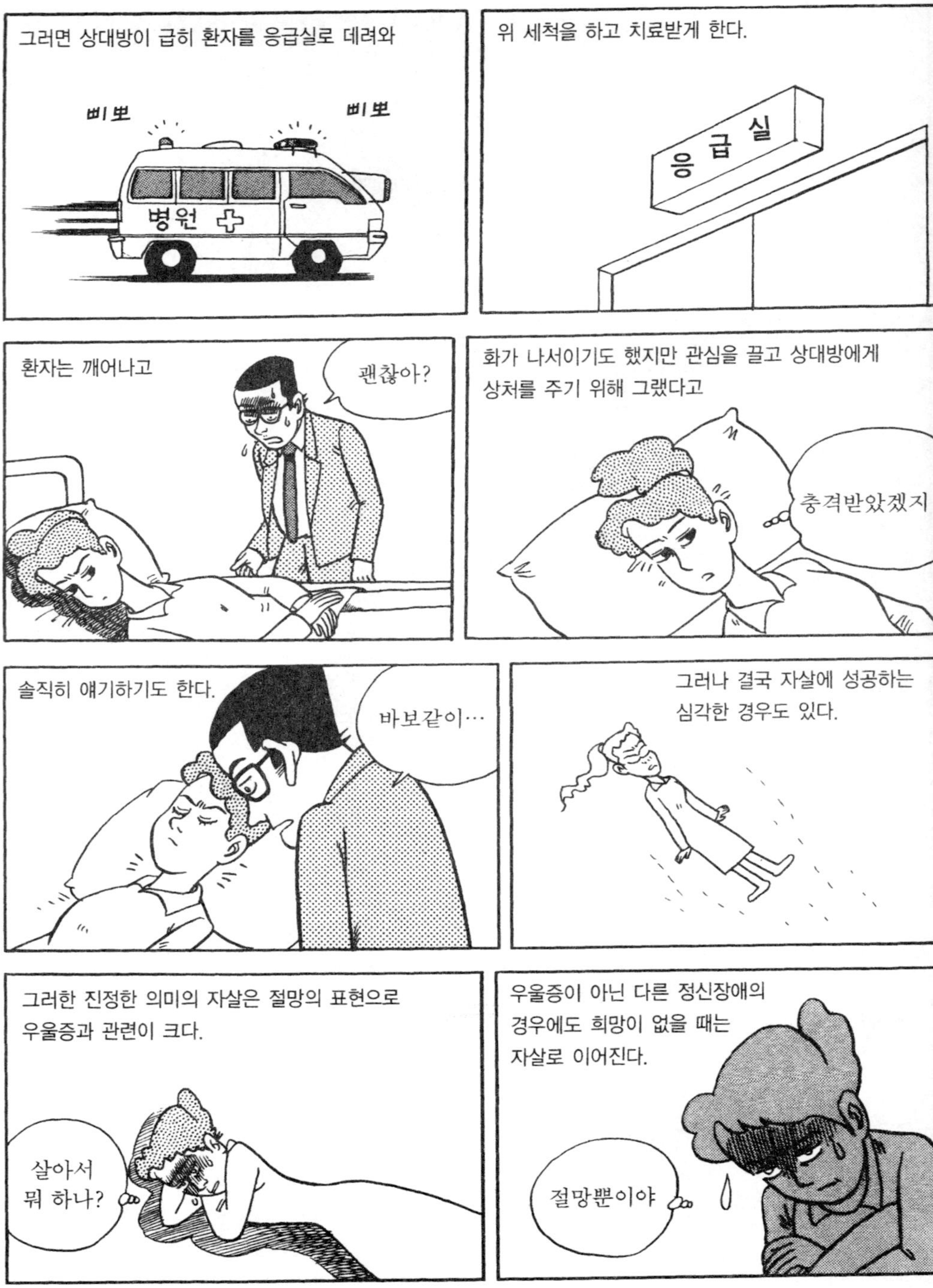
그러면 상대방이 급히 환자를 응급실로 데려와
삐뽀
삐뽀
병원
위 세척을 하고 치료받게 한다.
응급실
환자는 깨어나고
괜찮아?
화가 나서이기도 했지만 관심을 끌고 상대방에게
상처를 주기 위해 그랬다고
충격받았겠지
솔직히 얘기하기도 한다.
바보같이…
그러나 결국 자살에 성공하는
심각한 경우도 있다.
그러한 진정한 의미의 자살은 절망의 표현으로
우울증과 관련이 크다.
살아서
뭐 하나?
우울증이 아닌 다른 정신장애의
경우에도 희망이 없을 때는
자살로 이어진다.
절망뿐이야

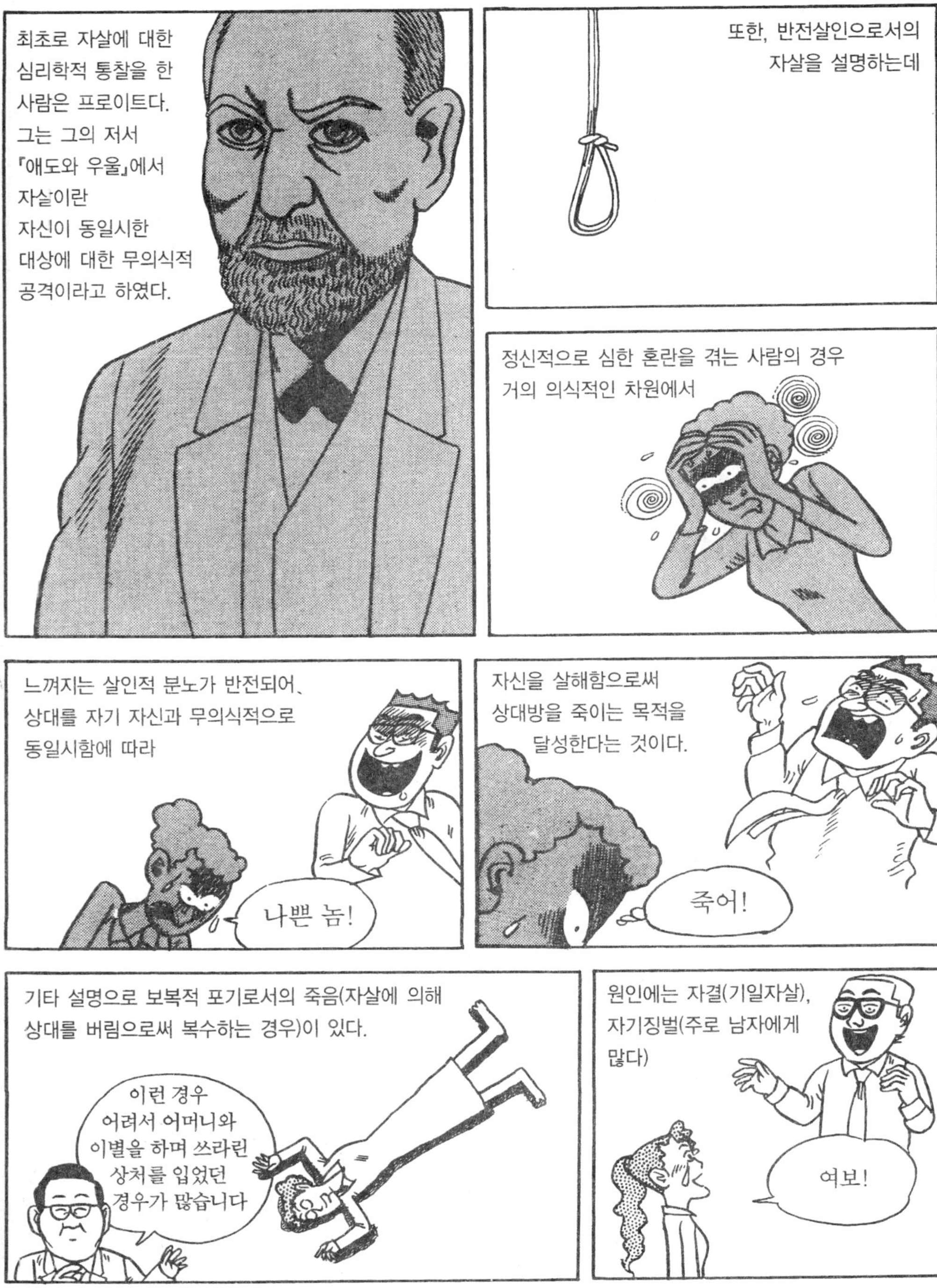
최초로 자살에 대한 심리학적 통찰을 한 사람은 프로이트다. 그는 그의 저서 『애도와 우울』에서 자살이란 자신이 동일시한 대상에 대한 무의식적 공격이라고 하였다.
또한, 반전살인으로서의 자살을 설명하는데
정신적으로 심한 혼란을 겪는 사람의 경우 거의 의식적인 차원에서
느껴지는 살인적 분노가 반전되어, 상대를 자기 자신과 무의식적으로 동일시함에 따라
나쁜 놈!
자신을 살해함으로써 상대방을 죽이는 목적을 달성한다는 것이다.
죽어!
기타 설명으로 보복적 포기로서의 죽음(자살에 의해 상대를 버림으로써 복수하는 경우)이 있다.
이런 경우 어려서 어머니와 이별을 하며 쓰라린 상처를 입었던 경우가 많습니다
원인에는 자결(기일자살), 자기징벌(주로 남자에게 많다)
여보!

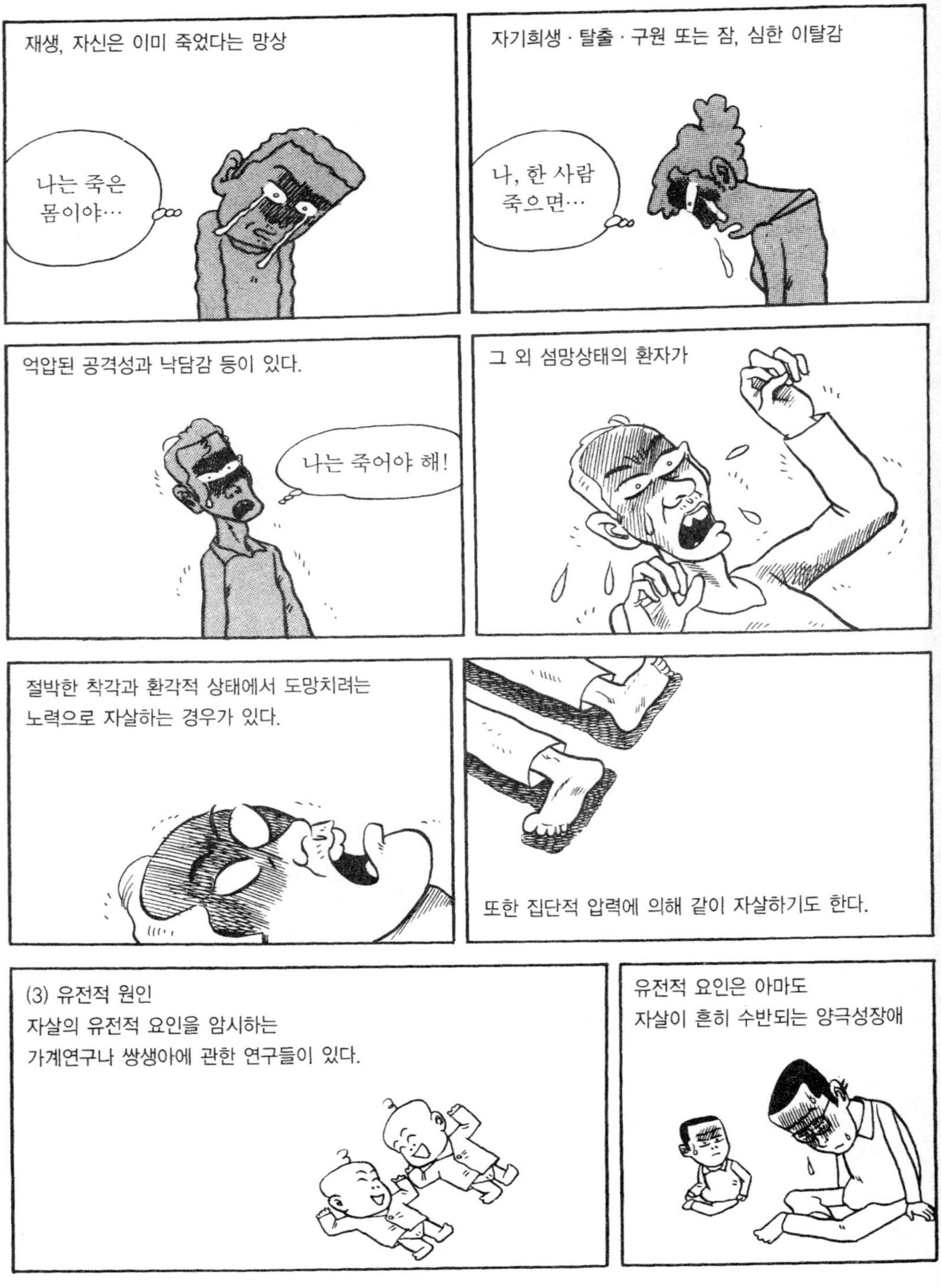
재생, 자신은 이미 죽었다는 망상
나는 죽은 몸이야…
자기희생 · 탈출 · 구원 또는 잠, 심한 이탈감
나, 한 사람 죽으면…
억압된 공격성과 낙담감 등이 있다.
나는 죽어야 해!
그 외 섬망상태의 환자가
절박한 착각과 환각적 상태에서 도망치려는
노력으로 자살하는 경우가 있다.
또한 집단적 압력에 의해 같이 자살하기도 한다.
(3) 유전적 원인
자살의 유전적 요인을 암시하는
가계연구나 쌍생아에 관한 연구들이 있다.
유전적 요인은 아마도
자살이 흔히 수반되는 양극성장애

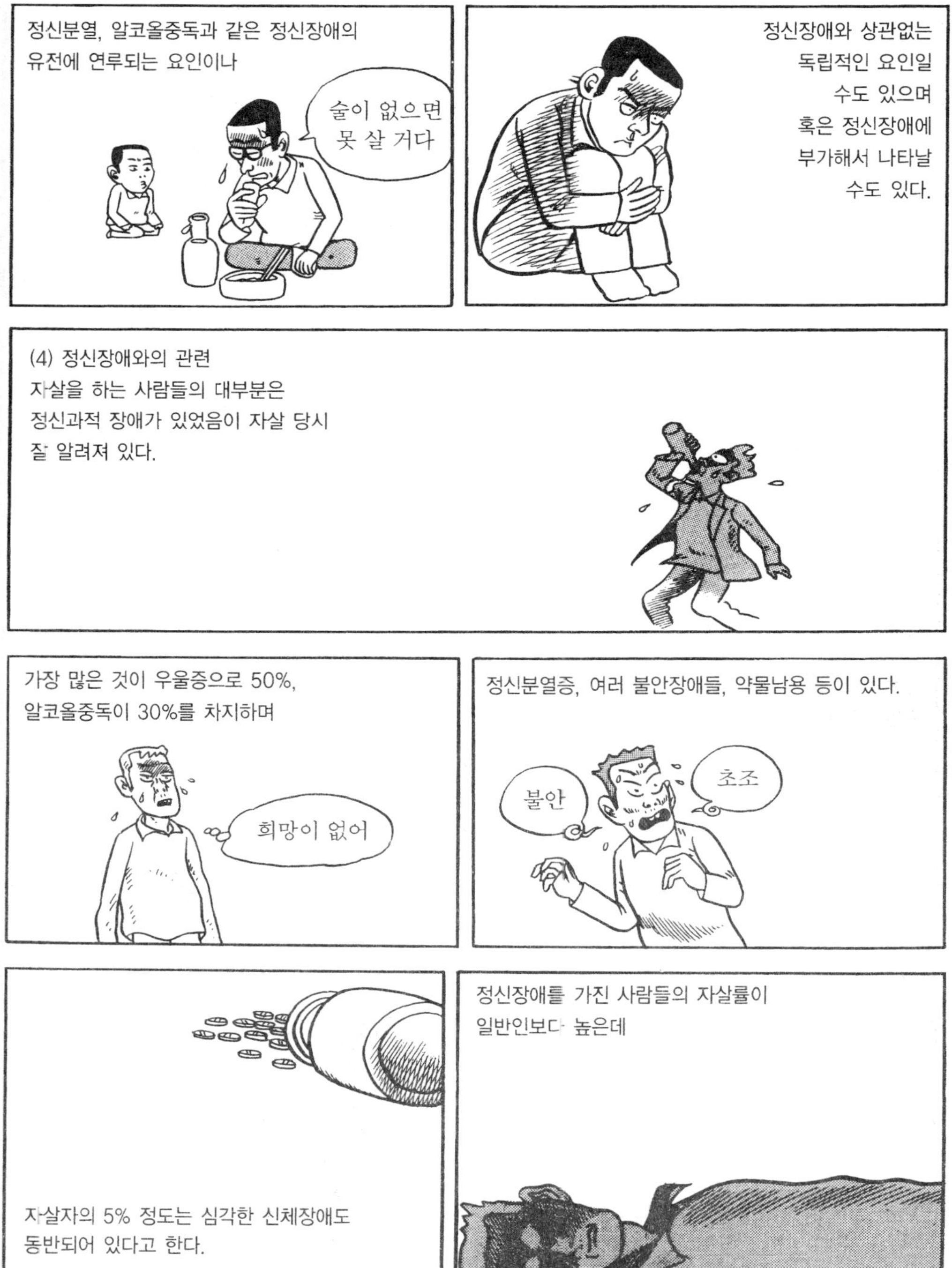
정신분열, 알코올중독과 같은 정신장애의
유전에 연루되는 요인이나
술이 없으면 못 살 거다
정신장애와 상관없는
독립적인 요인일
수도 있으며
혹은 정신장애에
부가해서 나타날
수도 있다.
(4) 정신장애와의 관련
자살을 하는 사람들의 대부분은
정신과적 장애가 있었음이 자살 당시
잘 알려져 있다.
가장 많은 것이 우울증으로 50%,
알코올중독이 30%를 차지하며
희망이 없어
정신분열증, 여러 불안장애들, 약물남용 등이 있다.
불안
초조
자살자의 5% 정도는 심각한 신체장애도
동반되어 있다고 한다.
정신장애를 가진 사람들의 자살률이
일반인보다 높은데

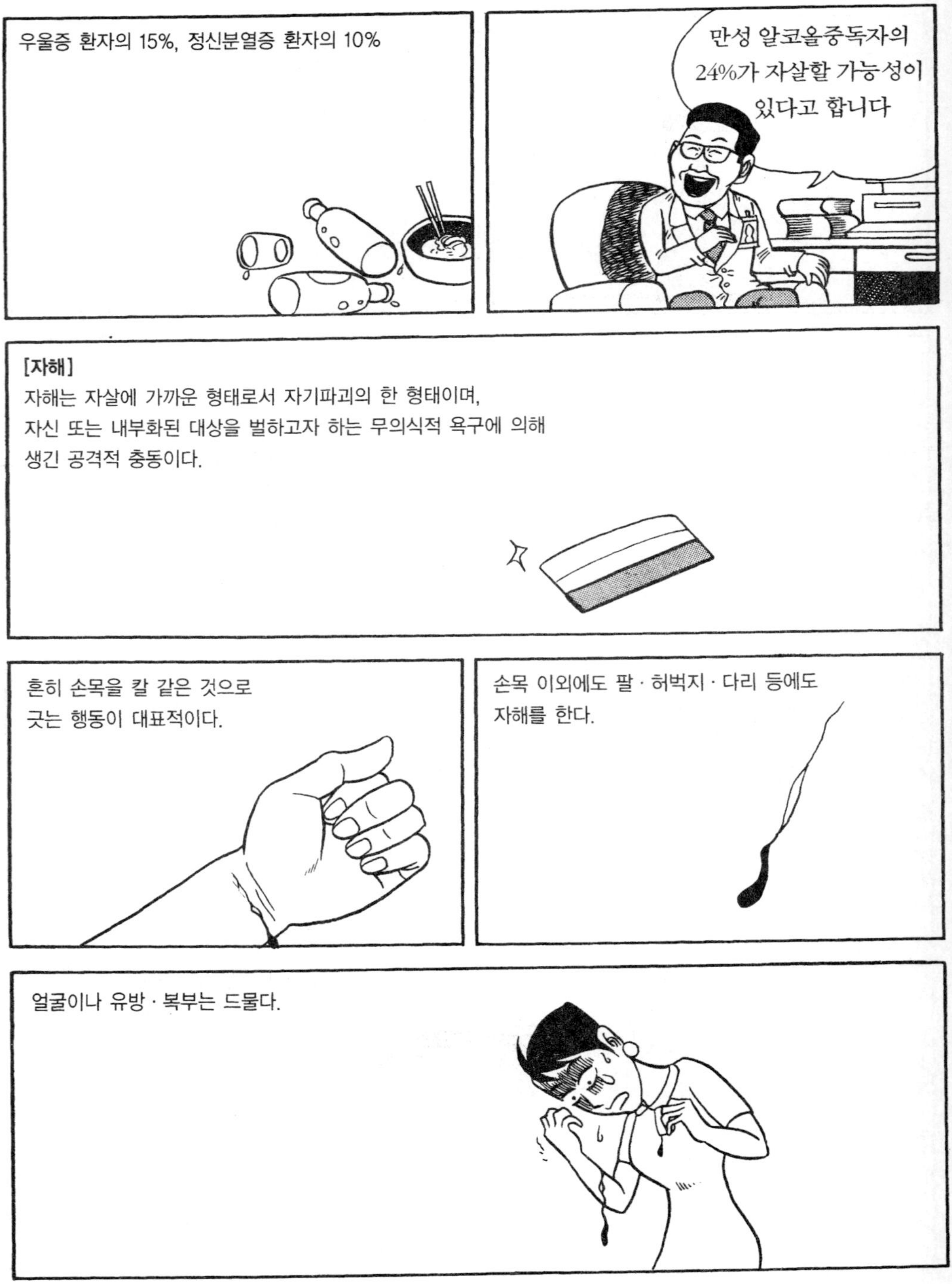
우울증 환자의 15%, 정신분열증 환자의 10%
만성 알코올중독자의 24%가 자살할 가능성이 있다고 합니다
[자해]
자해는 자살에 가까운 형태로서 자기파괴의 한 형태이며, 자신 또는 내부화된 대상을 벌하고자 하는 무의식적 욕구에 의해 생긴 공격적 충동이다.
흔히 손목을 칼 같은 것으로 긋는 행동이 대표적이다.
손목 이외에도 팔 · 허벅지 · 다리 등에도 자해를 한다.
얼굴이나 유방 · 복부는 드물다.

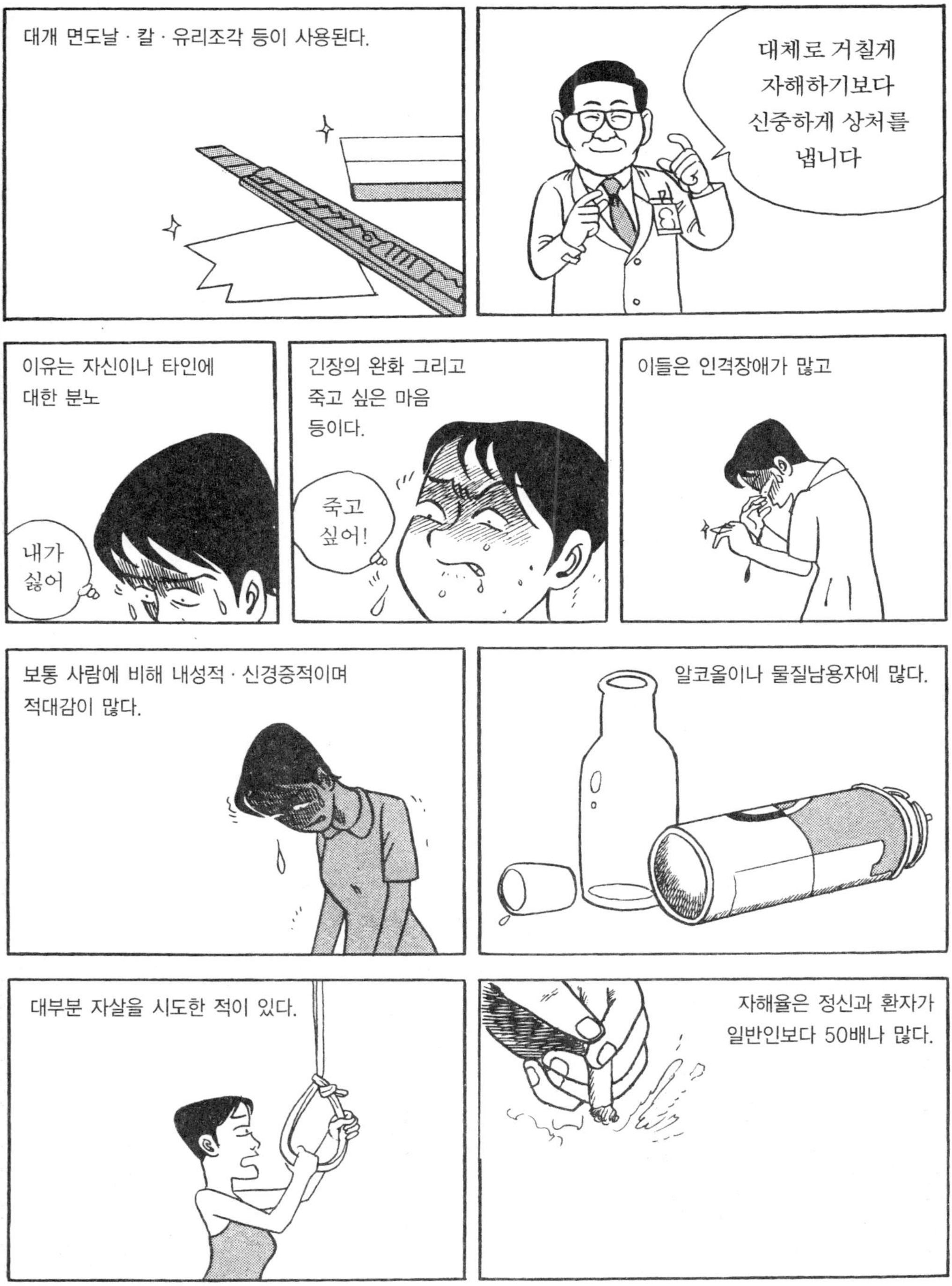
대개 면도날 · 칼 · 유리조각 등이 사용된다.
대체로 거칠게 자해하기보다 신중하게 상처를 냅니다
이유는 자신이나 타인에 대한 분노
내가 싫어
긴장의 완화 그리고 죽고 싶은 마음 등이다.
죽고 싶어!
이들은 인격장애가 많고
보통 사람에 비해 내성적 · 신경증적이며 적대감이 많다.
알코올이나 물질남용자에 많다.
대부분 자살을 시도한 적이 있다.
자해율은 정신과 환자가 일반인보다 50배나 많다.

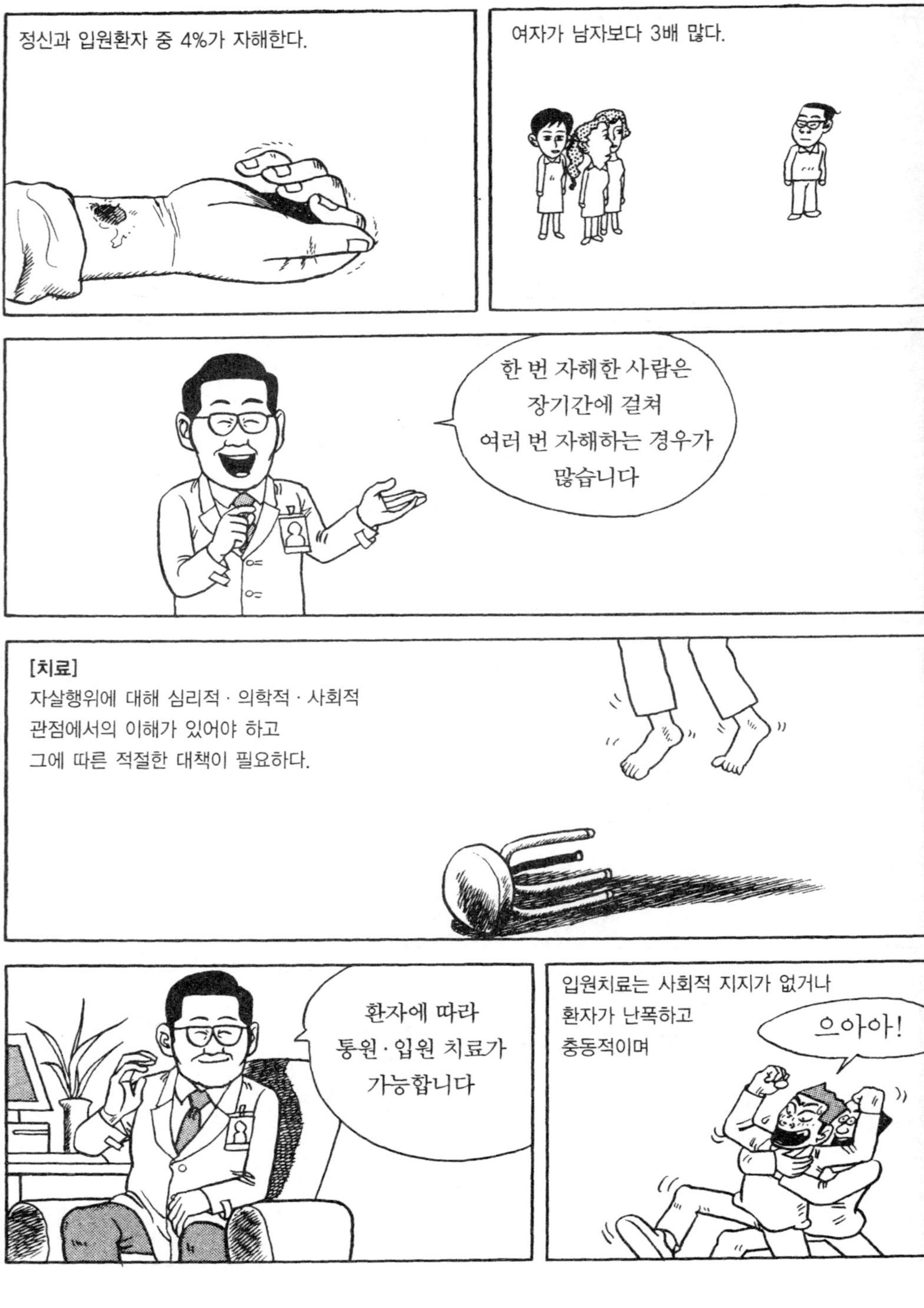
정신과 입원환자 중 4%가 자해한다.
여자가 남자보다 3배 많다.
한 번 자해한 사람은 장기간에 걸쳐 여러 번 자해하는 경우가 많습니다
[치료]
자살행위에 대해 심리적 · 의학적 · 사회적 관점에서의 이해가 있어야 하고 그에 따른 적절한 대책이 필요하다.
환자에 따라 통원·입원 치료가 가능합니다
입원치료는 사회적 지지가 없거나 환자가 난폭하고 충동적이며
으아아!

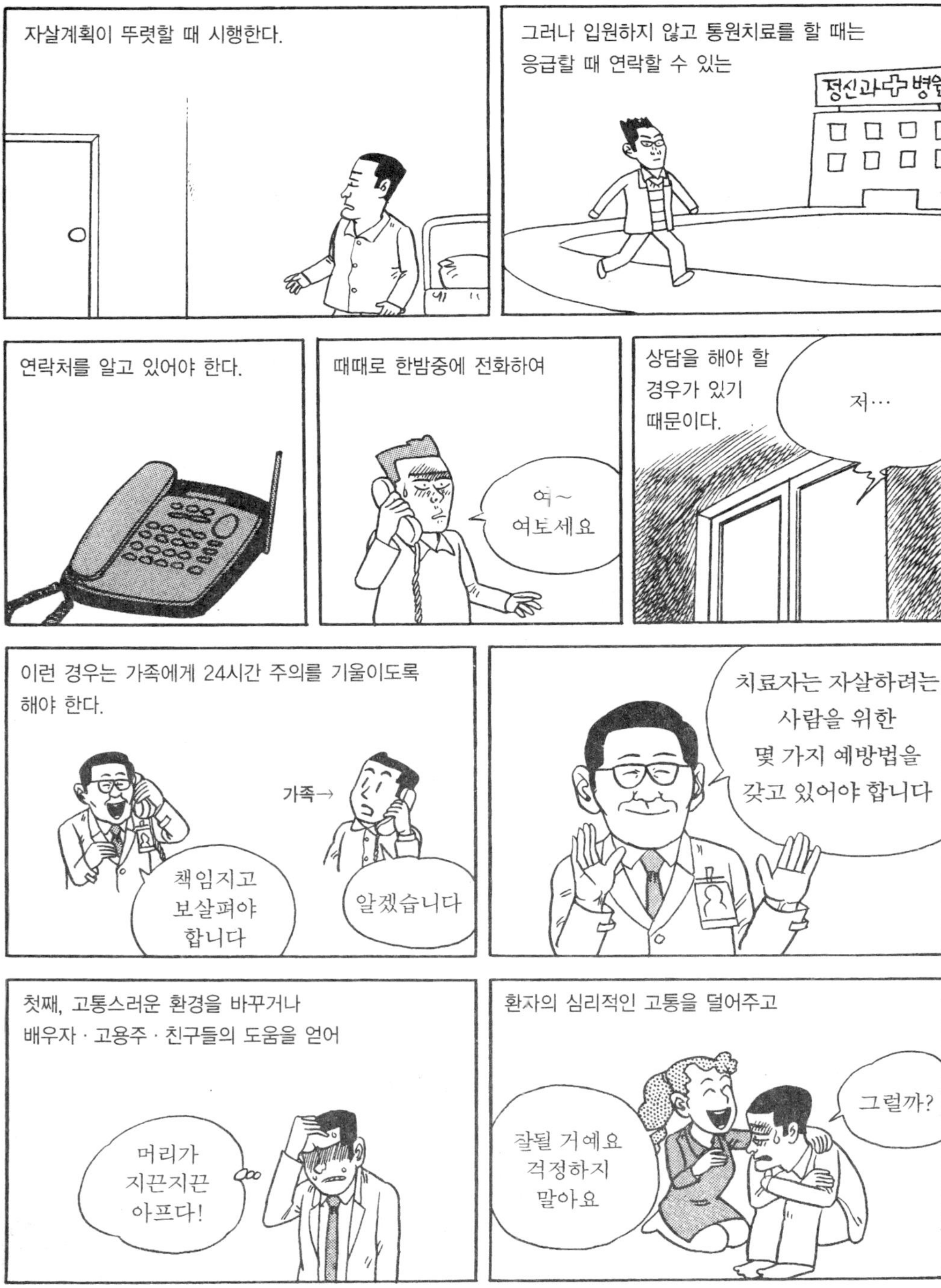

자살계획이 뚜렷할 때 시행한다.
그러나 입원하지 않고 통원치료를 할 때는
응급할 때 연락할 수 있는
정신과 병원
연락처를 알고 있어야 한다.
때때로 한밤중에 전화하여
여~
여보세요
상담을 해야 할
경우가 있기
때문이다.
저…
이런 경우는 가족에게 24시간 주의를 기울이도록
해야 한다.
가족→
책임지고
보살펴야
합니다
알겠습니다
치료자는 자살하려는
사람을 위한
몇 가지 예방법을
갖고 있어야 합니다
첫째, 고통스러운 환경을 바꾸거나
배우자 · 고용주 · 친구들의 도움을 얻어
머리가
지끈지끈
아프다!
환자의 심리적인 고통을 덜어주고
잘될 거예요
걱정하지
말아요
그럴까?

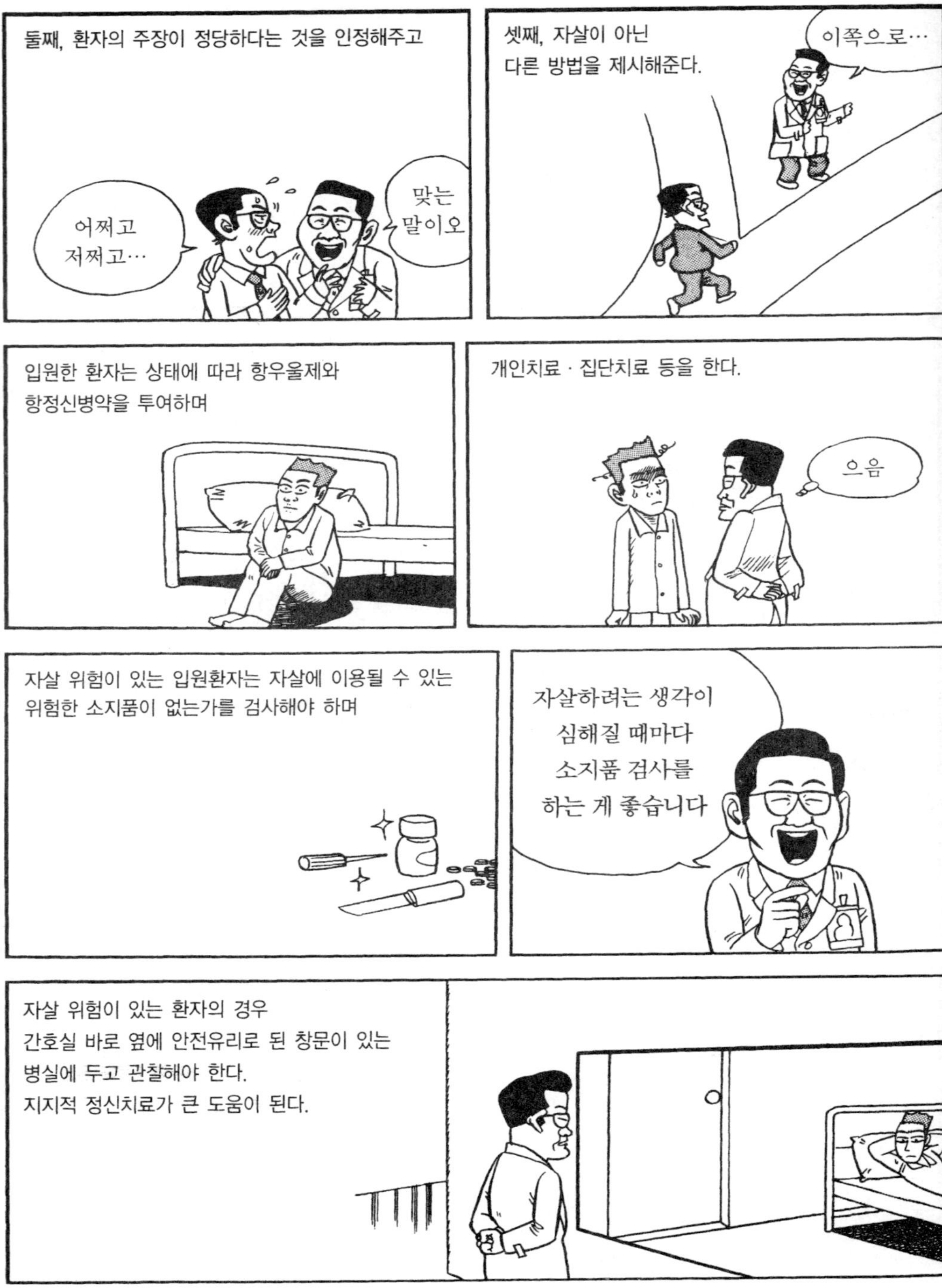
둘째, 환자의 주장이 정당하다는 것을 인정해주고
어쩌고 저쩌고…
맞는 말이오
셋째, 자살이 아닌 다른 방법을 제시해준다.
이쪽으로…
입원한 환자는 상태에 따라 항우울제와 항정신병약을 투여하며
개인치료 · 집단치료 등을 한다.
으음
자살 위험이 있는 입원환자는 자살에 이용될 수 있는 위험한 소지품이 없는가를 검사해야 하며
자살하려는 생각이 심해질 때마다 소지품 검사를 하는 게 좋습니다
자살 위험이 있는 환자의 경우
간호실 바로 옆에 안전유리로 된 창문이 있는
병실에 두고 관찰해야 한다.
지지적 정신치료가 큰 도움이 된다.

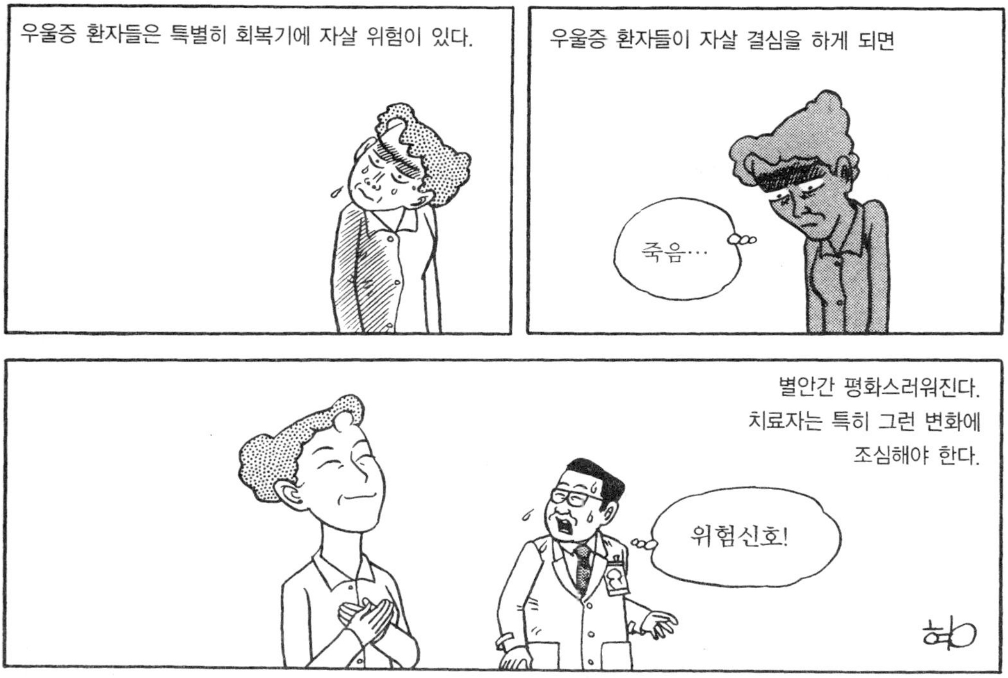
우울증 환자들은 특별히 회복기에 자살 위험이 있다.
우울증 환자들이 자살 결심을 하게 되면
죽음…
별안간 평화스러워진다.
치료자는 특히 그런 변화에
조심해야 한다.
위험신호!

39. 폭력

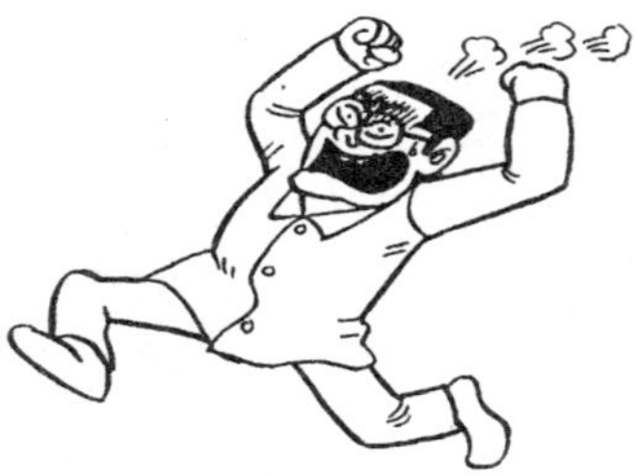

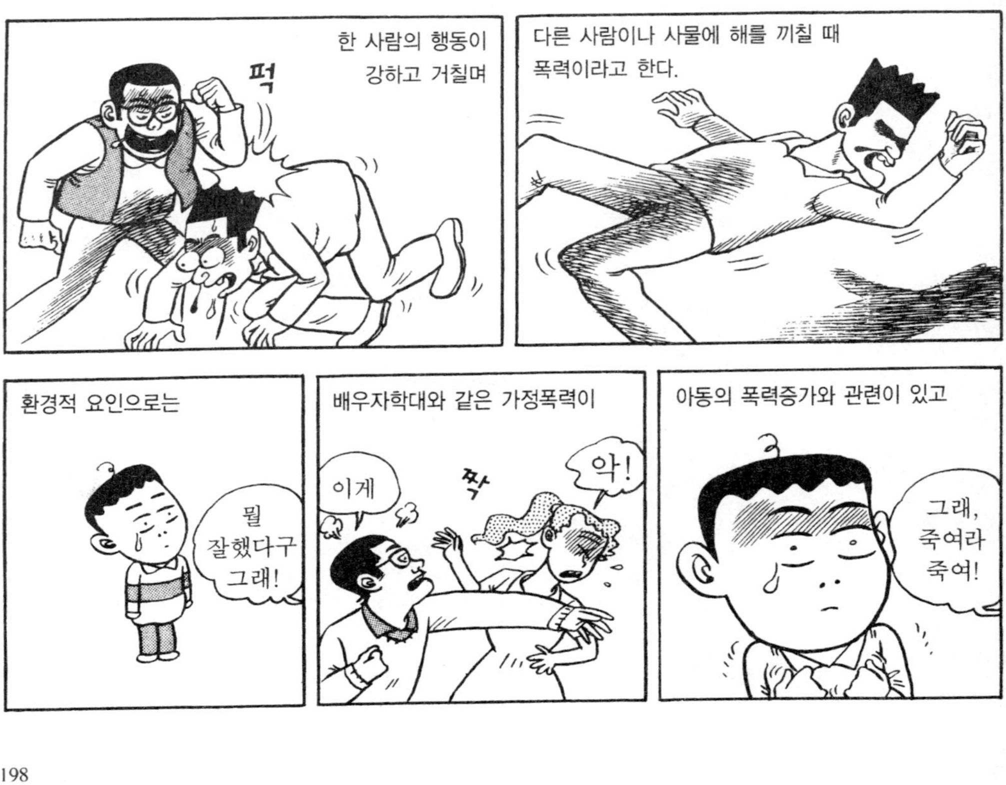
한 사람의 행동이
강하고 거칠며
퍽
다른 사람이나 사물에 해를 끼칠 때
폭력이라고 한다.
환경적 요인으로는
뭘
잘했다구
그래!
배우자학대와 같은 가정폭력이
이게
짝
악!
아동의 폭력증가와 관련이 있고
그래,
죽여라
죽여!

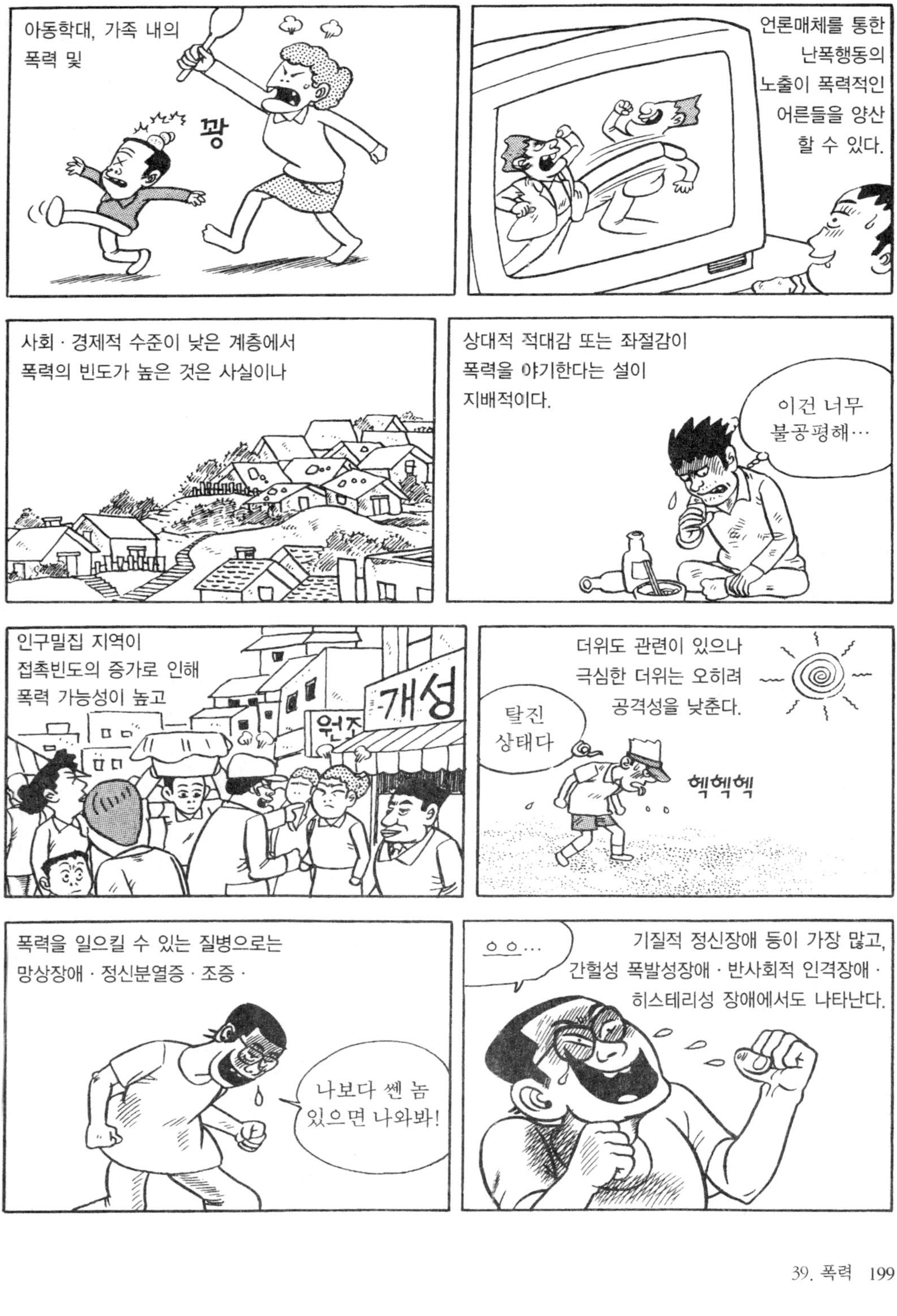
아동학대, 가족 내의
폭력 및
꽝
언론매체를 통한
난폭행동의
노출이 폭력적인
어른들을 양산
할 수 있다.
사회 · 경제적 수준이 낮은 계층에서
폭력의 빈도가 높은 것은 사실이나
상대적 적대감 또는 좌절감이
폭력을 야기한다는 설이
지배적이다.
이건 너무
불공평해…
인구밀집 지역이
접촉빈도의 증가로 인해
폭력 가능성이 높고
개성
원조
더위도 관련이 있으나
극심한 더위는 오히려
공격성을 낮춘다.
탈진
상태다
헥헥헥
폭력을 일으킬 수 있는 질병으로는
망상장애 · 정신분열증 · 조증 ·
나보다 쎈 놈
있으면 나와봐!
ㅇㅇ…
기질적 정신장애 등이 가장 많고,
간헐성 폭발성장애 · 반사회적 인격장애 ·
히스테리성 장애에서도 나타난다.

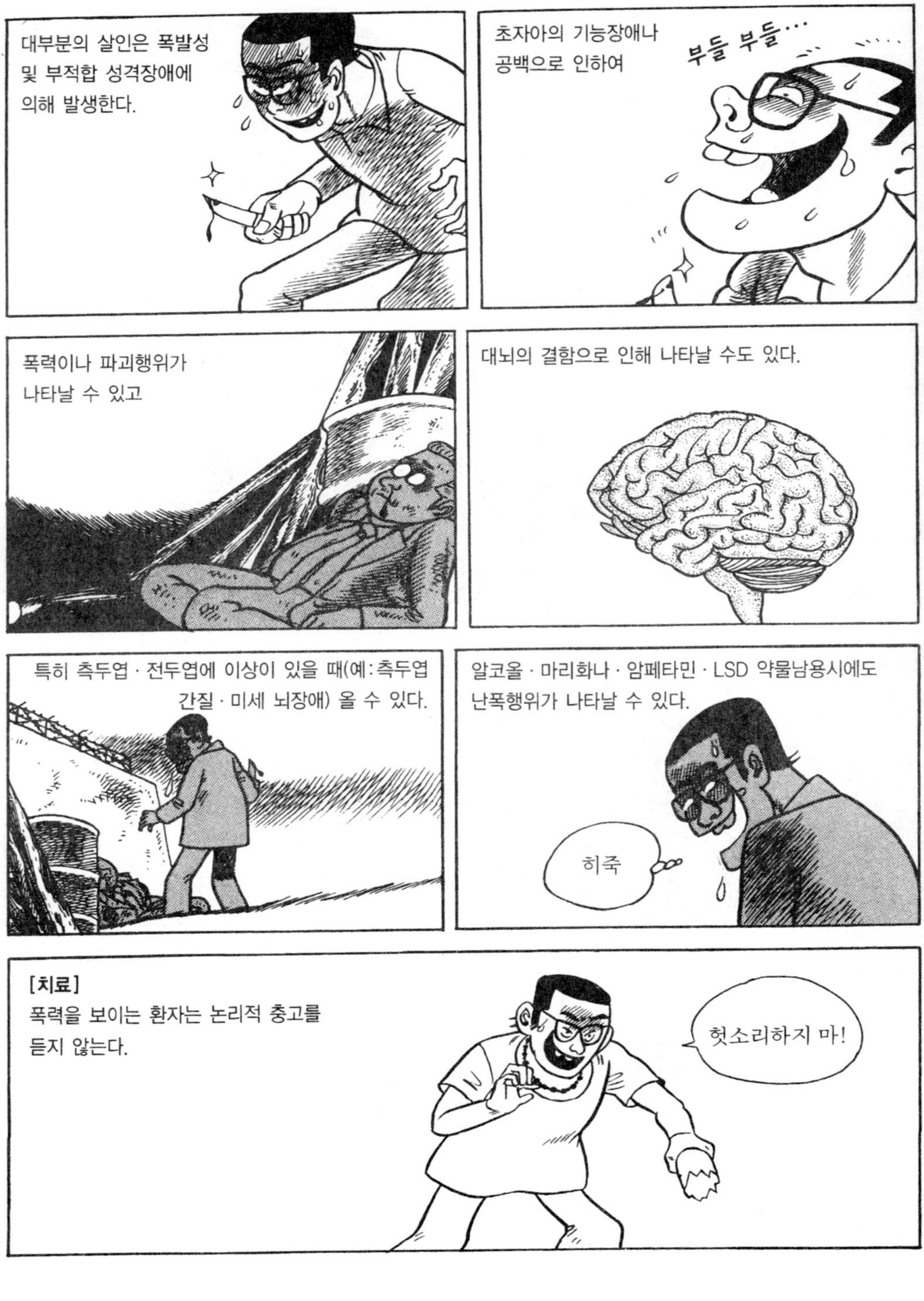
대부분의 살인은 폭발성
및 부적합 성격장애에
의해 발생한다.
초자아의 기능장애나
공백으로 인하여
부들 부들…
폭력이나 파괴행위가
나타날 수 있고
대뇌의 결함으로 인해 나타날 수도 있다.
특히 측두엽 · 전두엽에 이상이 있을 때(예: 측두엽
간질 · 미세 뇌장애) 올 수 있다.
알코올 · 마리화나 · 암페타민 · LSD 약물남용시에도
난폭행위가 나타날 수 있다.
히죽
[치료]
폭력을 보이는 환자는 논리적 충고를
듣지 않는다.
헛소리하지 마!

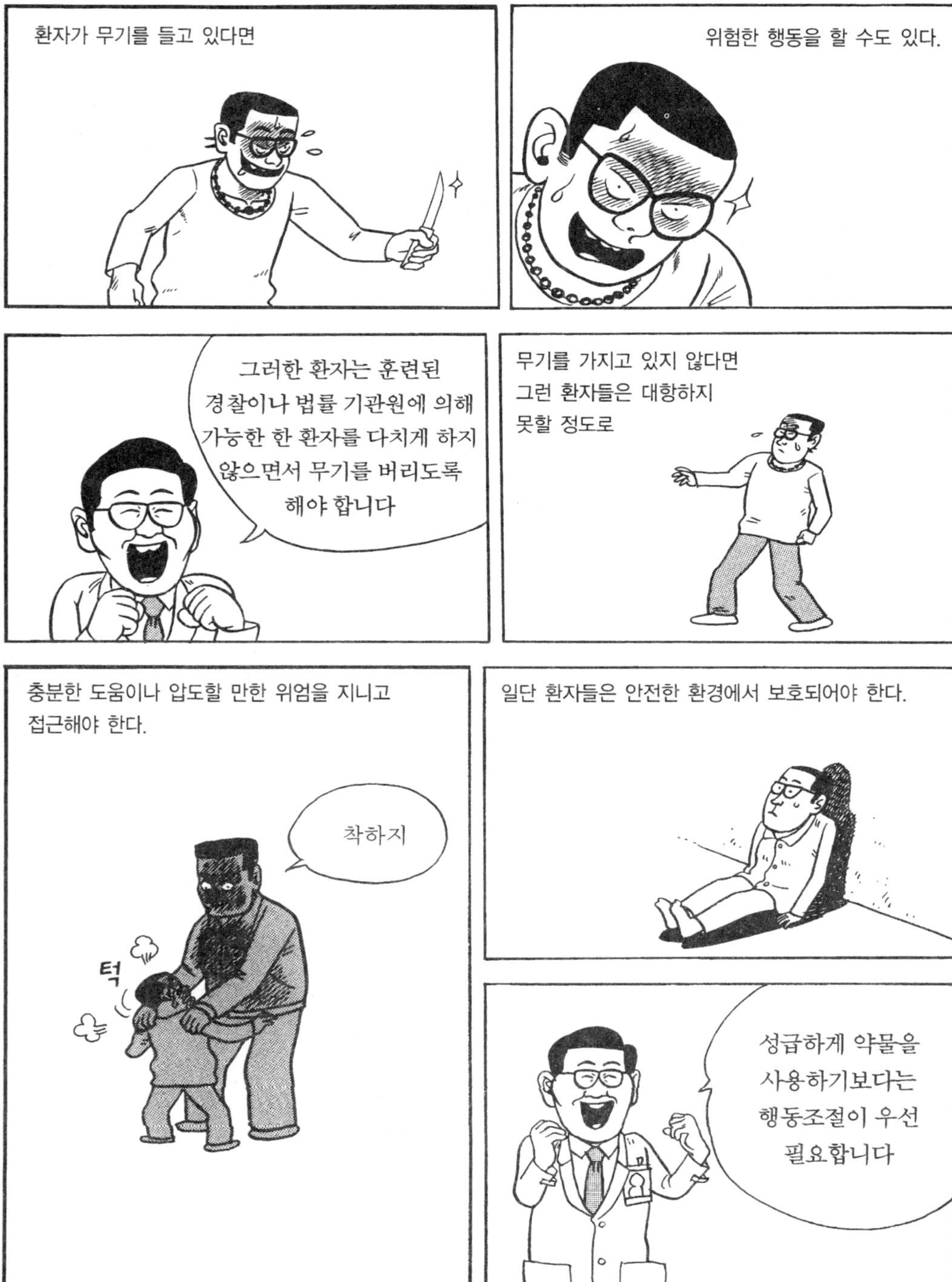
환자가 무기를 들고 있다면
위험한 행동을 할 수도 있다.
그러한 환자는 훈련된 경찰이나 법률 기관원에 의해 가능한 한 환자를 다치게 하지 않으면서 무기를 버리도록 해야 합니다
무기를 가지고 있지 않다면 그런 환자들은 대항하지 못할 정도로
충분한 도움이나 압도할 만한 위엄을 지니고 접근해야 한다.
착하지
턱
일단 환자들은 안전한 환경에서 보호되어야 한다.
성급하게 약물을 사용하기보다는 행동조절이 우선 필요합니다

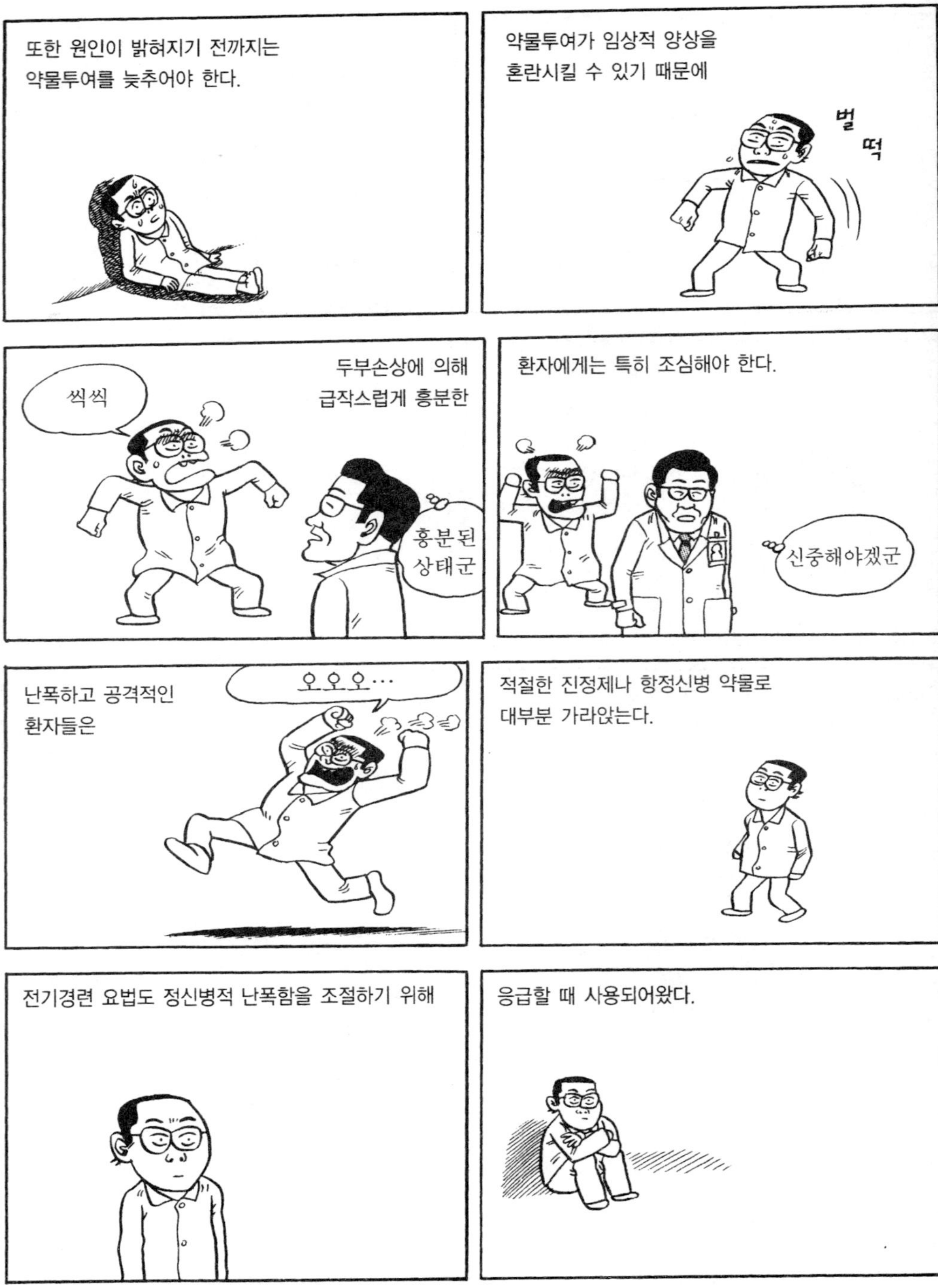
또한 원인이 밝혀지기 전까지는
약물투여를 늦추어야 한다.
약물투여가 임상적 양상을
혼란시킬 수 있기 때문에
벌
떡
두부손상에 의해
급작스럽게 흥분한
씩씩
흥분된
상태군
환자에게는 특히 조심해야 한다.
신중해야겠군
난폭하고 공격적인
환자들은
오오오…
적절한 진정제나 항정신병 약물로
대부분 가라앉는다.
전기경련 요법도 정신병적 난폭함을 조절하기 위해
응급할 때 사용되어왔다.

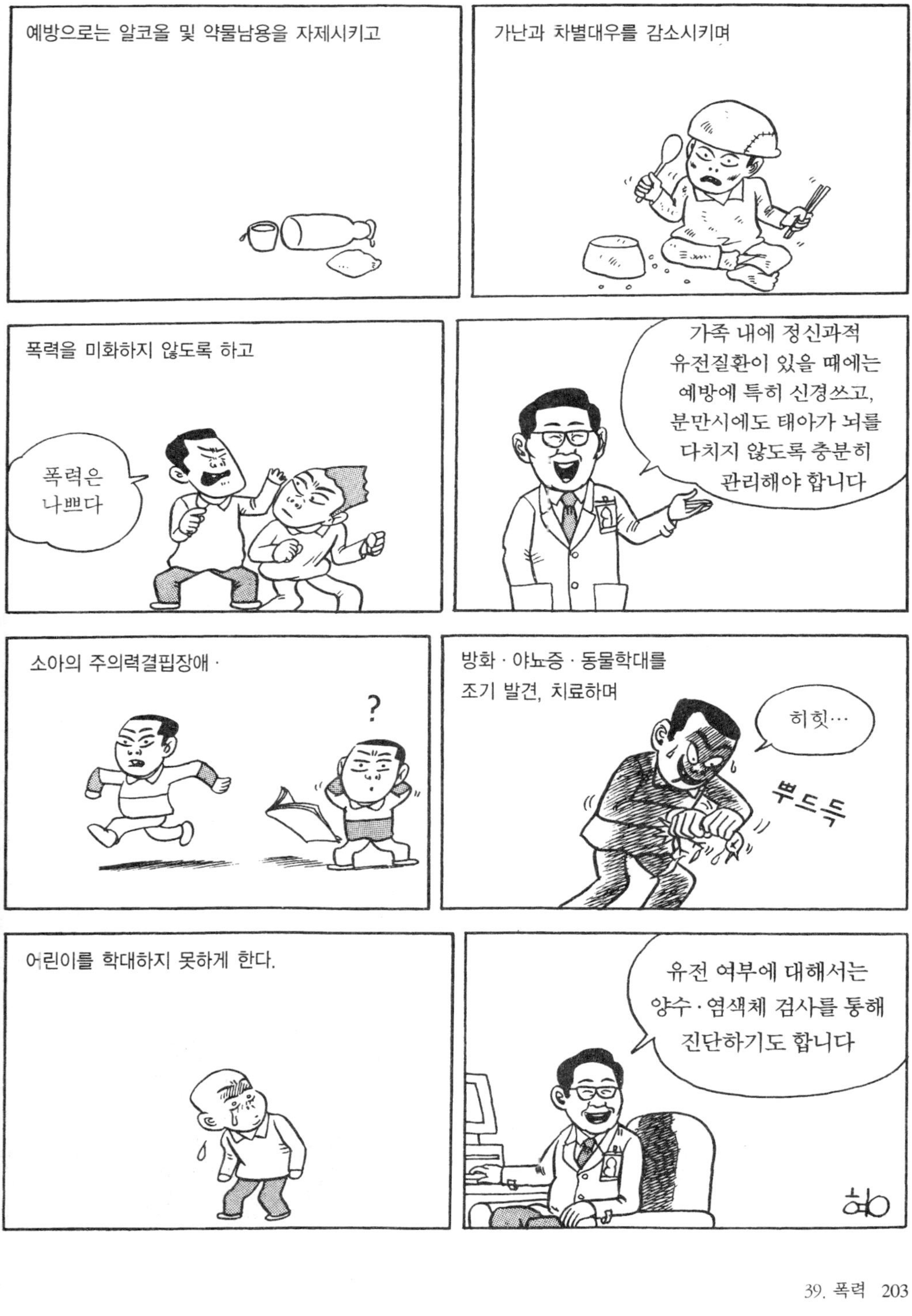
예방으로는 알코올 및 약물남용을 자제시키고
가난과 차별대우를 감소시키며
폭력을 미화하지 않도록 하고
폭력은 나쁘다
가족 내에 정신과적 유전질환이 있을 때에는 예방에 특히 신경쓰고, 분만시에도 태아가 뇌를 다치지 않도록 충분히 관리해야 합니다
소아의 주의력결핍장애 ·
?
방화 · 야뇨증 · 동물학대를 조기 발견, 치료하며
히힛…
뿌드득
어린이를 학대하지 못하게 한다.
유전 여부에 대해서는 양수 · 염색체 검사를 통해 진단하기도 합니다

40. 치매

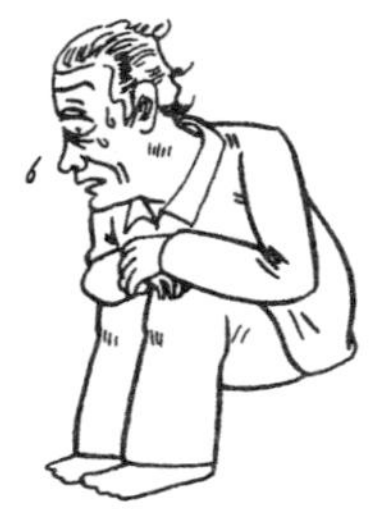

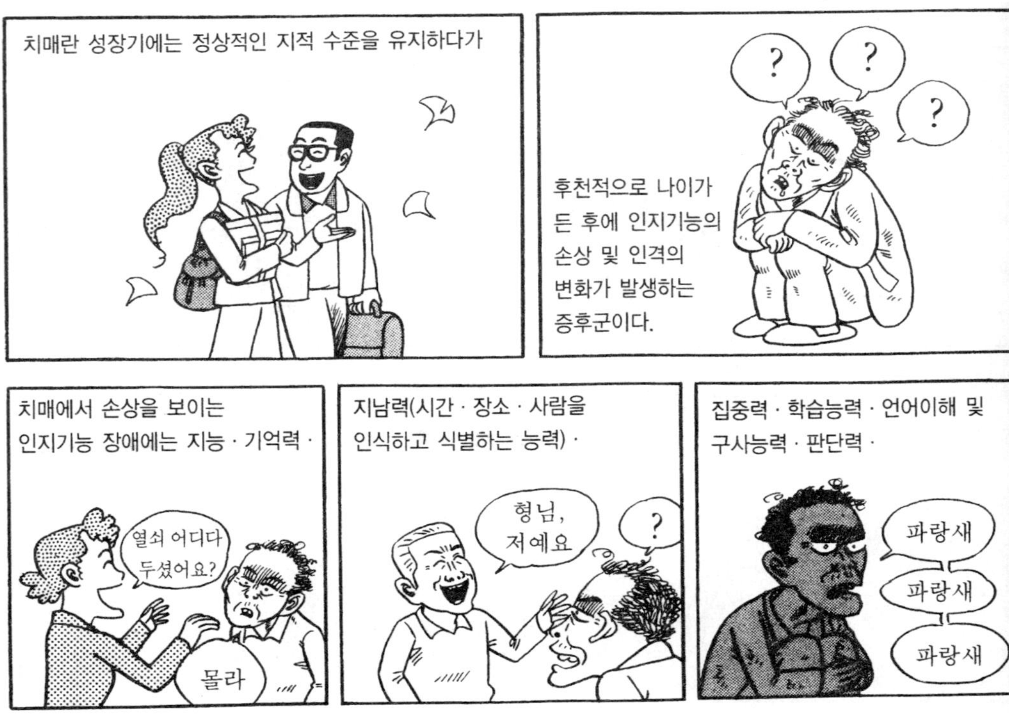
치매란 성장기에는 정상적인 지적 수준을 유지하다가
?
?
?
후천적으로 나이가 든 후에 인지기능의 손상 및 인격의 변화가 발생하는 증후군이다.
치매에서 손상을 보이는 인지기능 장애에는 지능 · 기억력 ·
열쇠 어디다 두셨어요?
몰라
지남력(시간 · 장소 · 사람을 인식하고 식별하는 능력) ·
형님, 저예요
?
집중력 · 학습능력 · 언어이해 및 구사능력 · 판단력 ·
파랑새
파랑새
파랑새

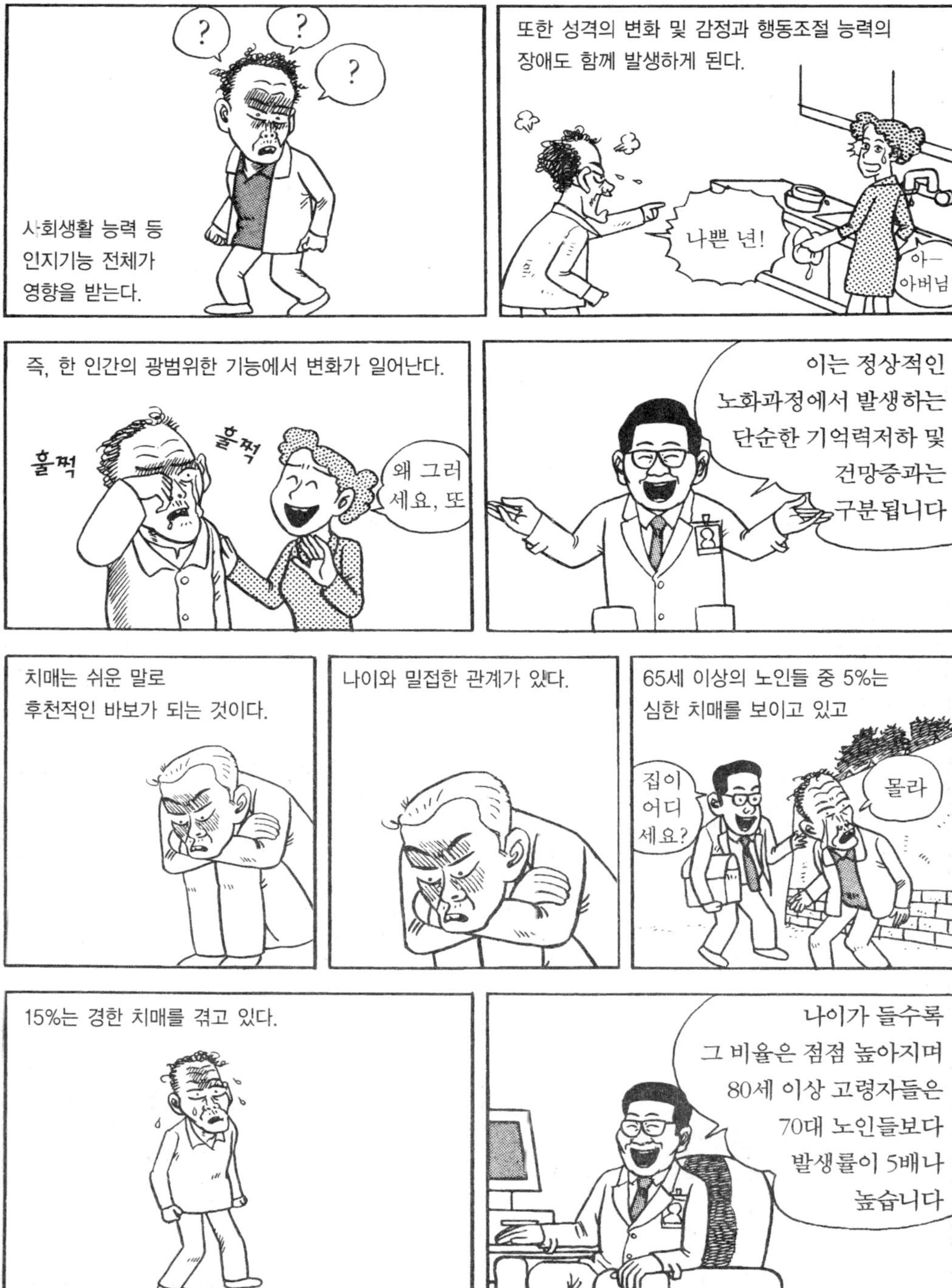
?
?
?
사회생활 능력 등
인지기능 전체가
영향을 받는다.
또한 성격의 변화 및 감정과 행동조절 능력의
장애도 함께 발생하게 된다.
나쁜 년!
아-
아버님!
즉, 한 인간의 광범위한 기능에서 변화가 일어난다.
훌쩍
훌쩍
왜 그러
세요, 또
이는 정상적인
노화과정에서 발생하는
단순한 기억력저하 및
건망증과는
구분됩니다
치매는 쉬운 말로
후천적인 바보가 되는 것이다.
나이와 밀접한 관계가 있다.
65세 이상의 노인들 중 5%는
심한 치매를 보이고 있고
집이
어디
세요?
몰라
15%는 경한 치매를 겪고 있다.
나이가 들수록
그 비율은 점점 높아지며
80세 이상 고령자들은
70대 노인들보다
발생률이 5배나
높습니다

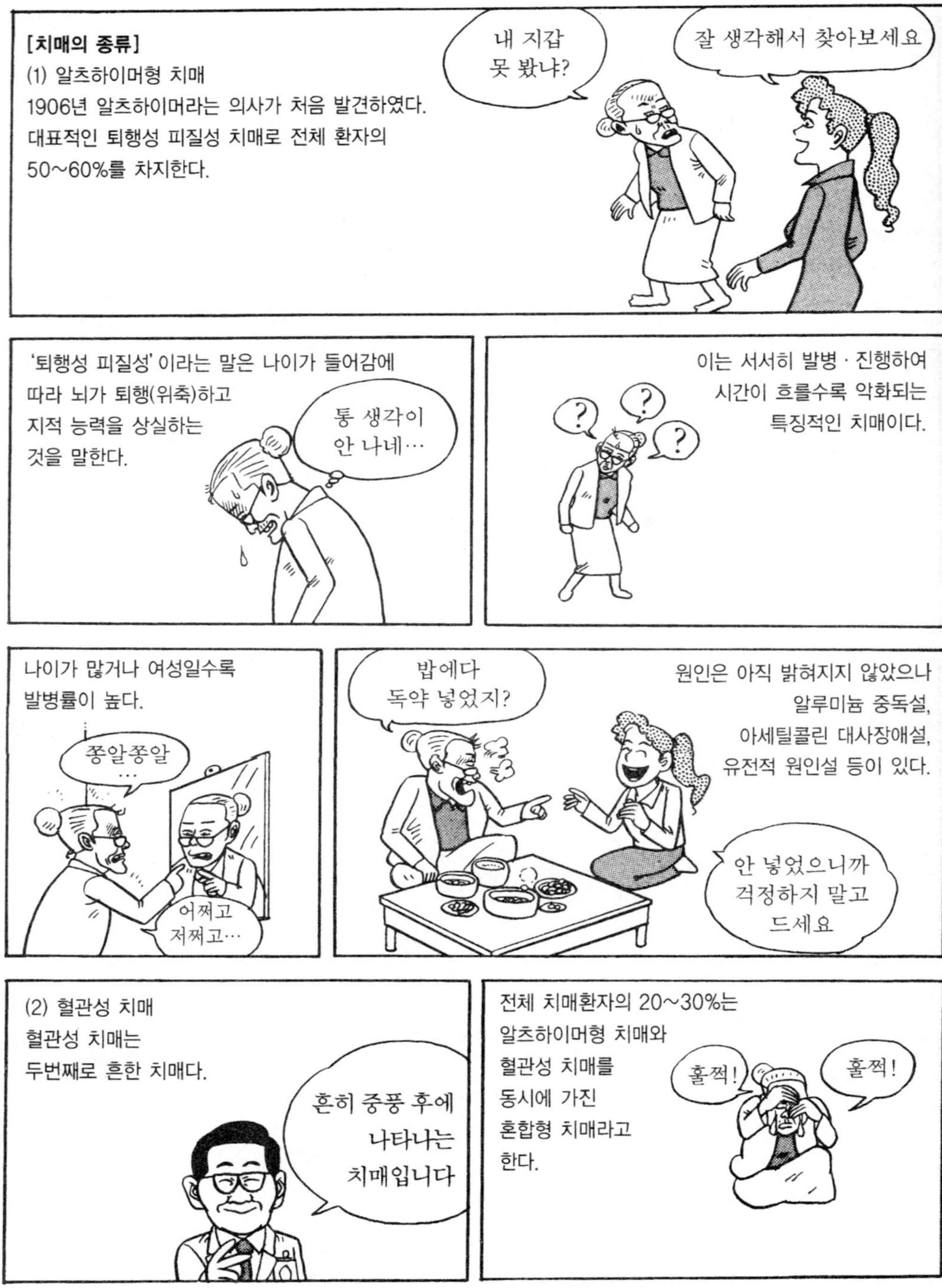
[치매의 종류]
(1) 알츠하이머형 치매
1906년 알츠하이머라는 의사가 처음 발견하였다.
대표적인 퇴행성 피질성 치매로 전체 환자의
50~60%를 차지한다.
내 지갑 못 봤냐?
잘 생각해서 찾아보세요
'퇴행성 피질성'이라는 말은 나이가 들어감에
따라 뇌가 퇴행(위축)하고
지적 능력을 상실하는
것을 말한다.
통 생각이 안 나네…
이는 서서히 발병 · 진행하여
시간이 흐를수록 악화되는
특징적인 치매이다.
?
?
?
나이가 많거나 여성일수록
발병률이 높다.
쫑알쫑알…
어쩌고 저쩌고…
밥에다 독약 넣었지?
원인은 아직 밝혀지지 않았으나
알루미늄 중독설,
아세틸콜린 대사장애설,
유전적 원인설 등이 있다.
안 넣었으니까 걱정하지 말고 드세요
(2) 혈관성 치매
혈관성 치매는
두번째로 흔한 치매다.
흔히 중풍 후에 나타나는 치매입니다
전체 치매환자의 20~30%는
알츠하이머형 치매와
혈관성 치매를
동시에 가진
혼합형 치매라고
한다.
훌쩍!
훌쩍!

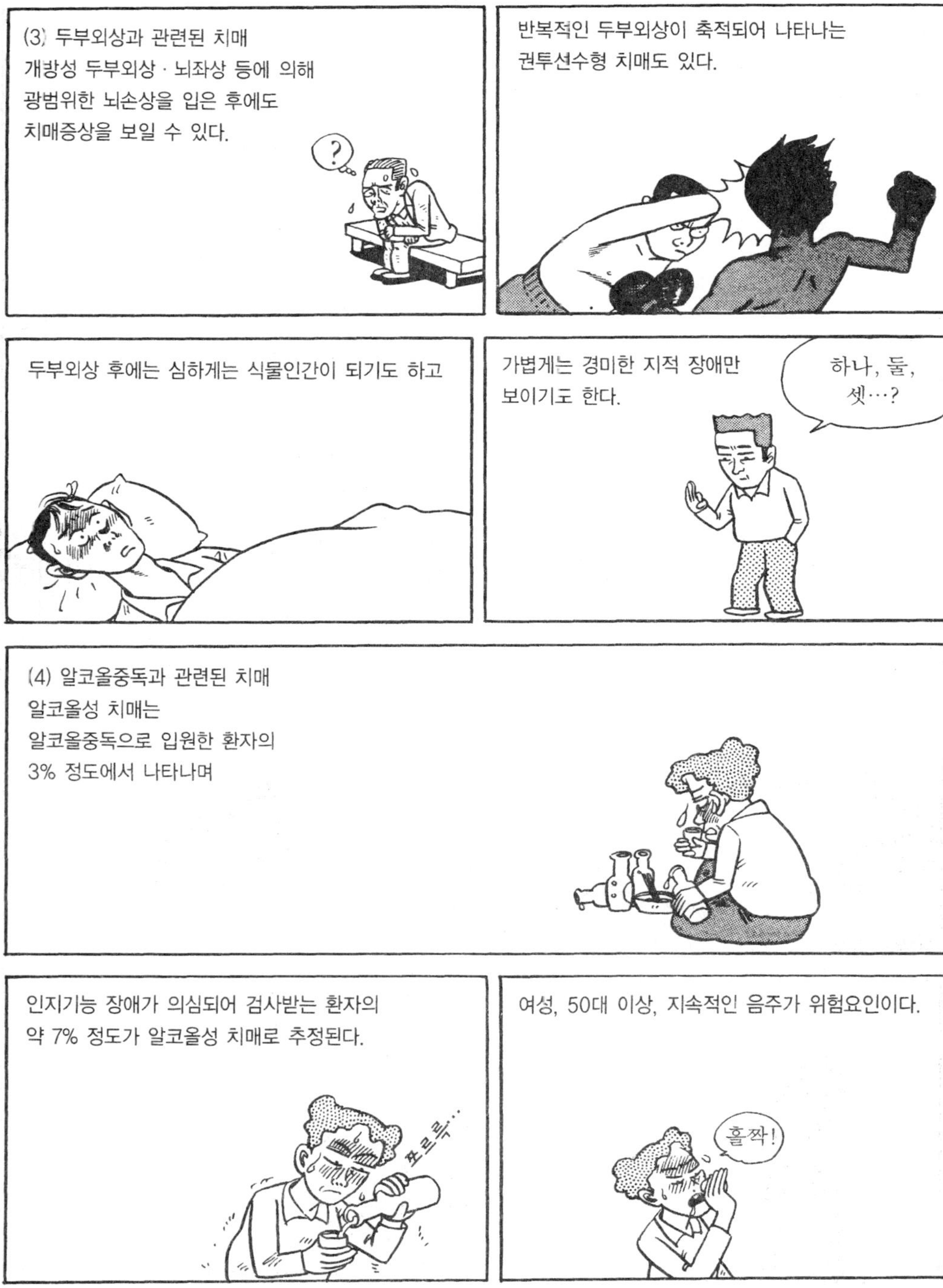
(3) 두부외상과 관련된 치매
개방성 두부외상 · 뇌좌상 등에 의해
광범위한 뇌손상을 입은 후에도
치매증상을 보일 수 있다.
?
반복적인 두부외상이 축적되어 나타나는
권투선수형 치매도 있다.
두부외상 후에는 심하게는 식물인간이 되기도 하고
가볍게는 경미한 지적 장애만
보이기도 한다.
하나, 둘,
셋…?
(4) 알코올중독과 관련된 치매
알코올성 치매는
알코올중독으로 입원한 환자의
3% 정도에서 나타나며
인지기능 장애가 의심되어 검사받는 환자의
약 7% 정도가 알코올성 치매로 추정된다.
쪼르륵…
여성, 50대 이상, 지속적인 음주가 위험요인이다.
홀짝!

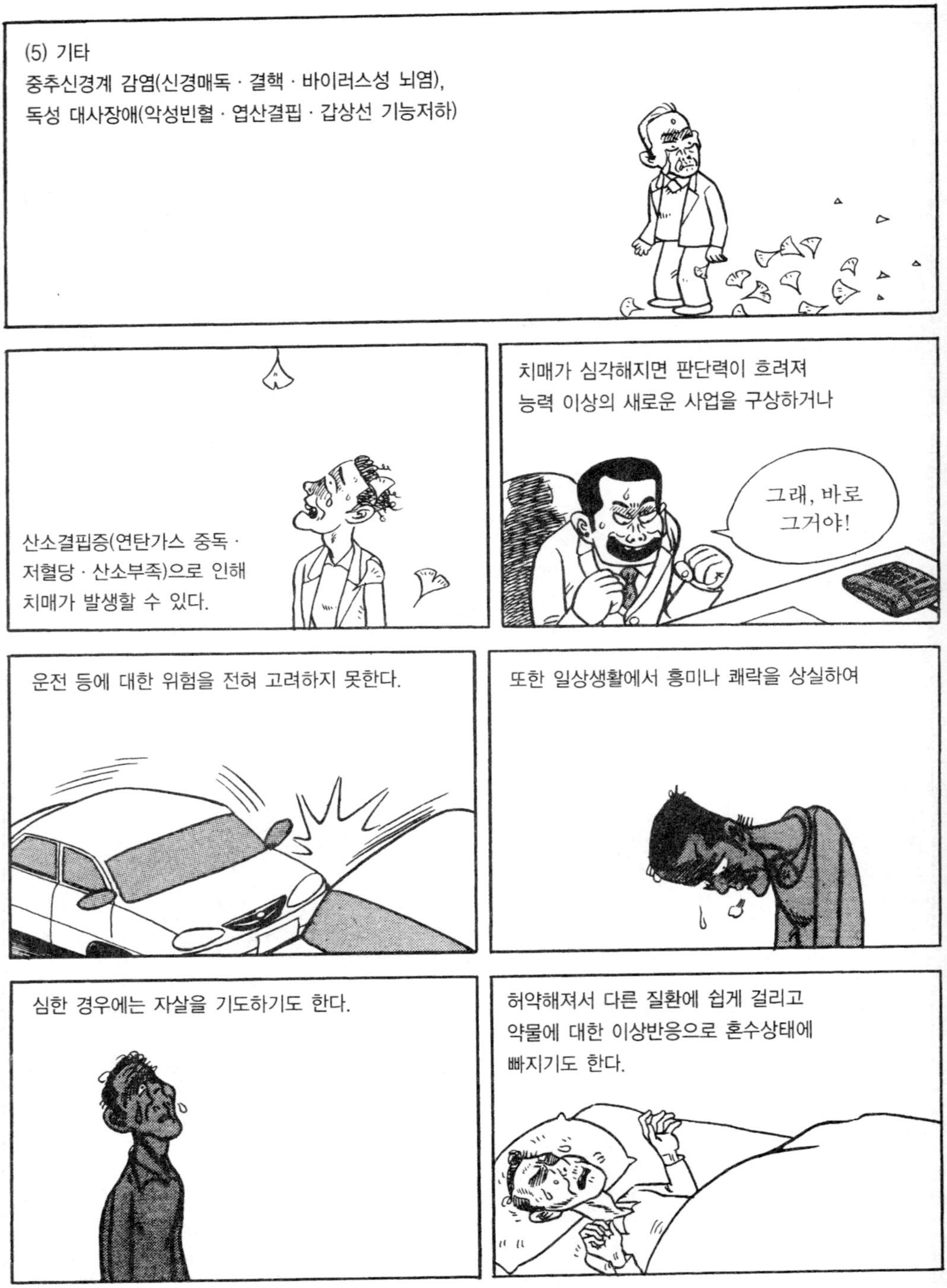
(5) 기타
중추신경계 감염(신경매독 · 결핵 · 바이러스성 뇌염),
독성 대사장애(악성빈혈 · 엽산결핍 · 갑상선 기능저하)
산소결핍증(연탄가스 중독 · 저혈당 · 산소부족)으로 인해 치매가 발생할 수 있다.
치매가 심각해지면 판단력이 흐려져 능력 이상의 새로운 사업을 구상하거나
그래, 바로 그거야!
운전 등에 대한 위험을 전혀 고려하지 못한다.
또한 일상생활에서 흥미나 쾌락을 상실하여
심한 경우에는 자살을 기도하기도 한다.
허약해져서 다른 질환에 쉽게 걸리고 약물에 대한 이상반응으로 혼수상태에 빠지기도 한다.

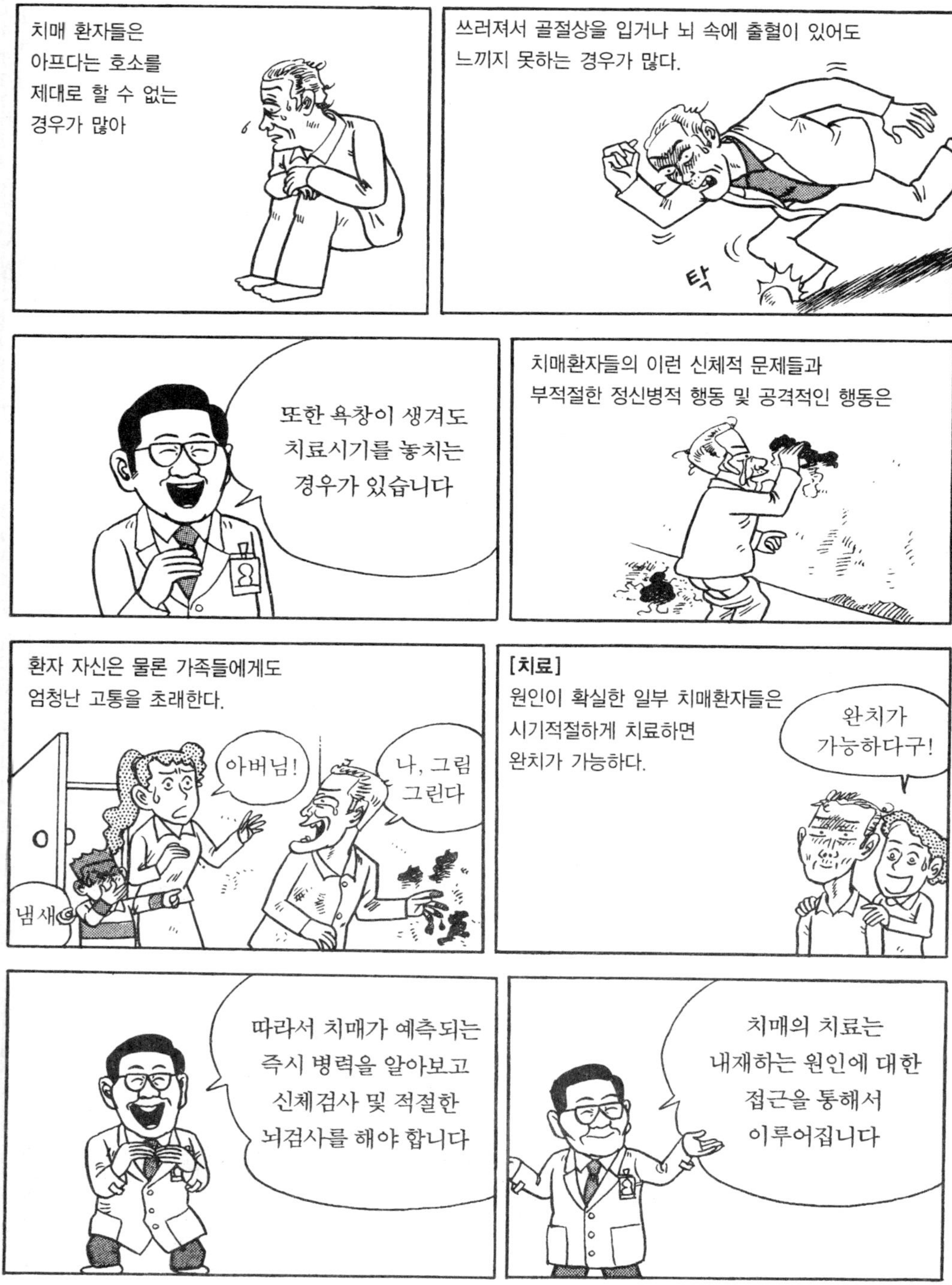

치매 환자들은
아프다는 호소를
제대로 할 수 없는
경우가 많아
쓰러져서 골절상을 입거나 뇌 속에 출혈이 있어도
느끼지 못하는 경우가 많다.
탁
또한 욕창이 생겨도
치료시기를 놓치는
경우가 있습니다
치매환자들의 이런 신체적 문제들과
부적절한 정신병적 행동 및 공격적인 행동은
환자 자신은 물론 가족들에게도
엄청난 고통을 초래한다.
아버님!
나, 그림
그린다
냄새
[치료]
원인이 확실한 일부 치매환자들은
시기적절하게 치료하면
완치가 가능하다.
완치가
가능하다구!
따라서 치매가 예측되는
즉시 병력을 알아보고
신체검사 및 적절한
뇌검사를 해야 합니다
치매의 치료는
내재하는 원인에 대한
접근을 통해서
이루어집니다

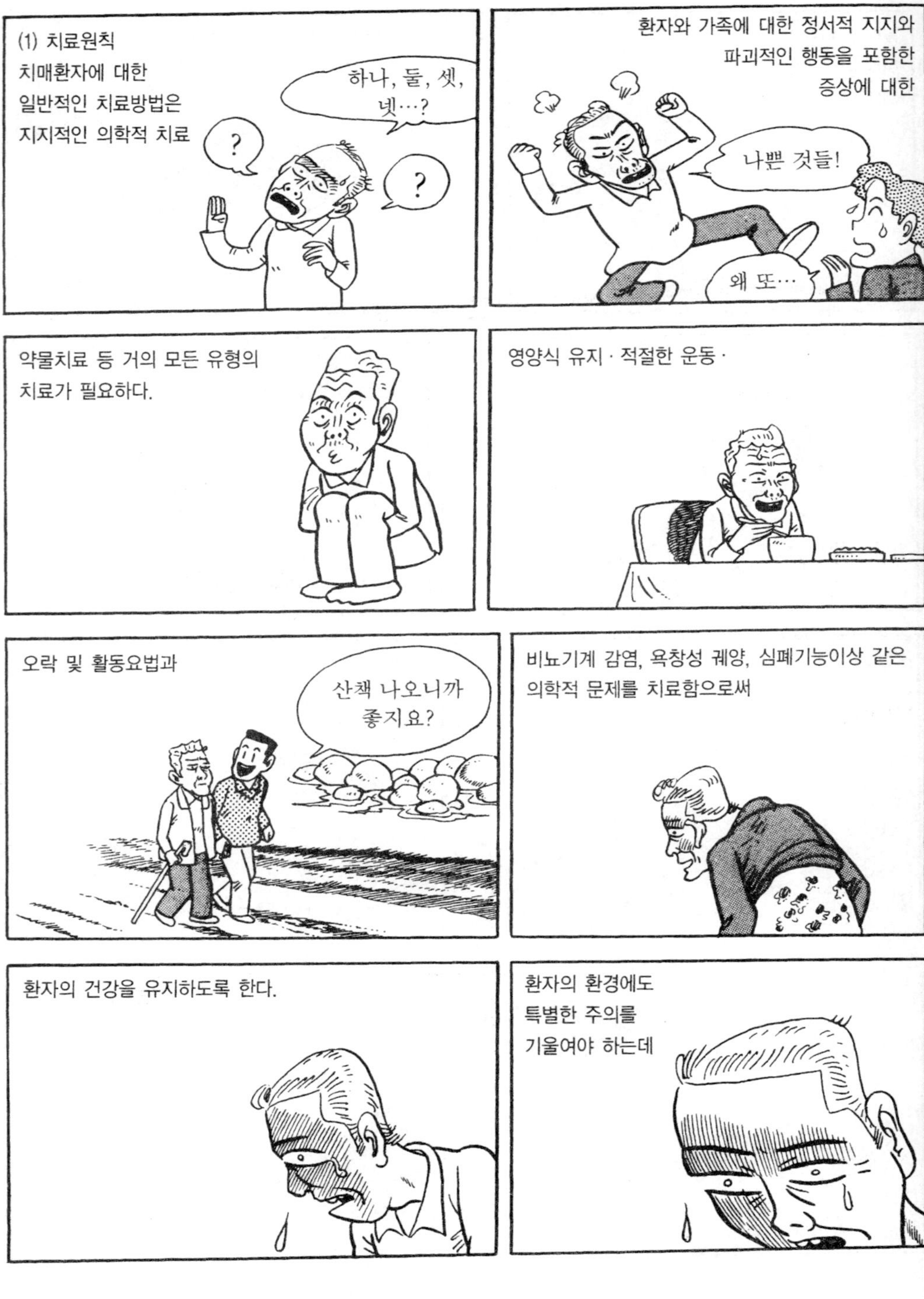
(1) 치료원칙
치매환자에 대한
일반적인 치료방법은
지지적인 의학적 치료
하나, 둘, 셋, 넷…?
?
?
환자와 가족에 대한 정서적 지지와
파괴적인 행동을 포함한
증상에 대한
나쁜 것들!
왜 또…
약물치료 등 거의 모든 유형의
치료가 필요하다.
영양식 유지 · 적절한 운동 ·
오락 및 활동요법과
산책 나오니까 좋지요?
비뇨기계 감염, 욕창성 궤양, 심폐기능이상 같은
의학적 문제를 치료함으로써
환자의 건강을 유지하도록 한다.
환자의 환경에도
특별한 주의를
기울여야 하는데

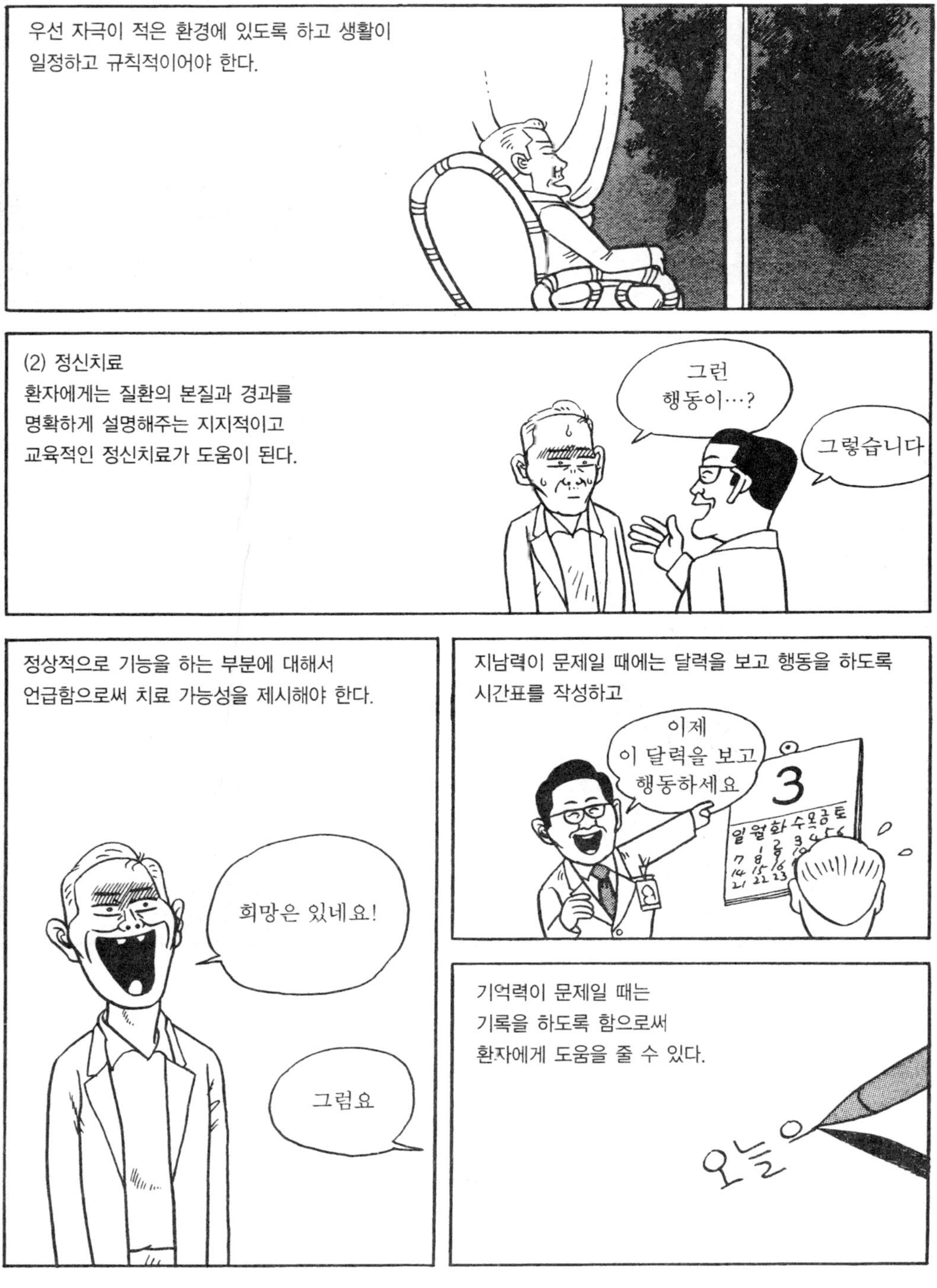
우선 자극이 적은 환경에 있도록 하고 생활이 일정하고 규칙적이어야 한다.
(2) 정신치료
환자에게는 질환의 본질과 경과를 명확하게 설명해주는 지지적이고 교육적인 정신치료가 도움이 된다.
그런 행동이…?
그렇습니다
정상적으로 기능을 하는 부분에 대해서 언급함으로써 치료 가능성을 제시해야 한다.
희망은 있네요!
그럼요
지남력이 문제일 때에는 달력을 보고 행동을 하도록 시간표를 작성하고
이제 이 달력을 보고 행동하세요
3
기억력이 문제일 때는 기록을 하도록 함으로써 환자에게 도움을 줄 수 있다.
오늘

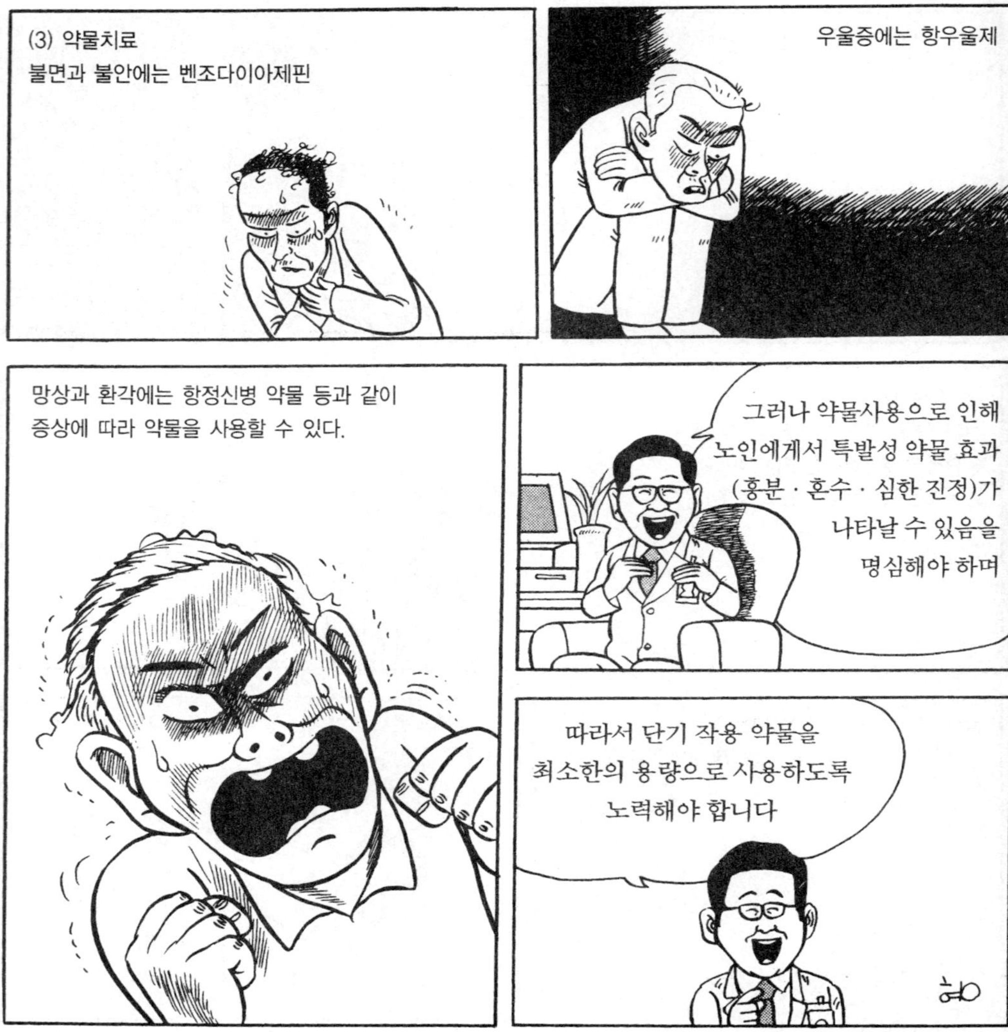
(3) 약물치료
불면과 불안에는 벤조다이아제핀
우울증에는 항우울제
망상과 환각에는 항정신병 약물 등과 같이 증상에 따라 약물을 사용할 수 있다.
그러나 약물사용으로 인해 노인에게서 특발성 약물 효과 (흥분 · 혼수 · 심한 진정)가 나타날 수 있음을 명심해야 하며
따라서 단기 작용 약물을 최소한의 용량으로 사용하도록 노력해야 합니다

41. 어린이의 행동장애

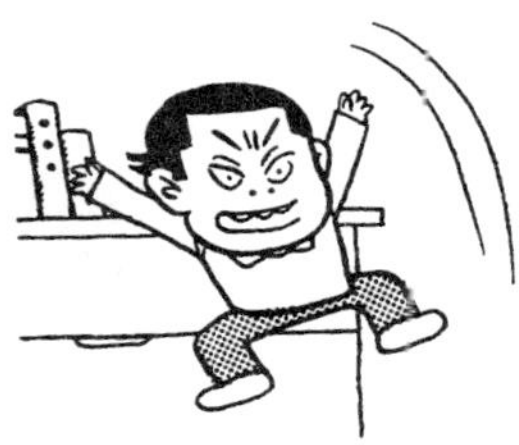

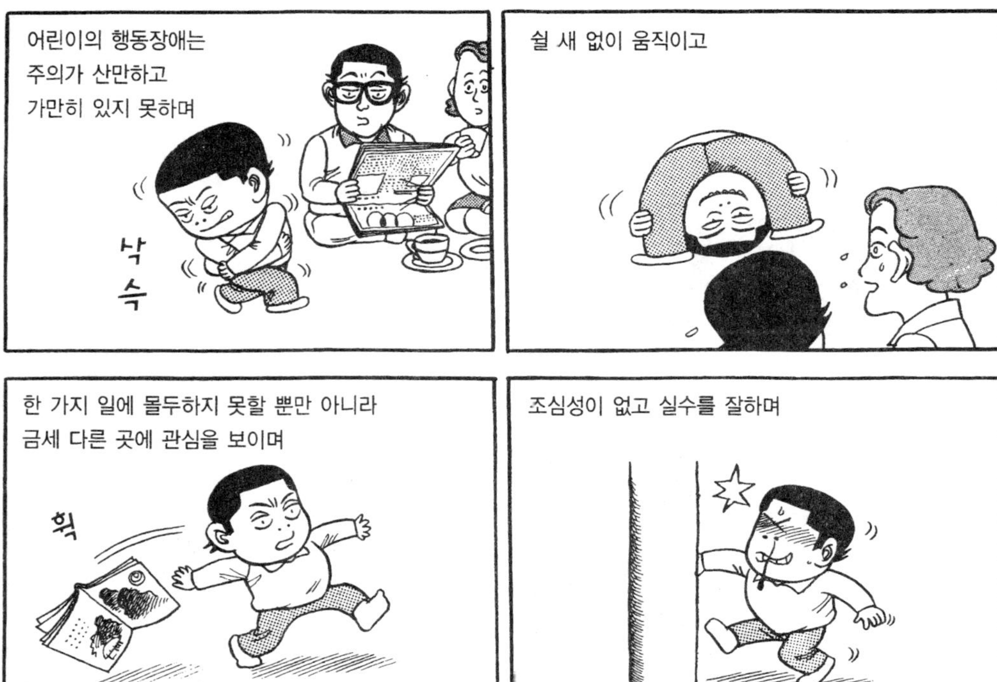
어린이의 행동장애는
주의가 산만하고
가만히 있지 못하며
삭
슥
쉴 새 없이 움직이고
한 가지 일에 몰두하지 못할 뿐만 아니라
금세 다른 곳에 관심을 보이며
휙
조심성이 없고 실수를 잘하며

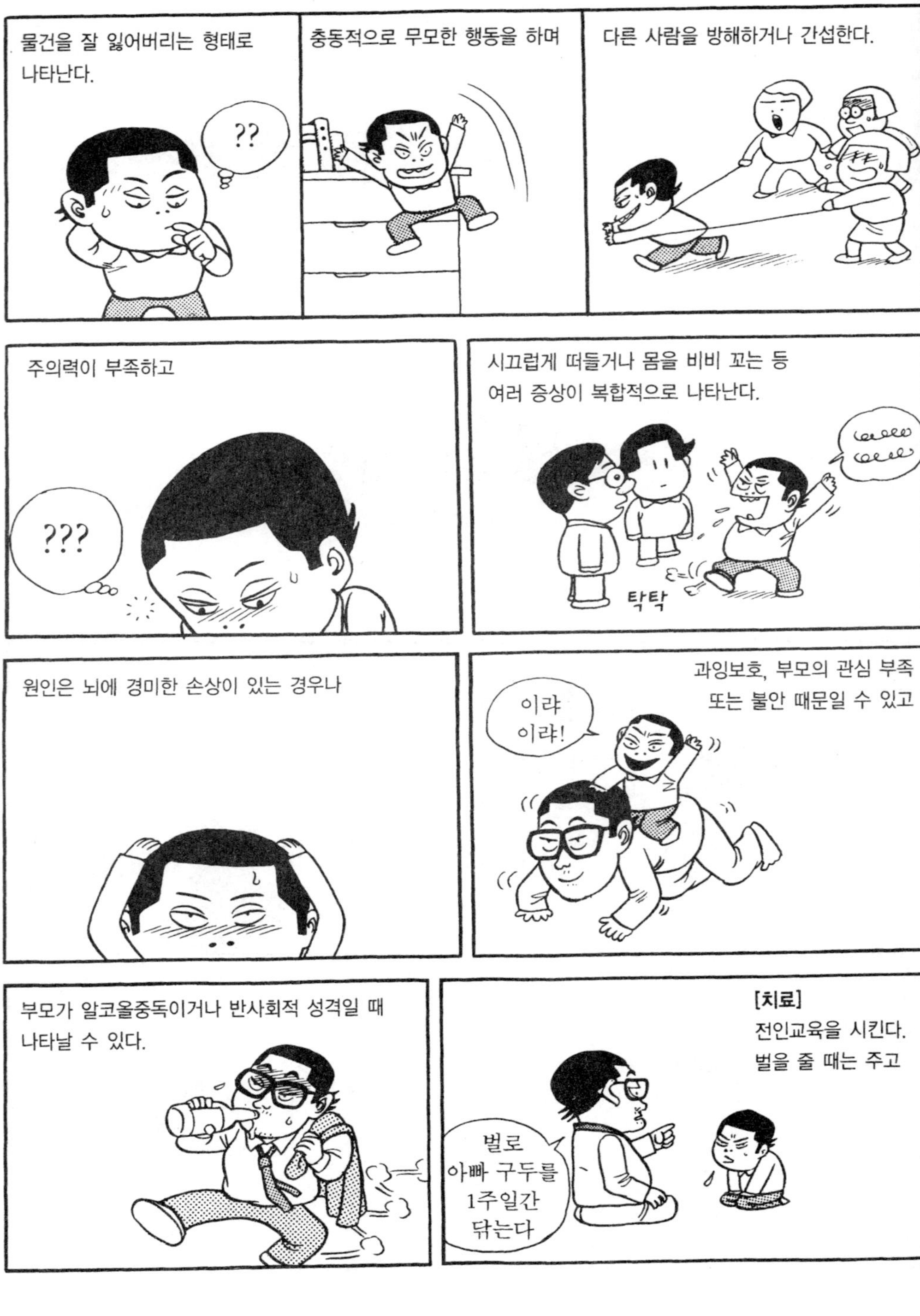
물건을 잘 잃어버리는 형태로 나타난다.
??
충동적으로 무모한 행동을 하며
다른 사람을 방해하거나 간섭한다.
주의력이 부족하고
???
시끄럽게 떠들거나 몸을 비비 꼬는 등 여러 증상이 복합적으로 나타난다.
탁탁
원인은 뇌에 경미한 손상이 있는 경우나
과잉보호, 부모의 관심 부족 또는 불안 때문일 수 있고
이랴 이랴!
부모가 알코올중독이거나 반사회적 성격일 때 나타날 수 있다.
[치료]
전인교육을 시킨다. 벌을 줄 때는 주고
벌로 아빠 구두를 1주일간 닦는다

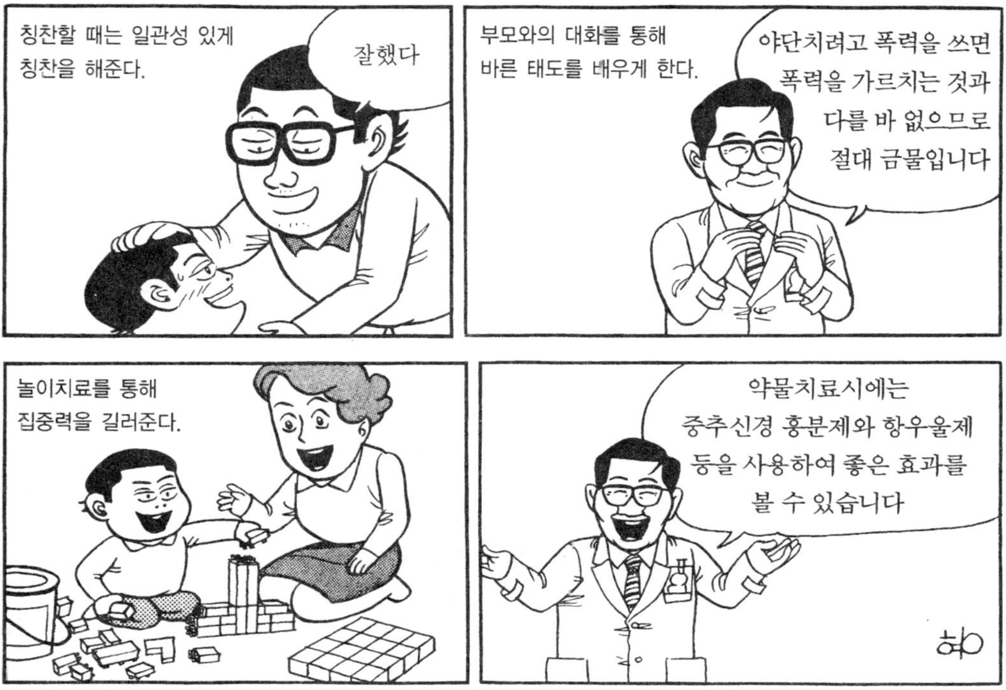
칭찬할 때는 일관성 있게
칭찬을 해준다.
잘했다
부모와의 대화를 통해
바른 태도를 배우게 한다.
야단치려고 폭력을 쓰면
폭력을 가르치는 것과
다를 바 없으므로
절대 금물입니다
놀이치료를 통해
집중력을 길러준다.
약물치료시에는
중추신경 흥분제와 항우울제
등을 사용하여 좋은 효과를
볼 수 있습니다

42. 신경증

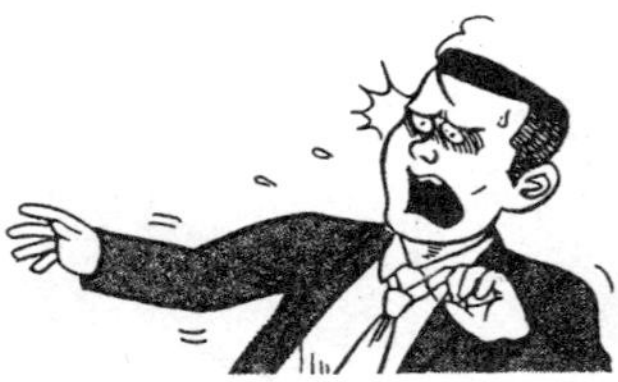

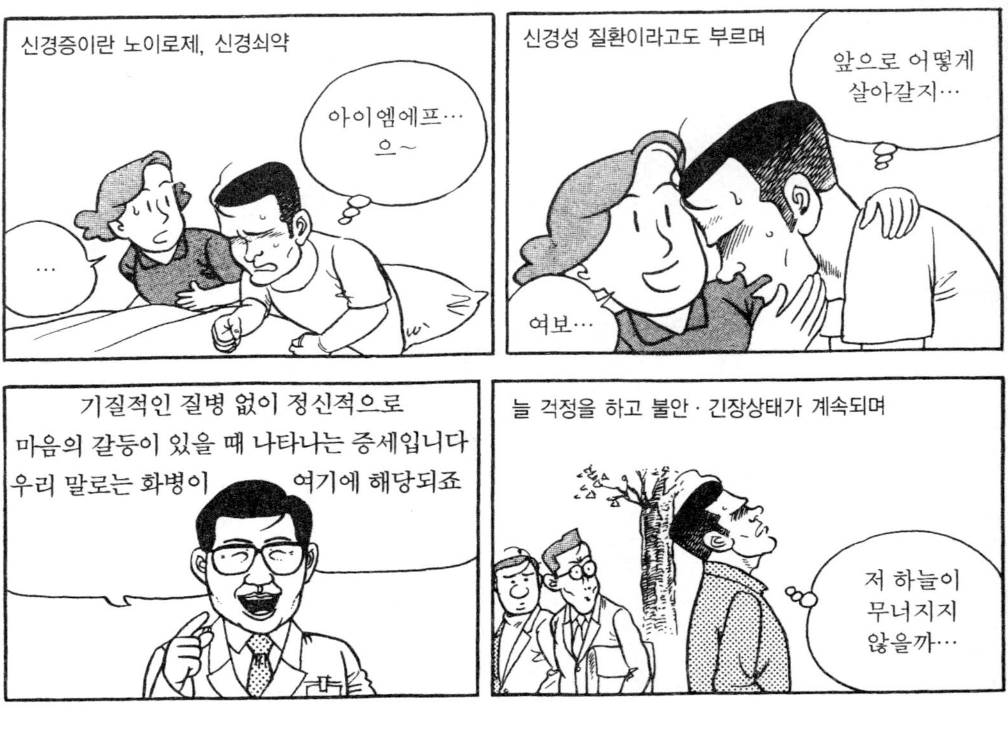
신경증이란 노이로제, 신경쇠약
아이엠에프…
으~
…
신경성 질환이라고도 부르며
앞으로 어떻게 살아갈지…
여보…
기질적인 질병 없이 정신적으로
마음의 갈등이 있을 때 나타나는 증세입니다
우리 말로는 화병이 여기에 해당되죠
늘 걱정을 하고 불안 · 긴장상태가 계속되며
저 하늘이 무너지지 않을까…

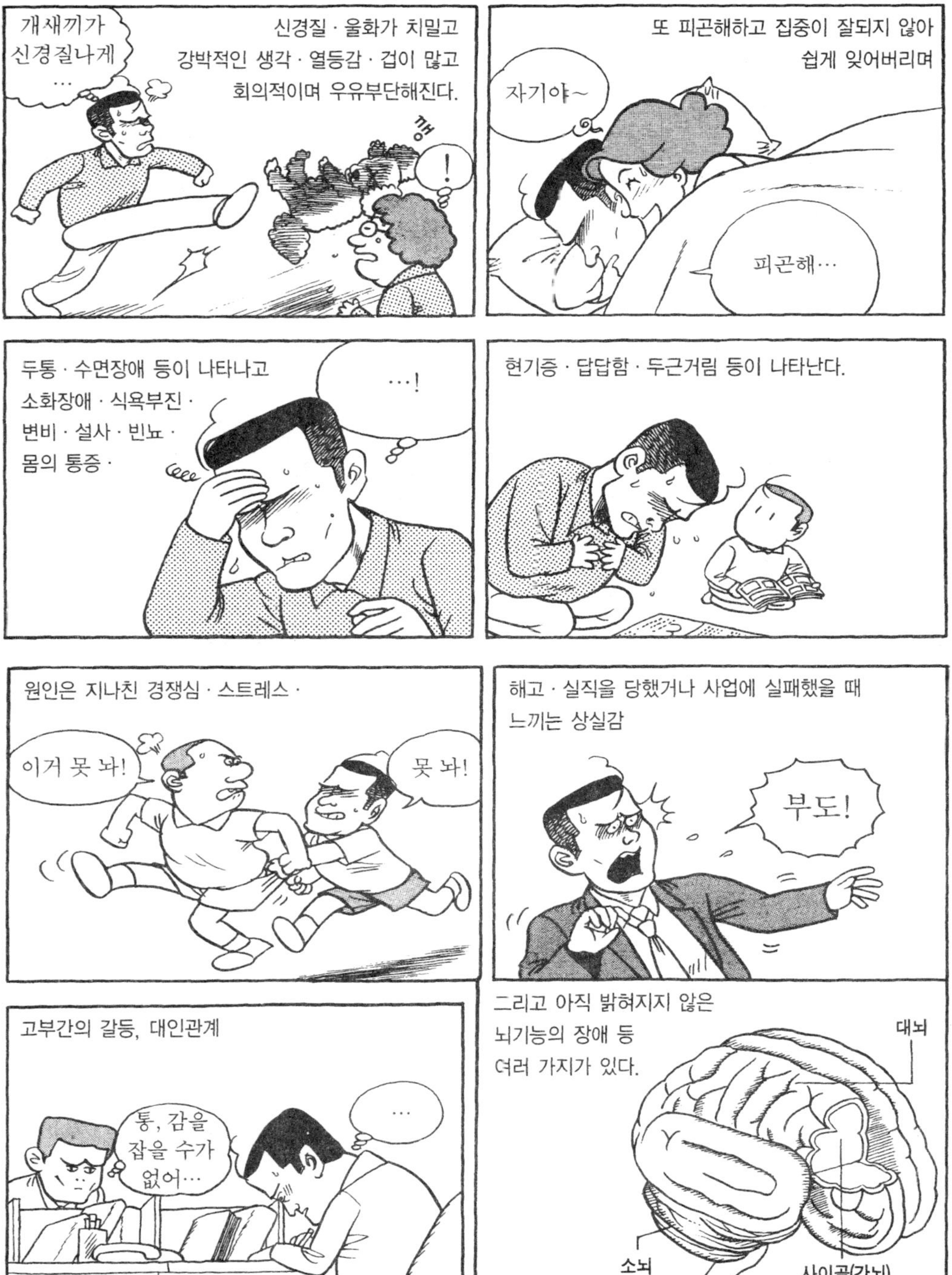
개새끼가 신경질나게 …
신경질 · 울화가 치밀고 강박적인 생각 · 열등감 · 겁이 많고 회의적이며 우유부단해진다.
꽝
!
또 피곤해하고 집중이 잘되지 않아 쉽게 잊어버리며
자기야~
피곤해…
두통 · 수면장애 등이 나타나고 소화장애 · 식욕부진 · 변비 · 설사 · 빈뇨 · 몸의 통증 ·
…!
현기증 · 답답함 · 두근거림 등이 나타난다.
원인은 지나친 경쟁심 · 스트레스 ·
이거 못 놔!
못 놔!
해고 · 실직을 당했거나 사업에 실패했을 때 느끼는 상실감
부도!
고부간의 갈등, 대인관계
통, 감을 잡을 수가 없어…
…
그리고 아직 밝혀지지 않은 뇌기능의 장애 등 여러 가지가 있다.
대뇌
소뇌
사이골(간뇌)

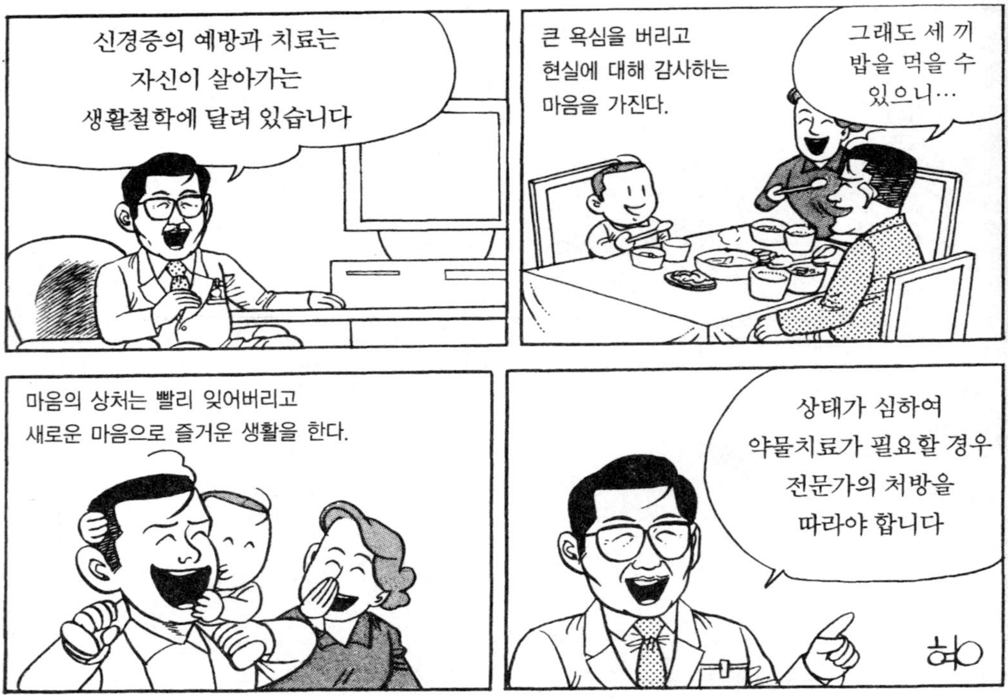
신경증의 예방과 치료는
자신이 살아가는
생활철학에 달려 있습니다
큰 욕심을 버리고
현실에 대해 감사하는
마음을 가진다.
그래도 세 끼
밥을 먹을 수
있으니…
마음의 상처는 빨리 잊어버리고
새로운 마음으로 즐거운 생활을 한다.
상태가 심하여
약물치료가 필요할 경우
전문가의 처방을
따라야 합니다

43. 피해의식

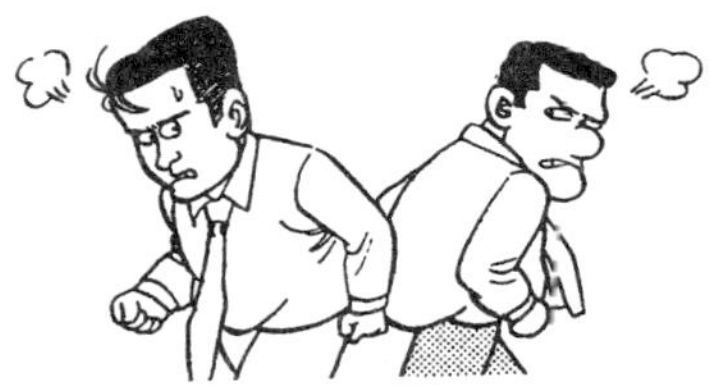

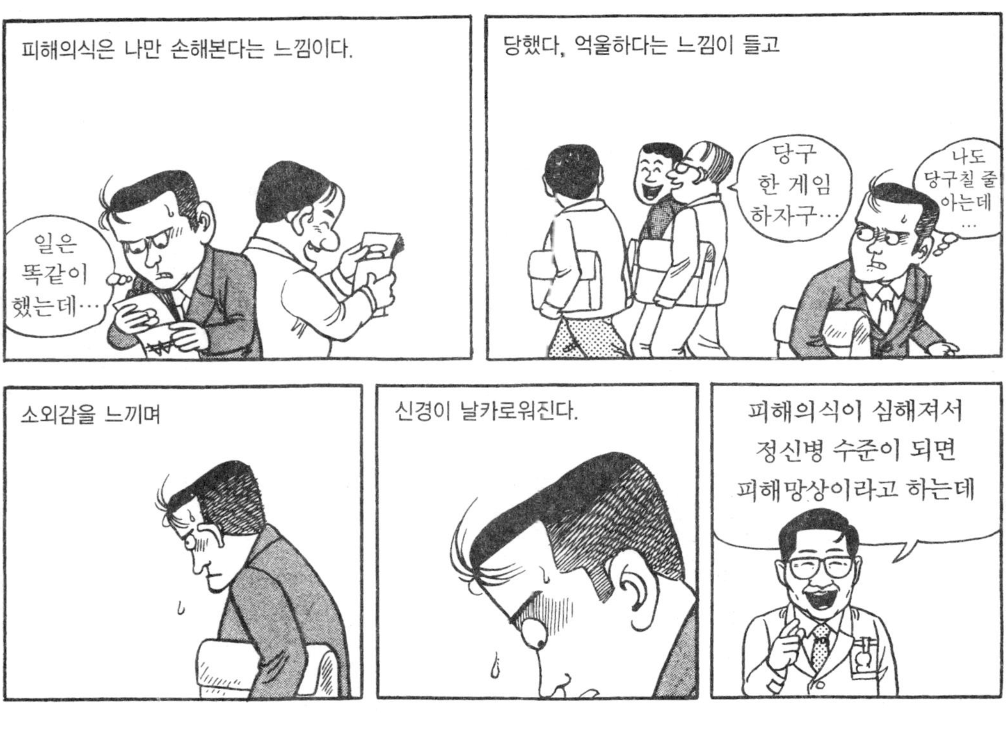
피해의식은 나만 손해본다는 느낌이다.
일은 똑같이 했는데…
당했다, 억울하다는 느낌이 들고
당구 한 게임 하자구…
나도 당구칠 줄 아는데 …
소외감을 느끼며
신경이 날카로워진다.
피해의식이 심해져서 정신병 수준이 되면 피해망상이라고 하는데

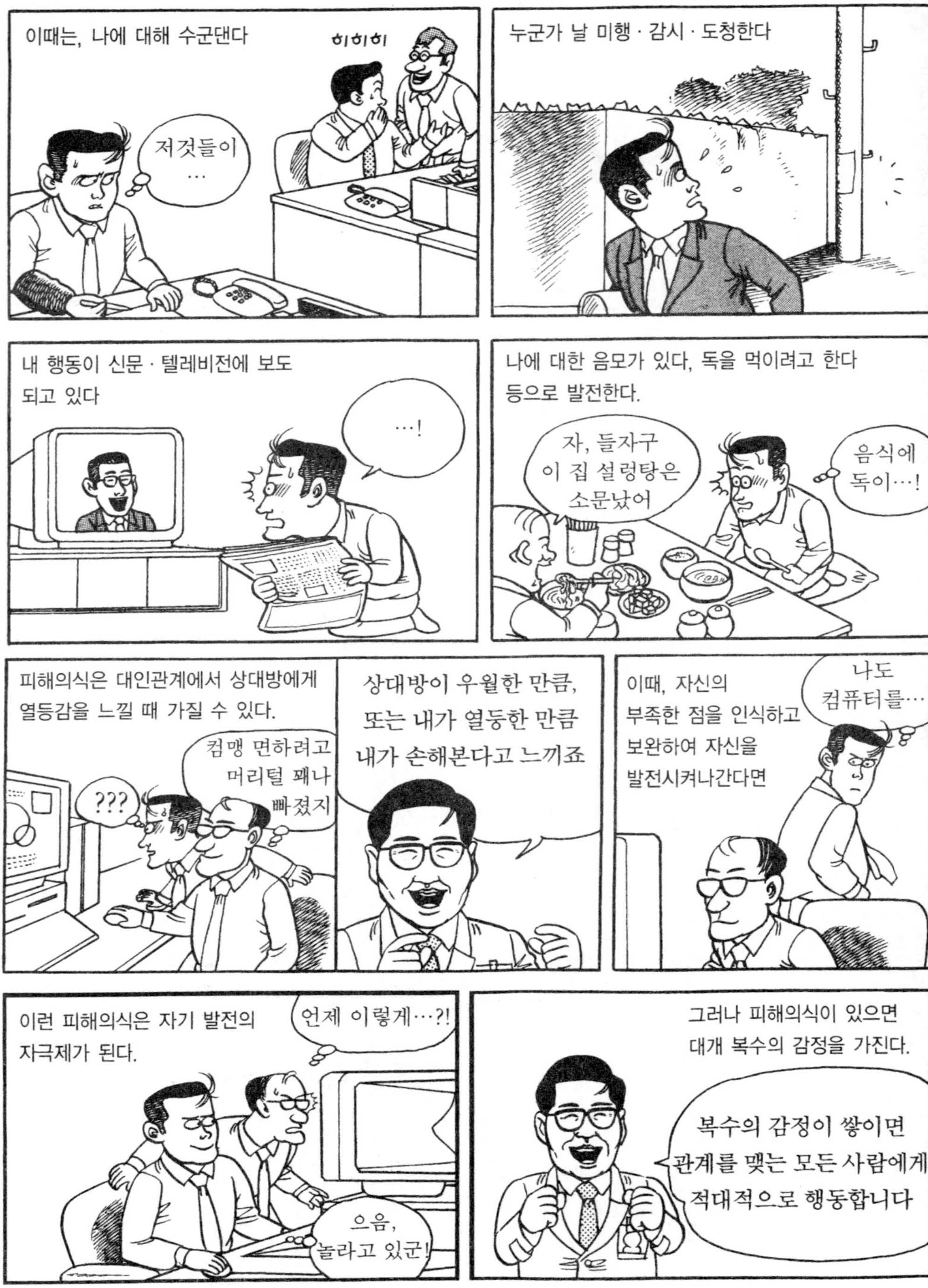
이때는, 나에 대해 수군댄다
히히히
저것들이 …
누군가 날 미행 · 감시 · 도청한다
내 행동이 신문 · 텔레비전에 보도 되고 있다
…!
나에 대한 음모가 있다, 독을 먹이려고 한다 등으로 발전한다.
자, 들자구 이 집 설렁탕은 소문났어
음식에 독이…!
피해의식은 대인관계에서 상대방에게 열등감을 느낄 때 가질 수 있다.
컴맹 면하려고 머리털 꽤나 빠졌지
???
상대방이 우월한 만큼, 또는 내가 열등한 만큼 내가 손해본다고 느끼죠
이때, 자신의 부족한 점을 인식하고 보완하여 자신을 발전시켜나간다면
나도 컴퓨터를…
이런 피해의식은 자기 발전의 자극제가 된다.
언제 이렇게…?!
으음, 놀라고 있군!
그러나 피해의식이 있으면 대개 복수의 감정을 가진다.
복수의 감정이 쌓이면 관계를 맺는 모든 사람에게 적대적으로 행동합니다

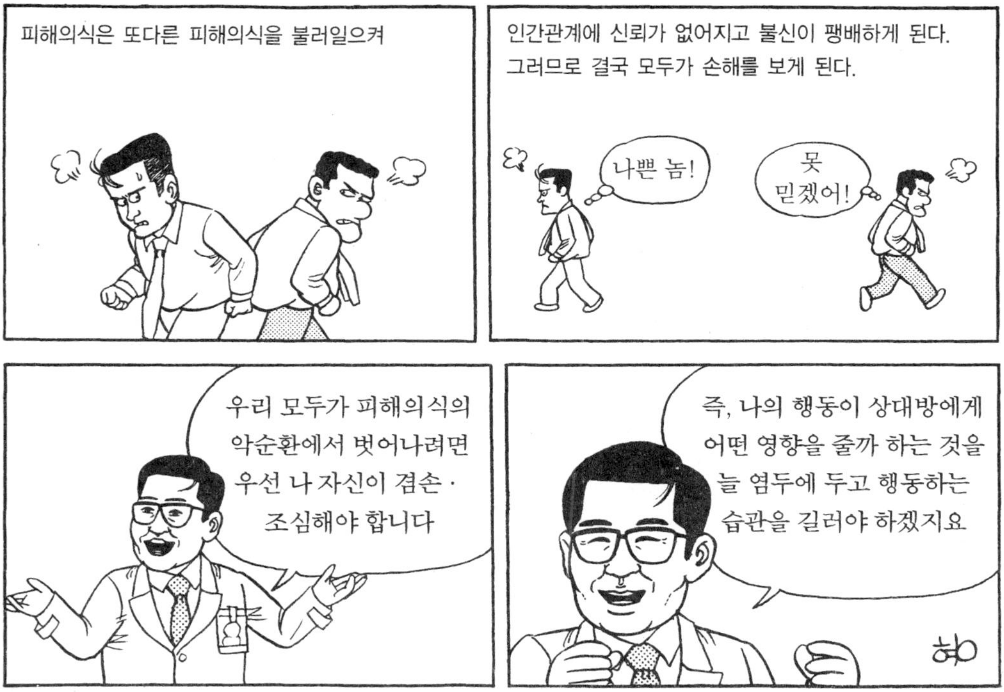
피해의식은 또다른 피해의식을 불러일으켜
인간관계에 신뢰가 없어지고 불신이 팽배하게 된다. 그러므로 결국 모두가 손해를 보게 된다.
나쁜 놈!
못 믿겠어!
우리 모두가 피해의식의 악순환에서 벗어나려면 우선 나 자신이 겸손 · 조심해야 합니다
즉, 나의 행동이 상대방에게 어떤 영향을 줄까 하는 것을 늘 염두에 두고 행동하는 습관을 길러야 하겠지요

44. 가족문제에 따른 정신장애

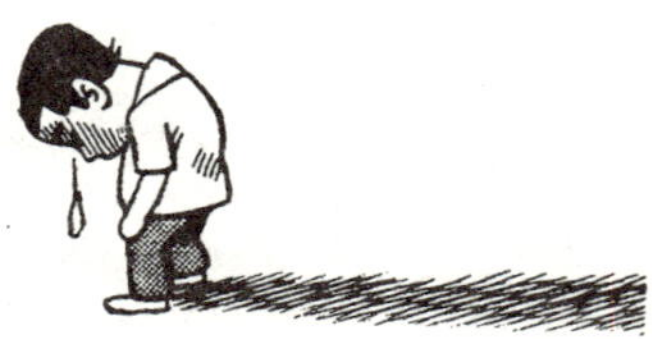

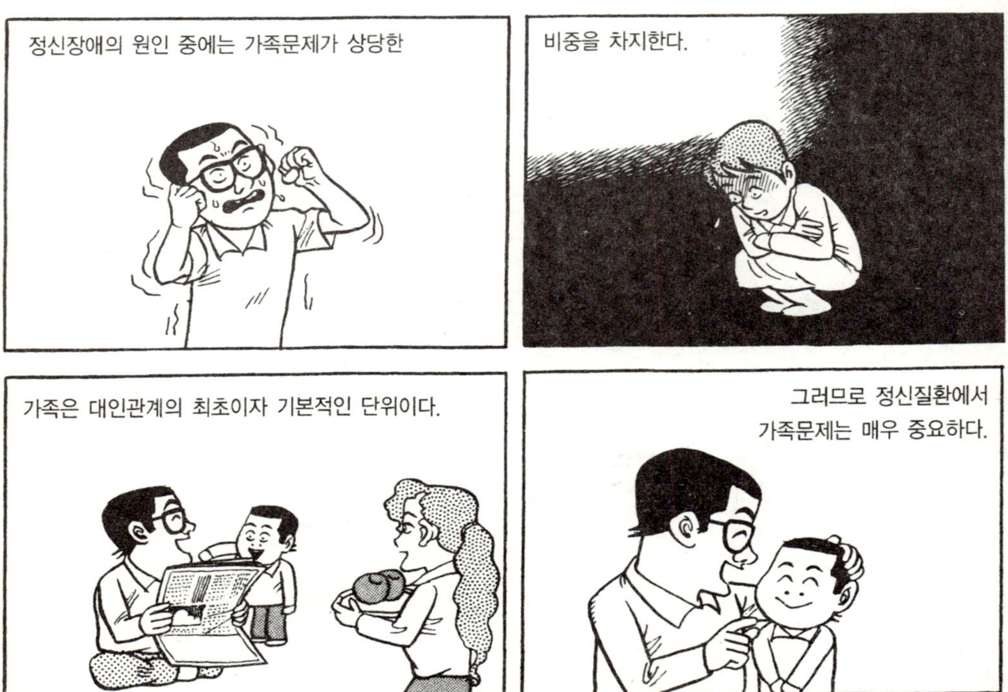
정신장애의 원인 중에는 가족문제가 상당한
비중을 차지한다.
가족은 대인관계의 최초이자 기본적인 단위이다.
그러므로 정신질환에서
가족문제는 매우 중요하다.

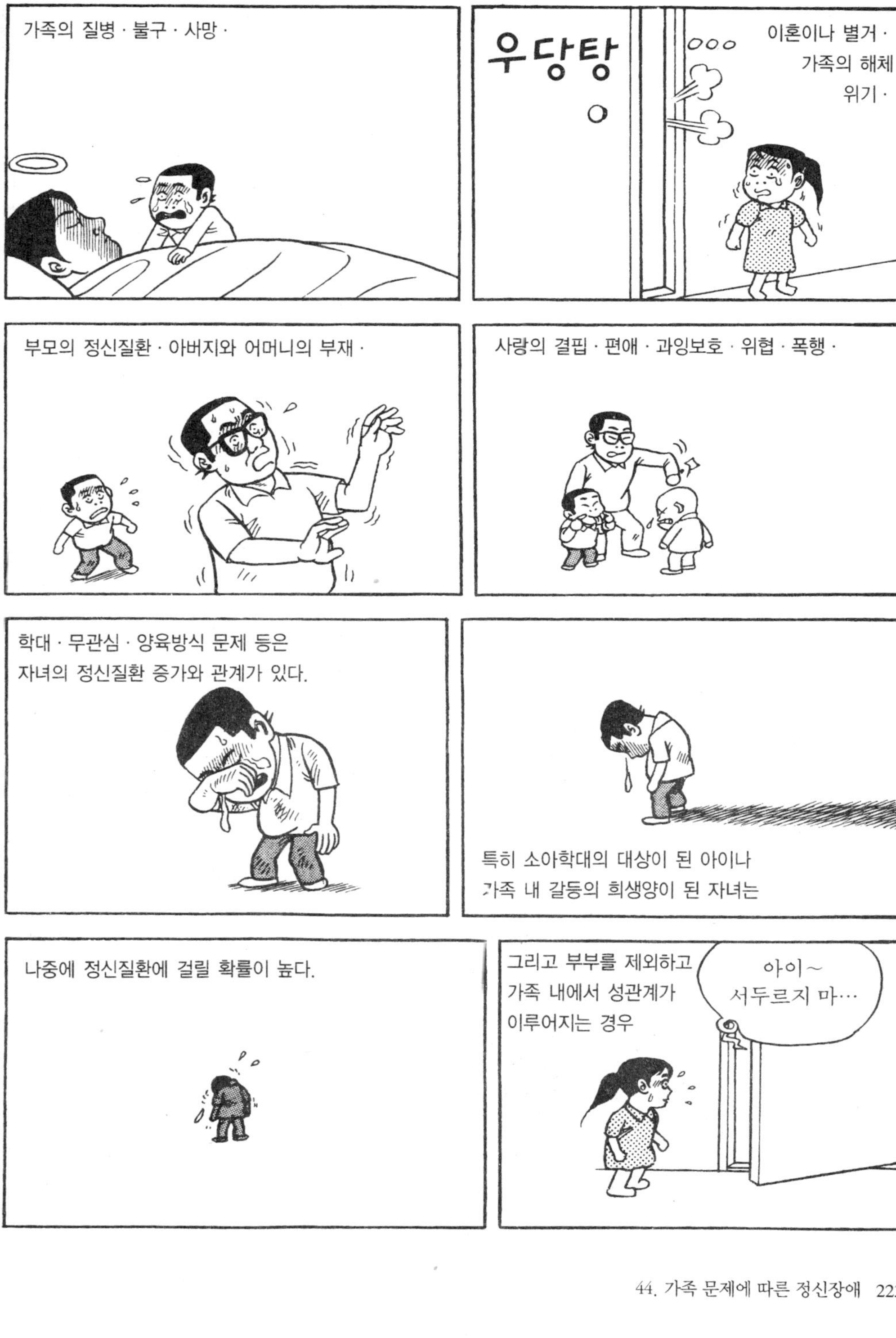
가족의 질병 · 불구 · 사망 ·
우당탕
이혼이나 별거 ·
가족의 해체
위기 ·
부모의 정신질환 · 아버지와 어머니의 부재 ·
사랑의 결핍 · 편애 · 과잉보호 · 위협 · 폭행 ·
학대 · 무관심 · 양육방식 문제 등은
자녀의 정신질환 증가와 관계가 있다.
특히 소아학대의 대상이 된 아이나
가족 내 갈등의 희생양이 된 자녀는
나중에 정신질환에 걸릴 확률이 높다.
그리고 부부를 제외하고
가족 내에서 성관계가
이루어지는 경우
아이~
서두르지 마…

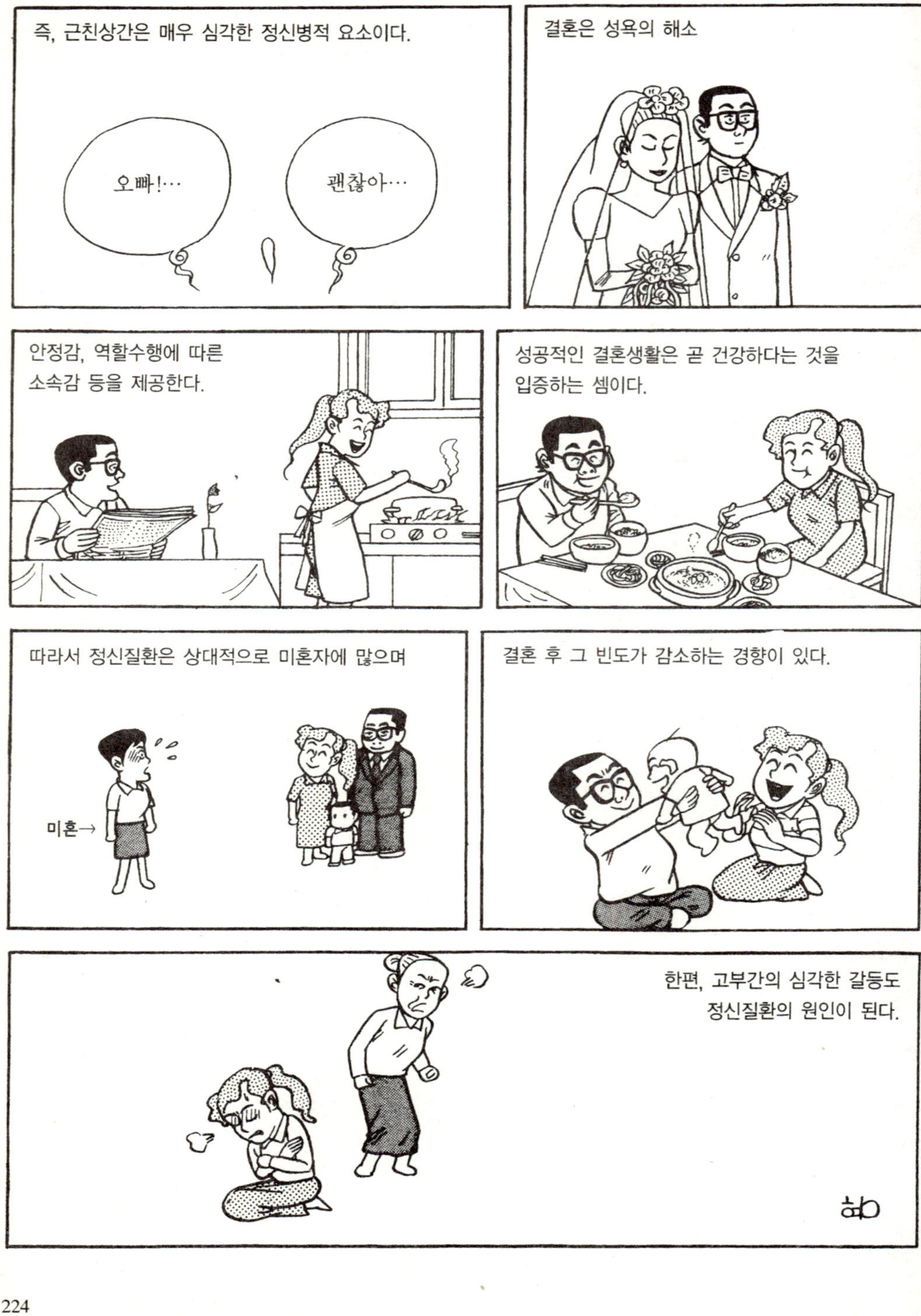
즉, 근친상간은 매우 심각한 정신병적 요소이다.
오빠!…
괜찮아…
결혼은 성욕의 해소
안정감, 역할수행에 따른
소속감 등을 제공한다.
성공적인 결혼생활은 곧 건강하다는 것을
입증하는 셈이다.
따라서 정신질환은 상대적으로 미혼자에 많으며
미혼→
결혼 후 그 빈도가 감소하는 경향이 있다.
한편, 고부간의 심각한 갈등도
정신질환의 원인이 된다.

45. 일을 하지 않으면 성인병에 걸리기 쉽다

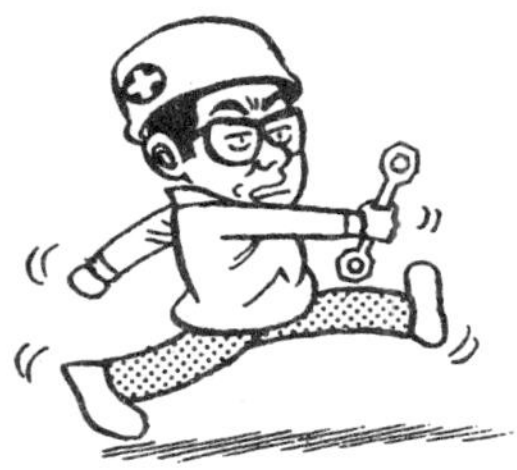

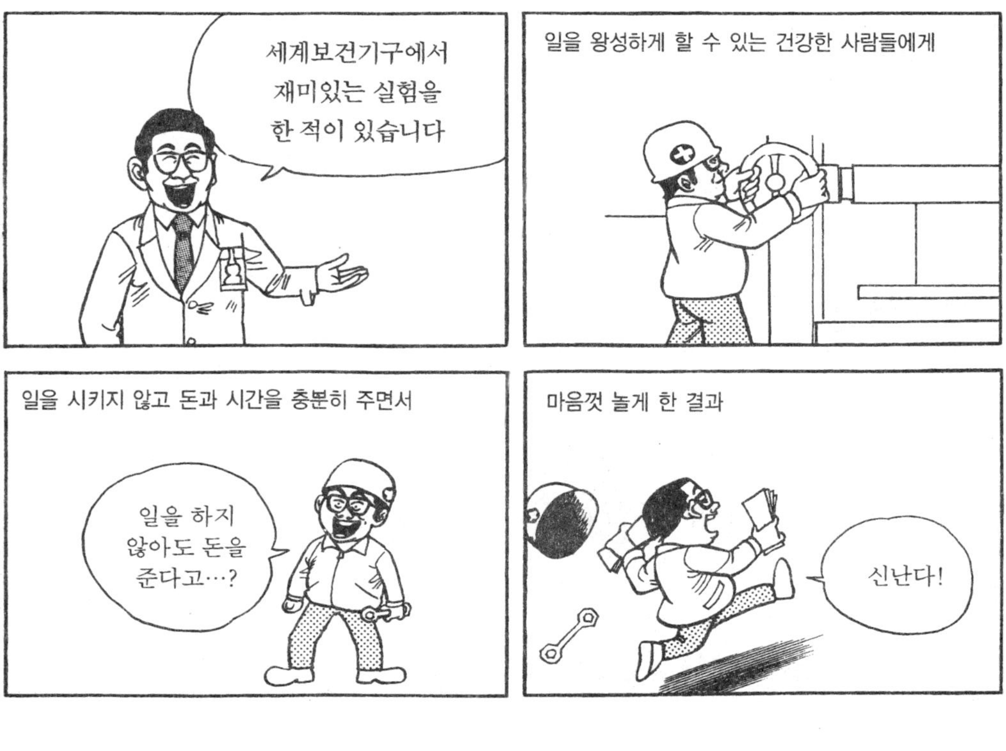
세계보건기구에서 재미있는 실험을 한 적이 있습니다
일을 왕성하게 할 수 있는 건강한 사람들에게
일을 시키지 않고 돈과 시간을 충분히 주면서
일을 하지 않아도 돈을 준다고…?
마음껏 놀게 한 결과
신난다!

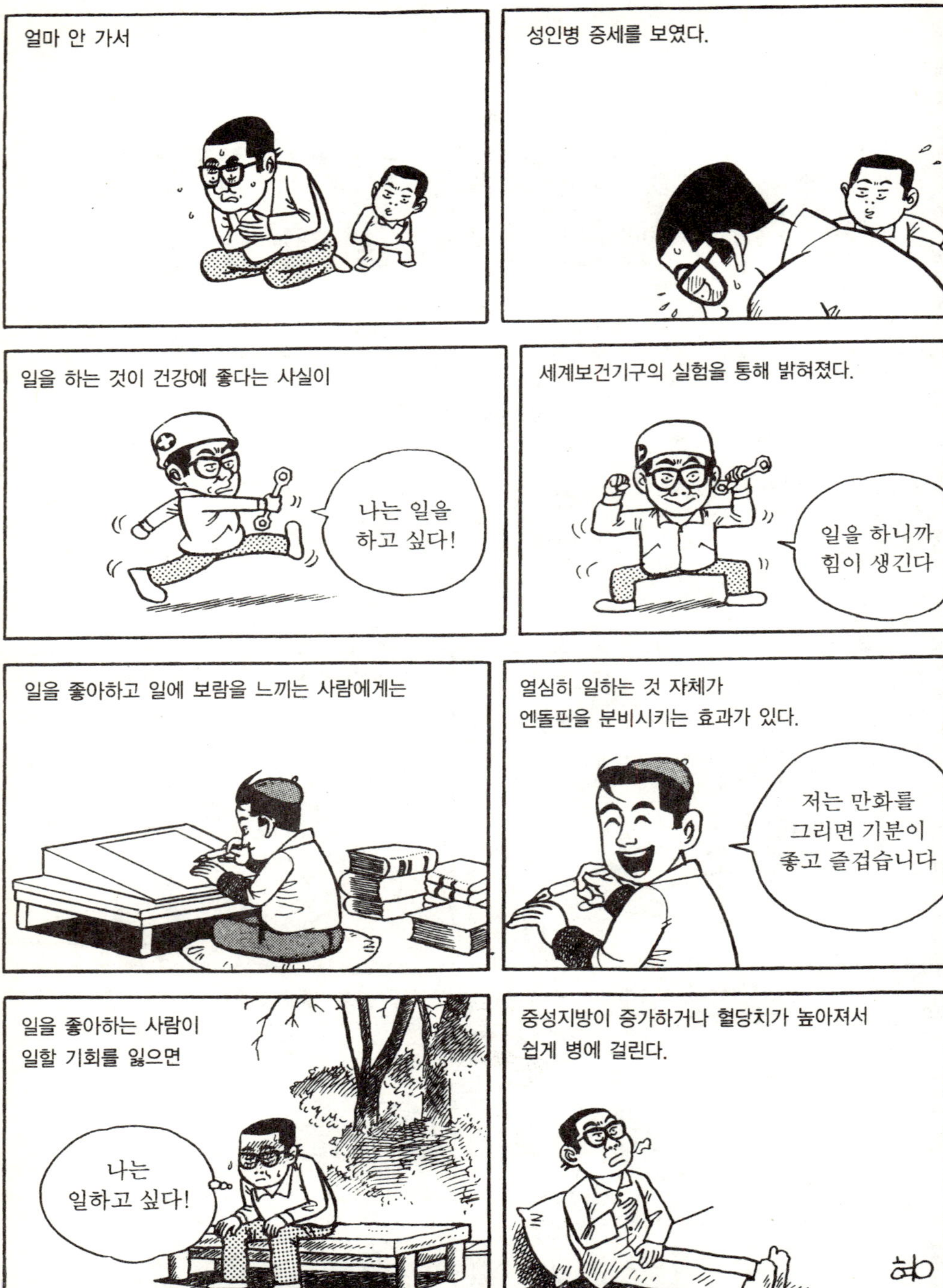
얼마 안 가서
성인병 증세를 보였다.
일을 하는 것이 건강에 좋다는 사실이
나는 일을 하고 싶다!
세계보건기구의 실험을 통해 밝혀졌다.
일을 하니까 힘이 생긴다
일을 좋아하고 일에 보람을 느끼는 사람에게는
열심히 일하는 것 자체가 엔돌핀을 분비시키는 효과가 있다.
저는 만화를 그리면 기분이 좋고 즐겁습니다
일을 좋아하는 사람이 일할 기회를 잃으면
나는 일하고 싶다!
중성지방이 증가하거나 혈당치가 높아져서 쉽게 병에 걸린다.

책을 펴내며

이 시대를 살아가는 어느 누구도 정신건강으로부터 자유롭진 못할 것이다. 우리는 모두 건강하고 행복하고 평화로운 삶을 꿈꾸지만, 누구나 조금씩은 정신장애를 가지고 있다고 보아도 무리는 아닐 것이다.

현대의 치열한 경쟁사회에서 정신건강 문제는 단순한 개인의 차원을 넘어 사회 전체의 문제로 부각되고 있다. 특히 우리나라는 자살률 세계 1위, 스트레스 세계 1위, 40대 사망률 세계 1위라는 기록을 가지고 있다. 급속한 정보화 및 사회적 변동으로 인해 미래 사회에서는 정신적인 장애가 더욱 심각해질 것으로 보인다. 이제 정신건강 문제는 우리에게 심각하고 중요한 문제로 다가온 것이다.

정신건강은 우리 삶에서 무척 중요하게 작용한다. 우리의 정신이 건강한 만큼 나 자신과 사회는 건강해질 것이고, 우리의 정신이 황폐한 만큼 또한 나 자신과 사회는 황폐해질 것이다.

『만화 정신건강』은 스스로 정신장애를 예방하고 병을 인식하게 함으로써 치료하는 데 조금이라도 도움이 되고자 민성길 교수님과 함께 꾸몄다. 정신의학계에서 명망이 높은 민성길 교수님과 함께 작업한 것을 영광으로 생각하며, 민교수님께 감사드린다.

그간의 정신의학서들을 보며 이해하기 어려운 용어와 설명 때문에 답답함을 느꼈던 많은 분들이 이 책을 통해 평소 궁금해하던 정신의학의 여러 내용들을 쉽고 재미있게 이해할 수 있다면 더 바랄 것이 없겠다.

정 형 기

감수의 말

먼저 『만화 정신건강』의 발간을 진심으로 축하드린다. 정형기 선생님은 일찍이 정신건강 문제에 깊은 관심을 가지고 신문 지면을 통해 재미있고 유익한 만화로 그 뜻을 펴오셨다. 그간 독자들에게 정신건강 문제에 대해 깊이 있는 이해와 각성을 주었다고 생각한다. 정신과 의사들이 평소 여기저기 정신건강에 대해 말도 많이 하고 글도 많이 써왔지만, 어쩐지 전문적이고 딱딱하여 독자들이 쉽게 이해하기 어려웠던 것이 사실이다. 그러나 요즘 인기 있는 만화로 그 내용을 알기 쉽게 설명하고 있으니 독자들의 이해와 관심이 한층 더 높아지리라 기대한다. 정신건강 전문가의 한 사람으로서 이 공로를 높이 평가하고 싶다.

여기 실린 내용들은 처음 문화일보에 연재할 때부터 감수자로서 기쁜 마음으로 함께 작업했던 것이다. 나의 지식 한도에서 성의껏 의견을 제시했다. 그러나 원고가 워낙 잘되어 있어서 실제로 수정할 부분은 별로 없었다.

모쪼록 이 책이 독자들의 큰 호응을 얻어 많은 분들의 정신건강 증진에 큰 도움이 되기를 바란다.

민 성 길

의학박사, 연세대 의대 정신과 교수

만화 **정신건강**

초판 1쇄 인쇄 | 2016년 1월 20일
초판 1쇄 발행 | 2016년 1월 25일

글 · 그림 | 정 형 기
감　　수 | 민 성 길
펴 낸 이 | 오 무 근
펴 낸 곳 | 도서출판 하나의학사
주　　소 | 서울시 서대문구 거북골로 7-7 하나빌딩 1층
출판등록 | 제25100-2013-000061호(1988.4.1.)
전　　화 | (02)730-2555, 2556
팩　　스 | (02)730-2557
이 메 일 | hanampc1@naver.com
홈페이지 | www.hanampc.co.kr

ISBN 979-11-85696-24-9 07510

값12,000원